眼底疾患パーフェクトアトラス

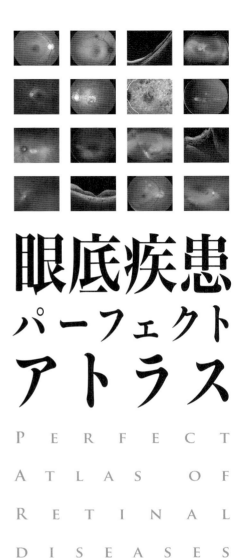

眼底疾患パーフェクトアトラス

PERFECT ATLAS OF RETINAL DISEASES

|編集|

飯田 知弘 東京女子医科大学教授
近藤 峰生 三重大学教授
石龍 鉄樹 福島県立医科大学教授

文光堂

■執筆者一覧（執筆順）

出雲　令子	東京女子医科大学医学部眼科
古泉　英貴	東京女子医科大学医学部眼科
木村真智子	東京女子医科大学医学部眼科
三上侑利子	東京女子医科大学医学部眼科
新井歌奈江	東京女子医科大学医学部眼科
澤口　翔太	東京女子医科大学医学部眼科
小笠原　雅	福島県立医科大学医学部眼科
河野　泰三	東京女子医科大学医学部眼科
内村　英子	東京女子医科大学医学部眼科
丸子　一朗	東京女子医科大学医学部眼科
荒川　久弥	東京女子医科大学医学部眼科
杉原　瑶子	東京女子医科大学医学部眼科
石川　　悠	東京女子医科大学医学部眼科
西野　玲子	東京女子医科大学医学部眼科
高地　貞宏	東京女子医科大学医学部眼科
横山　達郎	東京女子医科大学医学部眼科
石龍　鉄樹	福島県立医科大学医学部眼科
菅野　幸紀	福島県立医科大学医学部眼科
小島　　彰	福島県立医科大学医学部眼科
長谷川泰司	東京女子医科大学医学部眼科
笠井　暁仁	福島県立医科大学医学部眼科
新竹　広晃	福島県立医科大学医学部眼科
石橋　誠一	福島県立医科大学医学部眼科
冨田隆太郎	福島県立医科大学医学部眼科
笠井　彩香	福島県立医科大学医学部眼科
田中　隆行	田中眼科医院
柏木　広哉	静岡県立静岡がんセンター眼科
今泉　公宏	福島県立医科大学医学部眼科
國吉　一樹	近畿大学医学部眼科
三浦　　玄	千葉大学医学部眼科
亀谷　修平	日本医科大学千葉北総病院眼科
角田　和繁	東京医療センター臨床研究センター（感覚器センター）視覚研究部
大音壮太郎	京都大学医学部眼科
諸岡　　諭	京都大学医学部眼科
近藤　峰生	三重大学医学部眼科
林　　孝彰	東京慈恵会医科大学眼科
藤波　　芳	東京医療センター臨床研究センター（感覚器センター）視覚研究部
上野　真治	名古屋大学医学部眼科
篠田　　啓	埼玉医科大学眼科
近藤　寛之	産業医科大学眼科
倉田健太郎	浜松医科大学眼科
堀田　喜裕	浜松医科大学眼科
後町　清子	日本医科大学千葉北総病院眼科
池田　史子	日高病院眼科
玉井　一司	名古屋市立東部医療センター眼科
片桐　　聡	国立成育医療研究センター眼科
古田　　実	福島県立医科大学医学部眼科
白木　邦彦	大阪市立大学医学部眼科
生杉　謙吾	三重大学医学部眼科
松下恵理子	高知大学医学部眼科
仁木　昌徳	徳島大学医学部眼科
三田村佳典	徳島大学医学部眼科
緒方奈保子	奈良県立医科大学眼科
横井　　匡	国立成育医療研究センター眼科

北澤　憲孝	長野県立こども病院眼科
井上　　真	杏林大学医学部眼科
島田　典明	赤羽しまだ眼科
伊藤　逸毅	名古屋大学医学部眼科
齋藤　　航	回明堂眼科・歯科
松井　良諭	岡波総合病院眼科
岩田　大樹	北海道大学医学部眼科
平野　佳男	名古屋市立大学医学部眼科
永井　由巳	関西医科大学附属病院眼科
山田　晴彦	関西医科大学附属病院眼科
楠原仙太郎	神戸大学医学部眼科
鴨居　功樹	東京医科歯科大学医学部眼科
坪井孝太郎	愛知医科大学眼科
中井　　慶	淀川キリスト教病院眼科
丸山　和一	東北大学医学部眼科
金子　　優	山形大学医学部眼科
臼井　嘉彦	東京医科大学眼科
内　　翔平	山口大学医学部眼科
真下　　永	JCHO大阪病院眼科
神野　英生	東京労災病院眼科
酒井　　勉	東京慈恵会医科大学附属第三病院眼科
八代　成子	国立国際医療研究センター眼科
中尾久美子	鹿児島大学医学部眼科
山名佳奈子	九州大学医学部眼科
日邉　美香	九州大学医学部眼科
髙橋　寛二	関西医科大学医学部眼科
後藤　　浩	東京医科大学眼科
大口　泰治	福島県立医科大学医学部眼科
加瀬　　諭	北海道大学医学部眼科
木村亜紀子	兵庫医科大学眼科
中馬　秀樹	宮崎大学医学部眼科
石川　裕人	兵庫医科大学眼科
敷島　敬悟	東京慈恵会医科大学眼科
渡辺　友之	東京慈恵会医科大学眼科
中野　　匡	東京慈恵会医科大学眼科
中村　　誠	神戸大学医学部眼科
前久保知行	眼科三宅病院
江本　博文	秀和総合病院眼科
江本　有子	江本眼科
兼子　裕規	名古屋大学医学部眼科
篠崎　和美	東京女子医科大学医学部眼科
彦谷　明子	浜松医科大学眼科
田口　　朗	国立病院機構栃木医療センター眼科
柏井　　聡	愛知淑徳大学健康医療科学部視覚科学
松原　　央	三重大学医学部眼科
齋藤　昌晃	秋田大学医学部眼科
杉本　昌彦	三重大学医学部眼科
飯田　知弘	東京女子医科大学医学部眼科
尾花　　明	聖隷浜松病院眼科
秋山　英雄	群馬大学医学部眼科
北口　善之	愛知医科大学病院眼形成・眼窩・涙道外科
長岡　泰司	旭川医科大学眼科
加治屋志郎	琉球大学医学部眼科
小川　友紀	東京女子医科大学医学部眼科
横内　裕敬	千葉大学医学部眼科

序　文

　眼底疾患の診断は，眼底所見を読み，頭の中の「引き出し」から知識を総動員して，鑑別診断を行い，さらに病態把握をすることから始まる．多くの症例を経験して，頻度の高い疾患のみならず稀な疾患に関しても，その特徴的所見を知識として整理していることが診断能力向上の基礎になるが，そのような機会は決して多くない．さらに，今日の眼底診断学は，形態と機能の両面から診断を進める潮流となっている．そのモダリティも眼底写真をはじめとして，光干渉断層計(optical coherence tomography：OCT)，フルオレセイン蛍光眼底造影(fluorescein angiography：FA)，インドシアニングリーン蛍光眼底造影(indocyanine green angiography：IA)，眼底自発蛍光(fundus autofluorescence：FAF)，網膜電図(electroretinogram：ERG)など多岐にわたる．一方，全ての施設で最新の設備が導入され診療が行われているわけではないことも事実である．そこで，眼底診断における検査時の最適なモダリティの組み合わせと，その画像所見をわかりやすく指南する一冊を企画した．

　本書では，疾患毎に有用なモダリティの特徴的所見を具体的に示していくアトラスの体裁とした．具体的には，日常遭遇することが多いと思われる眼底病変の典型症例をまず示し，適宜そのバリエーションおよび関連疾患を対比させることで，確定診断に至るマイルストーンとして必要な画像診断モダリティは何かが一目瞭然にわかる構成とした．また，眼底画像一つひとつに診断ポイントを明示し，疾患毎に「診断の極意」を設けることで，確定診断に至る近道を伝授した．

　収載疾患として，日常的によく遭遇する疾患から，珍しい疾患までも採り上げることで，鑑別診断の際の「引き出し」が多くなるように，また稀な症例に出会った際にも役立つよう便宜を図った．これが『パーフェクトアトラス』と題する所以でもある．具体的には，黄斑部疾患，血管異常，遺伝性疾患，先天・発育異常，小児網膜疾患，網膜剝離，強度近視，急性炎症性疾患，ぶどう膜炎，腫瘍，視神経疾患を取り上げるほか，全身性疾患，症候群，外傷，薬剤関連の症例までも網羅している．同時に「ミニノート」として新しい概念の紹介ページも設け，最新情報の提供にも配慮した．

　本書が，最前線で診療を行う眼科医の日常診断に役立つ，座右の書となることを祈っている．

2017年3月

飯田知弘
近藤峰生
石龍鉄樹

I. 黄斑部疾患

1 加齢黄斑変性

A. ドルーゼン
① 軟性ドルーゼン ……………………………………………… 出雲令子・古泉英貴 …… 2
② reticular pseudodrusen …………………………………… 木村真智子・古泉英貴 …… 4

B. 滲出型加齢黄斑変性
① 典型加齢黄斑変性 …………………………………………… 三上侑利子・古泉英貴 …… 6
② ポリープ状脈絡膜血管症 …………………………………… 新井歌奈江・古泉英貴 …… 10
③ 網膜血管腫状増殖 …………………………………………… 澤口翔太・古泉英貴 …… 16

C. 萎縮型AMD ……………………………………………………………… 小笠原 雅 …… 20

2 網膜色素線条 ………………………………………………………… 河野泰三・古泉英貴 …… 24

3 特発性脈絡膜新生血管 ……………………………………………………………… 古泉英貴 …… 26

4 中心性漿液性脈絡網膜症
A. 中心性漿液性脈絡網膜症 ………………………………… 内村英子・丸子一朗 …… 28
B. 慢性型中心性漿液性脈絡網膜症 ………………………… 荒川久弥・丸子一朗 …… 32
C. 胞状網膜剝離 ………………………………………………………………… 丸子一朗 …… 34

5 網膜硝子体界面病変
A. 後部硝子体剝離 ……………………………………………… 杉原瑶子・丸子一朗 …… 36
B. 網膜前膜 ……………………………………………………… 石川 悠・丸子一朗 …… 38
C. 黄斑円孔 ……………………………………………………… 西野玲子・丸子一朗 …… 42
D. 硝子体黄斑牽引症候群 ……………………………………… 高地貞宏・丸子一朗 …… 48
E. 層状黄斑円孔 ………………………………………………… 横山達郎・丸子一朗 …… 50

6 乳頭小窩黄斑症候群 ………………………………………………………………… 丸子一朗 …… 52

7 黄斑部毛細血管拡張症 1型 …………………………………………………………… 古泉英貴 …… 54

8 黄斑部毛細血管拡張症 2型 …………………………………………………………… 古泉英貴 …… 56

9 低眼圧黄斑症 …………………………………………………………………………… 石龍鉄樹 …… 58

II. 血管異常

- 1 網膜静脈分枝閉塞症 .... 小島　彰　62
- 2 網膜中心静脈閉塞症 .... 石龍鉄樹　66
- 3 網膜動脈分枝閉塞症 .... 長谷川泰司　70
- 4 網膜中心動脈閉塞症 .... 笠井暁仁　72
- 5 糖尿病網膜症
    - A. 単純糖尿病網膜症 .... 新竹広晃・石龍鉄樹　74
    - B. 前増殖糖尿病網膜症 .... 石橋誠一　76
    - C. 増殖糖尿病網膜症 .... 小島　彰　80
    - D. 糖尿病黄斑浮腫 .... 菅野幸紀　84
- 6 網膜細動脈瘤 .... 菅野幸紀　88
- 7 Coats病 .... 冨田隆太郎・石龍鉄樹　90
- 8 Eales病 .... 笠井彩香　92
- 9 高安病 .... 田中隆行　94
- 10 放射線網膜症 .... 柏木広哉　96
- 11 眼虚血症候群 .... 今泉公宏　98
- 12 三角症候群 .... 石龍鉄樹　100

III. 遺伝性疾患

- 1 網膜色素変性 .... 國吉一樹　104
- 2 無色素性網膜色素変性 .... 三浦　玄　108
- 3 レーベル先天盲 .... 國吉一樹　110
- 4 色素性傍静脈網脈絡膜萎縮症 .... 亀谷修平　112
- 5 錐体杆体ジストロフィ .... 角田和繁　114
- 6 白点状眼底 .... 大音壮太郎　118
- 7 白点状網膜炎 .... 諸岡　諭　121
- 8 小口病 .... 角田和繁　122

9 先天停在性夜盲	近藤峰生	124
10 杆体一色覚（全色盲）	林　孝彰	126
11 青錐体一色覚	林　孝彰	128
12 青錐体増幅症候群	國吉一樹	130
13 卵黄状黄斑ジストロフィ（Best病）	近藤峰生	132
14 成人型卵黄状黄斑ジストロフィ	亀谷修平	134
15 常染色体劣性ベストロフィノパチー	亀谷修平	135
16 スタルガルト病	藤波　芳	136
17 オカルト黄斑ジストロフィ（三宅病）	角田和繁	140
18 中心性輪紋状脈絡膜ジストロフィ	上野真治	143
19 先天網膜分離症	篠田　啓	146
20 家族性滲出性硝子体網膜症	近藤寛之	148
21 Stickler症候群	近藤寛之	150
22 コロイデレミア	倉田健太郎・堀田喜裕	152
23 クリスタリン網膜症	後町清子	154
24 脳回転状網脈絡膜萎縮症	堀田喜裕	156

IV．先天・発育異常，小児網膜疾患

1 網膜有髄神経線維	池田史子	158
2 網膜色素上皮肥大	玉井一司	159
3 先天網膜ひだ	片桐　聡	160
4 風疹網膜症	近藤峰生	162
5 母斑症		
A．太田母斑	古田　実	164
B．神経線維腫症1型（von Recklinghausen病）	白木邦彦	166
C．結節性硬化症（Bourneville-Pringle病）	生杉謙吾	168
D．von Hippel-Lindau病	松下恵理子	169
E．Sturge-Weber症候群	松下恵理子	170

F. Wyburn-Mason 症候群 ………………………………………… 仁木昌徳・三田村佳典　171
　6　白皮症 ……………………………………………………………………… 緒方奈保子　172
　7　未熟児網膜症 ……………………………………………………………… 横井　匡　174
　8　色素失調症 ………………………………………………………………… 横井　匡　178
　9　ゆさぶられっ子症候群 …………………………………………………… 北澤憲孝　180

V．網膜剝離

　1　裂孔原性網膜剝離 ………………………………………………………… 井上　真　184
　2　周辺部変性 ………………………………………………………………… 井上　真　188
　3　増殖硝子体網膜症 ………………………………………………………… 井上　真　190
　4　老人性網膜分離症 ………………………………………………………… 井上　真　193
　5　脈絡膜剝離 ………………………………………………………………… 井上　真　196

VI．強度近視

　1　近視性網脈絡膜萎縮 ……………………………………………………… 島田典明　200
　2　ラッカークラック ………………………………………………………… 島田典明　202
　3　近視性脈絡膜新生血管 …………………………………………………… 島田典明　204
　4　単純型黄斑出血 …………………………………………………………… 島田典明　206
　5　近視性牽引黄斑 …………………………………………………………… 伊藤逸毅　208
　6　黄斑円孔網膜剝離 ………………………………………………………… 伊藤逸毅　210
　7　dome-shaped macula …………………………………………………… 伊藤逸毅　212
　8　傾斜乳頭症候群 …………………………………………………………… 伊藤逸毅　214
　9　intrachoroidal cavitation ……………………………………………… 島田典明　216

VII．急性炎症性疾患

　1　急性帯状潜在性網膜外層症 ……………………………………………… 齋藤　航　220
　2　多発消失性白点症候群 ………………………………………… 松井良諭・石龍鉄樹　222
　3　点状脈絡膜内層症 ………………………………………………………… 齋藤　航　224

|4| 多巣性脈絡膜炎 ……………………………………………………………… 岩田大樹　226

|5| 急性後部多発性斑状色素上皮症 ………………………………………… 平野佳男　228

|6| 急性網膜色素上皮炎 ……………………………………………………… 永井由巳　230

|7| AIM（UAIMを含む）……………………………………………………… 永井由巳　232

|8| AMN ………………………………………………………………………… 長谷川泰司　234

|9| 地図状脈絡膜炎 …………………………………………………………… 山田晴彦　236

Ⅷ．ぶどう膜炎

|1| Behçet病 …………………………………………………………………… 楠原仙太郎　240

|2| サルコイドーシス ………………………………………………………… 鴨居功樹　244

|3| 原田病 ……………………………………………………… 坪井孝太郎・中井　慶　247

|4| 強膜炎 ……………………………………………………………………… 丸山和一　250

|5| 梅毒 ………………………………………………………………………… 金子　優　252

|6| 結核 ………………………………………………………………………… 丸山和一　254

|7| 真菌性眼内炎 ……………………………………………………………… 臼井嘉彦　256

|8| 猫ひっかき病 ……………………………………………………………… 内　翔平　258

|9| 眼トキソプラズマ症 ……………………………………………………… 真下　永　261

|10| 眼トキソカラ症 …………………………………………………………… 岩田大樹　264

|11| 急性網膜壊死 ……………………………………………………… 神野英生・酒井　勉　266

|12| サイトメガロウイルス網膜炎 …………………………………………… 八代成子　268

|13| HTLV-1関連ぶどう膜炎 ………………………………………………… 中尾久美子　270

Ⅸ．腫瘍

|1| 網膜芽細胞腫 ……………………………………………………… 山名佳奈子・田邉美香　274

|2| 脈絡膜悪性黒色腫 ………………………………………………………… 髙橋寛二　277

|3| 原発性眼内リンパ腫（網膜硝子体リンパ腫）………………………… 後藤　浩　280

|4| 転移性脈絡膜腫瘍（造血器腫瘍）……………………………………… 大口泰治　282

|5| 転移性脈絡膜腫瘍（上皮性腫瘍）……………………………………… 大口泰治　284

- 6 網膜色素上皮腫（網膜色素上皮腺腫／腺癌） ………………………………… 古田　実　286
- 7 脈絡膜血管腫（限局性） …………………………………………………………… 加瀬　諭　288
- 8 脈絡膜骨腫 …………………………………………………………………………… 加瀬　諭　290
- 9 脈絡膜母斑 ………………………………………………………………………… 髙橋寛二　292
- 10 網膜毛細血管腫（網膜血管芽腫） ……………………………………………… 古田　実　294
- 11 眼底血管増殖性腫瘍 ……………………………………………………………… 後藤　浩　296

X．視神経疾患

- 1 視神経乳頭先天異常 ……………………………………………………………… 横井　匡　300
- 2 視神経炎 ………………………………………………………………………… 木村亜紀子　304
- 3 虚血性視神経症 …………………………………………………………………… 中馬秀樹　307
- 4 レーベル遺伝性視神経症 ………………………………………………………… 石川裕人　310
- 5 うっ血乳頭 ………………………………………………………………………… 敷島敬悟　312
- 6 乳頭腫脹，視神経萎縮 …………………………………………………………… 敷島敬悟　313
- 7 緑内障性視神経症 ……………………………………………………… 渡辺友之・中野　匡　314
- 8 視神経腫瘍 ………………………………………………………………………… 敷島敬悟　315
- 9 視路疾患による逆行性視神経萎縮 ……………………………………………… 中村　誠　316
- 10 中毒性視神経症 …………………………………………………………………… 近藤峰生　318
- 11 外傷性視神経症 ………………………………………………………………… 前久保知行　319

XI．全身，症候群，外傷，薬剤，その他

- 1 膠原病および類縁疾患による網膜病変
  - A．全身性エリテマトーデス …………………………………………………… 長谷川泰司　322
  - B．ANCA関連血管炎 ………………………………………………… 江本博文・江本有子　324
- 2 血液・造血器疾患による網膜病変
  - A．貧血網膜症 …………………………………………………………………… 兼子裕規　326
  - B．白血病網膜症 ………………………………………………………………… 石龍鉄樹　327
  - C．過粘稠度症候群 ……………………………………………………………… 柏木広哉　328

3 代謝異常による網膜病変
 A. 網膜脂血症 ……………………………………………………………………… 石龍鉄樹　329
 B. ライソゾーム病 ………………………………………………………………… 篠崎和美　330

4 Kearns-Sayre 症候群 ……………………………………………………………… 近藤峰生　332

5 慢性進行性外眼筋麻痺 ……………………………………………………………… 彦谷明子　334

6 筋強直性ジストロフィ（筋緊張性ジストロフィ） ………………………………… 三浦　玄　336

7 腫瘍随伴網膜症
 A. 癌関連網膜症 …………………………………………………………………… 上野真治　338
 B. メラノーマ関連網膜症 ………………………………………………………… 上野真治　340
 C. BDUMP …………………………………………………………… 田口　朗・柏井　聡　342

8 くも膜下出血（Terson症候群） …………………………………………………… 松原　央　344

9 高血圧症，動脈硬化症 ……………………………………………………………… 齋藤昌晃　346

10 腎性網膜症 …………………………………………………………………………… 杉本昌彦　348

11 妊娠高血圧症候群 …………………………………………………………………… 飯田知弘　350

12 亜急性心内膜炎 ……………………………………………………………………… 齋藤昌晃　351

13 後天性免疫不全症候群 ……………………………………………………………… 八代成子　352

14 鈍的外傷による網脈絡膜障害 ……………………………………………………… 石龍鉄樹　354

15 外傷による網膜剥離 ………………………………………………………………… 井上　真　358

16 日光網膜症 …………………………………………………………………………… 尾花　明　360

17 レーザー光凝固による網膜障害 …………………………………………………… 秋山英雄　362

18 工業用レーザーによる網膜障害 …………………………………………………… 北口善之　363

19 レーザーポインター網膜症 ………………………………………………………… 長谷川泰司　364

20 薬物性
 A. ヒドロキシクロロキン網膜症 ………………………………………………… 篠田　啓　366
 B. インターフェロン網膜症 ……………………………………………………… 長岡泰司　368
 C. タモキシフェン網膜症 ………………………………………………………… 加治屋志郎　369
 D. パクリタキセル網膜症 …………………………………………… 小川友紀・丸子一朗　370

ミニノート

pachychoroid	古泉英貴	31
macular microhole	丸子一朗	46
focal choroidal excavation	菅野幸紀	59
paracentral acute middle maculopathy	長谷川泰司	102
paravascular micro hole	島田典明	218
CEPO（慢性進行性外眼筋麻痺）とKSS（Kearns-Sayre syndrome）	近藤峰生	333
高VEGF血症をきたすPOEMS症候群におけるOCT所見	横内裕敬	371

索引	373

略語表

AFVD	adult-onset foveomacular vitelliform dystrophy	成人型卵黄状黄斑ジストロフィ
AIDS	acquired immunodeficiency syndrome	後天性免疫不全症候群
AIM	acute idiopathic maculopathy	急性特発性黄斑症
AMD	age-related macular degeneration	加齢黄斑変性
AMN	acute macular neuroretinopathy	急性黄斑神経網膜症
ANCA	anti-neutrophil cytoplasmin antibody	抗好中球細胞質抗体
APMPPE	acute posterior multifocal placoid pigment epitheliopathy	急性後部多発性斑状色素上皮症
ARB	autosomal recessive bestrophinopathy	常染色体劣性ベストロフィノパチー
ARPE	acute retinal pigment epitheliitis	急性網膜色素上皮炎
AS	angioid streaks	網膜色素線条
AZOOR	acute zonal occult outer retinopathy	急性帯状潜在性網膜外層症
BCD	Bietti crystalline dystrophy	クリスタリン網膜症
BRAO	branch retinal artery occlusion	網膜動脈分枝閉塞症
BRVO	branch retinal vein occlusion	網膜静脈分枝閉塞症
CACD	central areolar choroidal dystrophy	中心性輪紋状脈絡膜ジストロフィ
CAR	cancer-associated retinopathy	癌関連網膜症
CFF	critical flicker frequency	限界フリッカ値
CHRPE	congenital hypertrophy of the retinal pigment epithelium	網膜色素上皮肥大
CLE	cutaneous lupus erythematosus	皮膚エリテマトーデス
CME	cystoid macular edema	囊胞様黄斑浮腫
CMVR	cytomegalovirus retinitis	サイトメガロウイルス網膜炎
CNV	choroidal neovascularization	脈絡膜新生血管
CPEO	chronic progressive external ophthalmoplegia	慢性進行性外眼筋麻痺
CRAO	central retinal artery occlusion	網膜中心動脈閉塞症
CRVO	central retinal vein occlusion	網膜中心静脈閉塞症
CSC	central serous chorioretinopathy	中心性漿液性脈絡網膜症
CSNB	congenital stationary night blindness	先天停在性夜盲
CT	computed tomography	コンピューター断層撮影
DME	diabetic macular edema	糖尿病黄斑浮腫
EGPA	eosinophilic granulomatosis with polyangiitis	好酸球性多発血管炎性肉芽腫症
EOG	electrooculogram	眼電位図
ERG	electroretinogram	網膜電図
ERM	epiretinal membrane	網膜前膜
EZ	ellipsoid zone	エリプソイドゾーン
FA	fluorescein angiography	フルオレセイン蛍光眼底造影
FAF	fundus autofluorescence	眼底自発蛍光
FEVR	familial exudative vitreoretinopathy	家族性滲出性硝子体網膜症
GA	geographic atrophy	地図状萎縮
GPA	granulomatosis with polyangiitis	多発血管炎性肉芽腫症
HAM	HTLV-1-associated myelopathy	HTLV-1関連脊髄症
HAU	HTLV-1-associated uveitis	HTLV-1関連ぶどう膜炎
HIV	human immunodeficiency virus	ヒト免疫不全ウイルス
HSV	herpes simplex virus	単純ヘルペスウイルス
IA	indocyanine green angiography	インドシアニングリーン蛍光眼底造影
ICNV	idiopathic choroidal neovascularization	特発性脈絡膜新生血管

IR	infrared	赤外線画像
IRMA	intraretinal microvascular abnormalities	網膜内細小血管異常
IRU	immune recovery uveitis	免疫回復ぶどう膜炎
IVH	intravenous hyperalimentation	中心静脈栄養法
IZ	interdigitation zone	インターディジテーションゾーン
LCA	Leber congenital amaurosis	レーベル先天盲
LHON	Leber hereditary optic neuropathy	レーベル遺伝性視神経症
MA	retinal arteriolar macroaneurysm	網膜細動脈瘤
MacTel	macular telangiectasia	黄斑部毛細血管拡張症
MAR	melanoma-associated retinopathy	メラノーマ関連網膜症
MEWDS	multiple evanescent white dot syndrome	多発消失性白点症候群
MFC	multifocal choroiditis	多巣性脈絡膜炎
MPA	microscopic polyangiitis	顕微鏡的多発血管炎
MPPE	multifocal posterior pigment epitheliopathy	多発性後極部網膜色素上皮症
MRI	magnetic resonance imaging	磁気共鳴画像
NMO	neuromyelitis optica	視神経脊髄炎
OAT	ornithine aminotransferase	オルニチンアミノトランスフェラーゼ
OCT	optical coherence tomography	光干渉断層計
PCR	polymerase chain reaction	ポリメラーゼ連鎖反応
PCV	polypoidal choroidal vasculopathy	ポリープ状脈絡膜血管症
PDR	proliferative diabetic retinopathy	増殖糖尿病網膜症
PDT	photodynamic therapy	光線力学的療法
PED	pigment epithelial detachment	網膜色素上皮剝離
PFV	persistent fetal vasculature	第一次硝子体過形成遺残
PIC	punctate inner choroidopathy	点状脈絡膜内層症
PORN	progressive outer retinal necrosis	進行性網膜外層壊死
PPDR	preproliferative diabetic retinopathy	前増殖糖尿病網膜症
PPRCA	pigmented paravenous retinochoroidal atrophy	色素性傍静脈網脈絡膜萎縮症
PRP	panretinal photocoagulation	汎網膜光凝固術
PVD	posterior vitreous detachment	後部硝子体剝離
PVR	proliferative vitreoretinopathy	増殖硝子体網膜症
RAP	retinal angiomatous proliferation	網膜血管腫状増殖
RAPD	relative afferent papillary defect	相対的求心性瞳孔異常
ROP	retinopathy of prematurity	未熟児網膜症
RPC	radial peripapillary capillaries	放射状視神経乳頭周囲毛細血管
RPE	retinal pigment epithelium	網膜色素上皮
SBS	shaken baby syndrome	ゆさぶられっ子症候群
SC	serpiginous choroiditis	匐行性脈絡膜炎
SLE	systemic lupus erythematous	全身性エリテマトーデス
SRD	serous retinal detachment	漿液性網膜剝離
UBM	ultrasound biomicroscope	超音波生体顕微鏡
VHL	von Hippel-Lindau disease	フォンヒッペルリンドウ病
VKH	Vogt-Koyanagi-Harada disease	原田病
VMD	vitelliform macular dystrophy	卵黄状黄斑ジストロフィ
VMTS	vitreomacular traction syndrome	硝子体黄斑牽引症候群
VZV	varicella zoster virus	水痘・帯状疱疹ウイルス
XlRS	X-linked retinoschisis	先天網膜分離症

検査方法の表記

眼底	カラー眼底　Optosカラー眼底　Retcam眼底
FA	フルオレセイン蛍光眼底造影（fluorescein angiography）
IA	インドシアニングリーン蛍光眼底造影（indocyanine green angiography）
OCT	光干渉断層計（optical coherence tomography）
FAF	眼底自発蛍光（fundus autofluorescence）
ERG	網膜電図（electroretinogram）
EOG	眼電位図（electrooculogram）
視野	Goldmann視野　Humphrey視野
UBM	超音波生体顕微鏡（ultrasound biomicroscope）
MRI	磁気共鳴画像（magnetic resonance imaging）
CT	コンピューター断層撮影（computed tomography）
Bモードエコー	
X線	

I．黄斑部疾患

I 黄斑部疾患　1 加齢黄斑変性　A ドルーゼン

① 軟性ドルーゼン
soft drusen

概要
- 加齢黄斑変性（age-related macular degeneration；AMD）の前駆病変．
- 網膜色素上皮（retinal pigment epithelium；RPE）基底膜と Bruch 膜の内膠原線維層の間に沈着した多形性物質．
- 明確な大きさの定義はないが，直径 63 μm 以上の中型ドルーゼン，125 μm 以上の大型ドルーゼンを指すことが多い．
- 融合が進み網膜色素上皮剥離（pigment epithelial detachment；PED）様になったものを drusenoid PED と呼ぶ．
- 萎縮型 AMD または滲出型 AMD への進行の危険因子である．

典型例

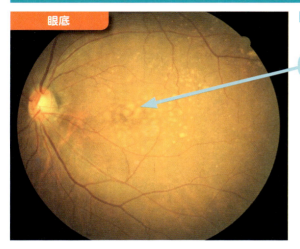

症例1 71 歳女性：視力（1.2）

黄斑部の多数の黄白色沈着物

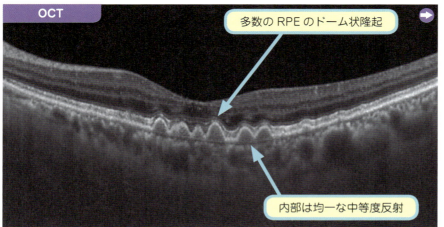

症例1 の OCT 水平スキャン

多数の RPE のドーム状隆起

内部は均一な中等度反射

軟性ドルーゼンの融合が進み drusenoid PED を呈した症例

症例2 85歳男性：視力（0.2）

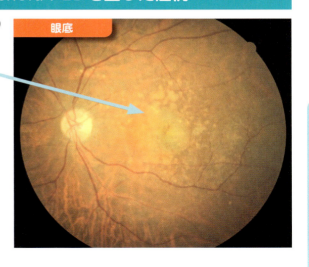

眼底：軟性ドルーゼンが融合，拡大

症例2 のOCT水平スキャン

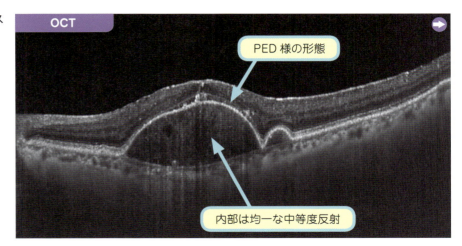

OCT：PED様の形態／内部は均一な中等度反射

診断の極意

- 検眼鏡的に黄斑部の黄白色物質がみられ，OCTでRPEのドーム状隆起を示す．通常，内部は均一な中等度反射であり，融合拡大するとPEDに類似した形態となる．
- 網膜下液や網膜内液，出血などの滲出性変化を伴う場合は脈絡膜新生血管の存在を疑い，蛍光眼底造影検査を行う．

治療

- 特に治療法はないが，AMD発症予防が重要．
- 禁煙や食事などの生活習慣の改善，Age-Related Eye Disease Study（AREDS）に基づくサプリメントの服用．

（出雲令子・古泉英貴）

Ⅰ 黄斑部疾患　①加齢黄斑変性　A　ドルーゼン

② reticular pseudodrusen

reticular pseudodrusen

概要
- ブルッフ膜内部ではなく網膜下に存在するドルーゼン様物質として近年注目されている
- 組成は通常のドルーゼンと類似したものと考えられている．
- 黄斑部に網目状または点状の黄白色物質を認め，特に上方網膜血管アーケード近傍で目立ちやすい．
- OCTでは網膜色素上皮（RPE）上の高輝度構造物としてみられる．
- 脈絡膜は菲薄化することが多い．
- 網膜血管腫状増殖（RAP）や萎縮型加齢黄斑変性（萎縮型AMD）に合併しやすい．

典型例

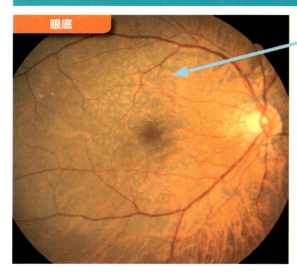

眼底：黄斑部の黄白色網目状・白点状病変

症例1　77歳男性：視力（1.2）

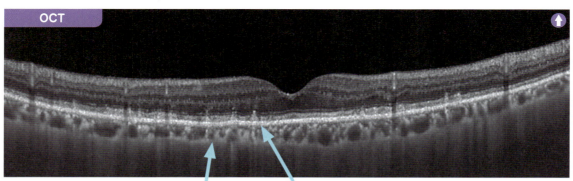

症例1のOCT垂直スキャン

脈絡膜菲薄化　　RPE上の突起様高輝度構造物

萎縮型 AMD を合併した症例

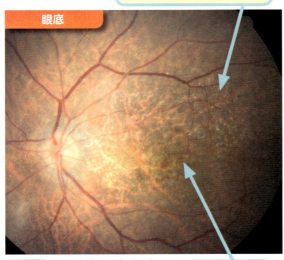

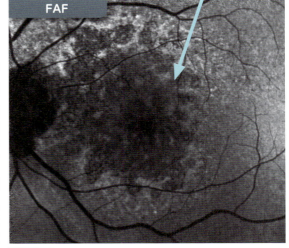

症例2 76歳男性：視力（0.1）

症例2 の FAF

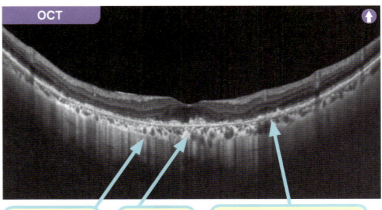

症例2 の OCT 垂直スキャン

 診断の極意
- 高齢者の眼底で，特に上方網膜血管アーケード近傍に分布する黄白色の網目状または白点状病変をみつけたら，本症を疑う．
- 通常のドルーゼンとは異なり，OCT では RPE 上にあり外境界膜を越えるものもある．
- RAP や萎縮型 AMD で高頻度にみられる．

治療
- 本症だけであれば経過観察．
- 特に RAP や萎縮型 AMD の発症に注意し，経過をみていく．
  → RAP の場合は抗 VEGF 薬の硝子体内注射や PDT．

（木村真智子・古泉英貴）

Ⅰ 黄斑部疾患　1 加齢黄斑変性　B 滲出型加齢黄斑変性

① 典型加齢黄斑変性
typical age-related macular degeneration

概要
- 脈絡膜新生血管（CNV）を有する滲出型加齢黄斑変性（滲出型 AMD）のうち，ポリープ状脈絡膜血管症（PCV）と網膜血管腫状増殖（RAP）を除外したものを指す．
- 病理学的に網膜色素上皮（RPE）との位置関係から，CNV が RPE 下にある Type 1 CNV と RPE 上にある Type 2 CNV に分類される．両者が混在することもある．
- FA による分類は CNV 部での漏出パターンから，境界明瞭な網目状過蛍光からの旺盛な蛍光漏出を示す classic（クラシック型）CNV と顆粒状過蛍光からさまざまな程度で蛍光漏出・貯留を示す occult（オカルト型）CNV に分類される．
- さらに occult CNV は蛍光漏出・貯留の程度により，① fibrovascular pigment epithelial detachment（PED），② late leakage of undetermined source と分類される．
- occult CNV は Type 1 CNV，classic CNV は Type 2 CNV に相当することが多い．
- 病巣全体における classic CNV の占める面積により，① predominantly classic CNV（classic CNV が 50%以上），② minimally classic CNV（classic CNV が 50%未満），③ occult with no classic CNV（classic CNV を認めない）の 3 パターンで表現される．
- 本邦の滲出型 AMD の約 1/3 を占める．

クラシック型CNVを有する症例
（predominantly classic CNV）

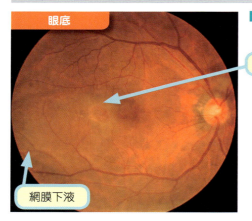

症例1　88歳男性：視力（1.0）
- 灰白色の CNV
- 網膜下液

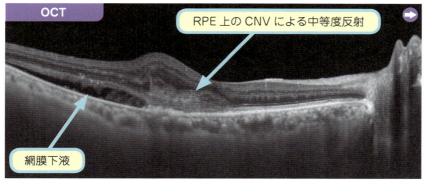

症例1 の OCT 水平スキャン
- RPE 上の CNV による中等度反射
- 網膜下液

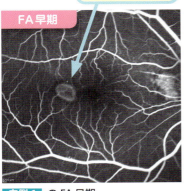

症例1 のFA早期 — 網目状のCNV

症例1 のFA後期 — 旺盛な蛍光漏出

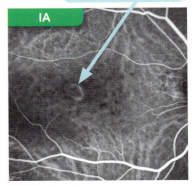

症例1 のIA — CNVによる過蛍光

クラシック型とオカルト型CNVが混在する症例
（minimally classic CNV）

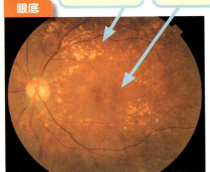

症例2 80歳女性：視力（0.5）

眼底 — ドルーゼン／CNVによる過蛍光

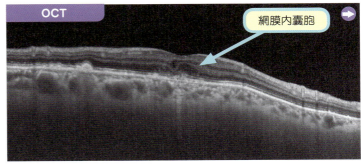

症例2 のOCT水平スキャン — 網膜内囊胞

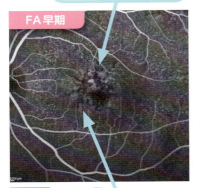

症例2 のFA早期 — classic CNVからの網目状過蛍光／occult CNVからの顆粒状過蛍光

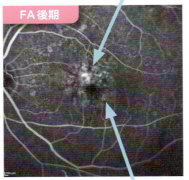

症例2 のFA後期 — classic CNVからの旺盛な蛍光漏出／occult CNVからの淡い蛍光漏出

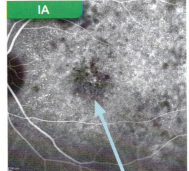

症例2 のIA — CNVによる過蛍光

I 黄斑部疾患

オカルト型CNVを有する症例
(occult with no classic CNV, fibrovascular PED)

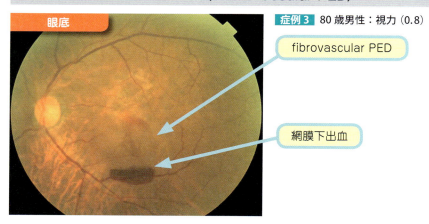

症例3 80歳男性：視力 (0.8)

- fibrovascular PED
- 網膜下出血

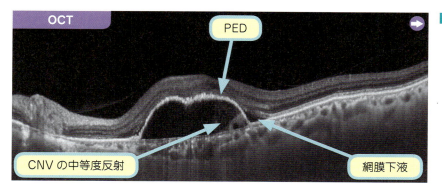

症例3 のOCT水平スキャン

- PED
- CNVの中等度反射
- 網膜下液

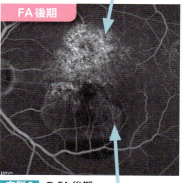

- 顆粒状の過蛍光
- 顆粒状過蛍光からの蛍光漏出が特徴
- 症例3 のFA早期
- 症例3 のFA後期
- fibrovascular PED

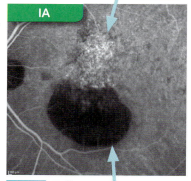

- CNVによる過蛍光
- 症例3 のIA
- PEDによる蛍光ブロック

オカルト型CNVを有する症例
(occult with no classic CNV, late leakage of undetermined source)

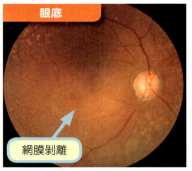

症例4 90歳女性：視力（0.7）

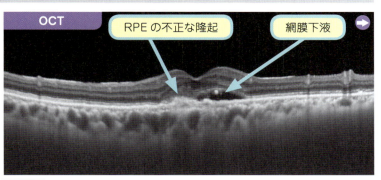

RPEの不正な隆起／網膜下液

症例4 のOCT水平スキャン

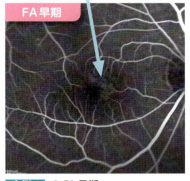

黄斑部に顆粒状過蛍光

症例4 のFA早期

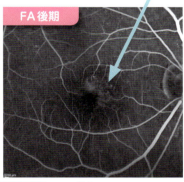

淡い蛍光漏出

症例4 のFA後期

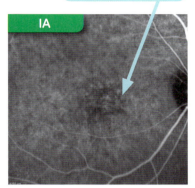

CNVによる過蛍光

症例4 のIA

診断の極意
- 典型AMDの診断にはPCVやRAPを除外する必要があり，特にIA所見が重要である．
- FAでclassic成分を持つ症例は症状が進行しやすく注意が必要である．早期から後期にかけて注意深く観察することで，classic CNVとoccult CNVの判別を行う．
- OCTにおいても，CNVを示す中輝度病変とRPEの位置関係からType 1 CNVとType 2 CNVをある程度鑑別することは可能である．

治療
- 中心窩下，傍中心窩の病変には抗VEGF薬硝子体内注射が第一選択．
- 中心窩外の病巣では光凝固も適応．

（三上侑利子・古泉英貴）

Ⅰ 黄斑部疾患　1 加齢黄斑変性　B 滲出型加齢黄斑変性

② ポリープ状脈絡膜血管症

polypoidal choroidal vasculopathy：PCV

概要
- 滲出型加齢黄斑変性（滲出型 AMD）のサブタイプの 1 つであり，IA により特徴的なポリープ状病巣と異常血管網（ネットワーク血管）を認める．
- IA でのポリープ状病巣に一致して，検眼鏡的に橙赤色隆起病巣がしばしばみられる．
- OCT ではポリープ状病巣の部位に急峻な網膜色素上皮（RPE）の隆起，ネットワーク血管の部位に平坦な RPE の隆起とブルッフ膜で構成される double layer sign を高頻度に認める．
- 漿液性または出血性の網膜剝離，網膜色素上皮剝離を生じることが多い．
- 本邦を含めたアジア諸国で高頻度にみられる．

眼底で橙赤色隆起病巣が明らかな症例

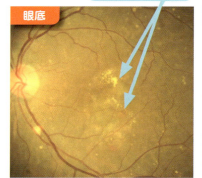

症例1　72歳女性：視力（0.9）

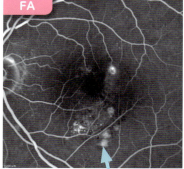

症例1 の FA
occult CNV パターンの顆粒状蛍光漏出

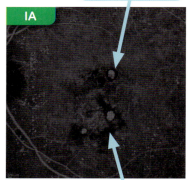

症例1 の IA
ネットワーク血管

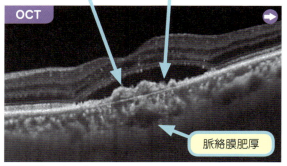

症例1 の中心窩を通過する OCT 水平スキャン

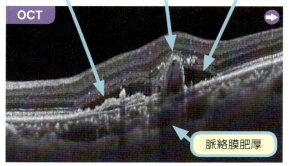

症例1 のポリープ状病巣を通過する OCT 水平スキャン

大量の硬性白斑を伴った症例

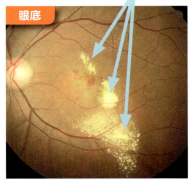

眼底

症例2 55歳女性：視力（1.2）

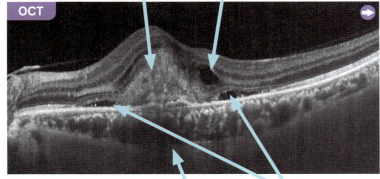

OCT

硬性白斑　網膜下フィブリン　網膜内囊胞

症例2 のOCT水平スキャン

脈絡膜肥厚　網膜下液

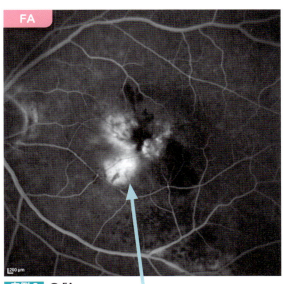

FA

症例2 のFA

classic CNVパターンの蛍光漏出

IA

ポリープ状病巣

症例2 のIA

ネットワーク血管

I 黄斑部疾患

PEDを伴った症例

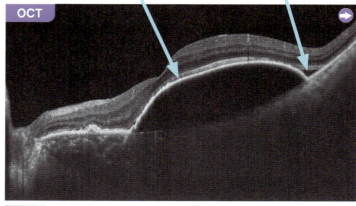

症例3 72歳男性：視力（1.2）

症例3 の OCT 水平スキャン

- PED
- PED
- 網膜下液

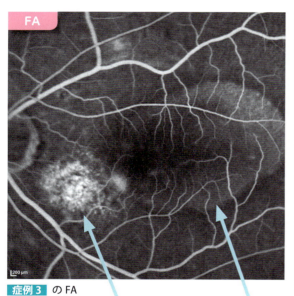

症例3 の FA

- occult CNV パターンの顆粒状蛍光漏出
- PED への蛍光貯留

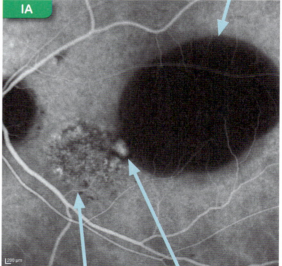

症例3 の IA

- PED に一致した低蛍光
- ネットワーク血管
- ポリープ状病巣

傍乳頭PCV例

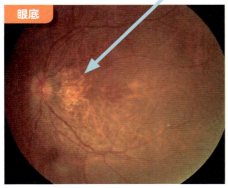

症例4 69歳男性：視力（0.6）

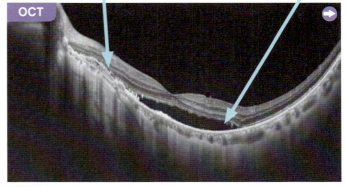

症例4 のOCT水平スキャン

- RPEの脱色素所見
- double layer sign
- 網膜下液

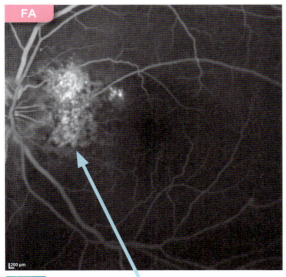

症例4 のFA

occult CNVパターンの顆粒状蛍光漏出

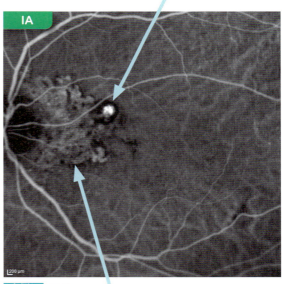

症例4 のIA

- ポリープ状病巣
- ネットワーク血管

I 黄斑部疾患

網膜下出血を伴う症例

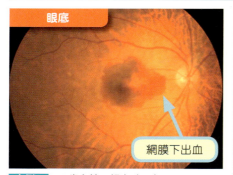

症例5 68歳女性：視力(0.5)

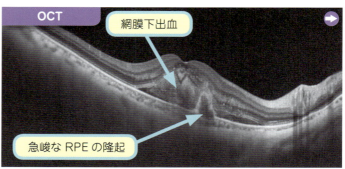

症例5 のOCT水平スキャン

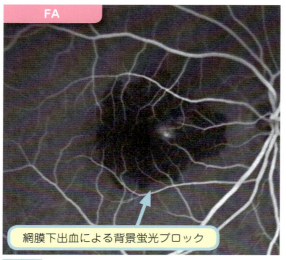

症例5 のFA

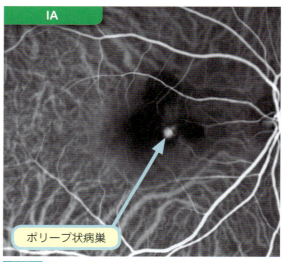

症例5 のIA

中心性漿液性脈絡網膜症（CSC）と紛らわしい症例

症例6 69歳男性：視力(0.9)

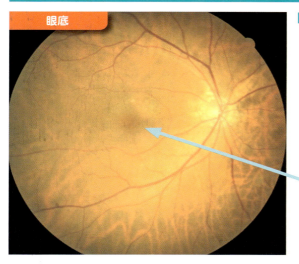

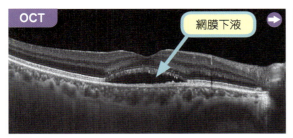

症例6 のOCT水平スキャン／網膜下液

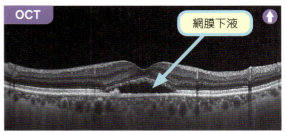

症例6 のOCT垂直スキャン／網膜下液

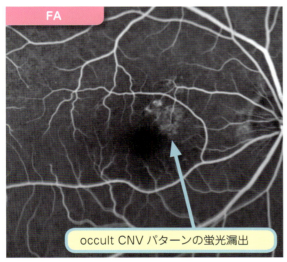

症例6 のFA／occult CNVパターンの蛍光漏出

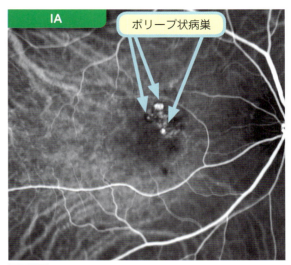

症例6 のIA／ポリープ状病巣

診断の極意

- 検眼鏡的に橙赤色隆起病変を認めた場合，本疾患を疑う．
- FAでは多くの症例でoccult CNVパターンを呈するが，classic CNVを合併することもある．そのようなケースでは実際にType 2 CNVを合併する場合と，Type 2 CNVは伴わないが網膜下フィブリンの組織染によりclassic CNV様所見を呈する場合（偽クラシック病巣）がある．両者の鑑別はむずかしい．
- FAのみでは典型AMDとの鑑別は困難であり，確定診断にはIAでポリープ状病巣を確認する必要がある．
- 脈絡膜が厚いことが多いが，薄い症例もあり，あくまでも参考所見にとどめるべきである．
- 検眼鏡的に漿液性網膜剥離（SRD）のみを呈する症例ではCSCと誤診しやすいため，複数の部位でのOCTスキャンに加え，IAを用いて正しく診断する必要がある．

治療

- 中心窩下，傍中心窩の病変には抗VEGF薬の硝子体内注射，PDT，および両者の併用療法．
- 中心窩外の病巣では光凝固も適応．
- 高度の網膜下出血に対しては硝子体内ガス注入より血腫移動術を検討．

（新井歌奈江・古泉英貴）

I 黄斑部疾患　1 加齢黄斑変性　B 滲出型加齢黄斑変性

③ 網膜血管腫状増殖

retinal angiomatous proliferation：RAP

概要
- 滲出型加齢黄斑変性（滲出型 AMD）のサブタイプの 1 つであり，脈絡膜血管由来の典型 AMD，ポリープ状脈絡膜血管症（PCV）とは異なり，網膜血管由来の新生血管を特徴とする．
- 高齢女性の両眼に発症することが多い．
- 網膜内新生血管は網膜外層方向に向かって進展し，最終的には脈絡膜新生血管と吻合する．
- Yannuzzi 分類では stage 1（網膜内新生血管期），stage 2（網膜下新生血管期），stage 3（脈絡膜新生血管期）に分類される．
- 早期には網膜内囊胞がみられ，進行すると網膜色素剥離を生じ，末期には大きな線維性瘢痕病巣に至る．
- 再発しやすく，治療に難渋することも多い．
- 自然経過，あるいは治療経過中に網膜色素上皮（RPE）萎縮を生じやすい．

網膜内新生血管がみられる早期の症例

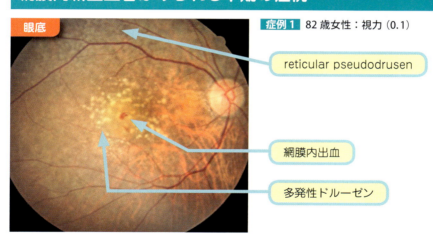

症例1　82歳女性：視力（0.1）

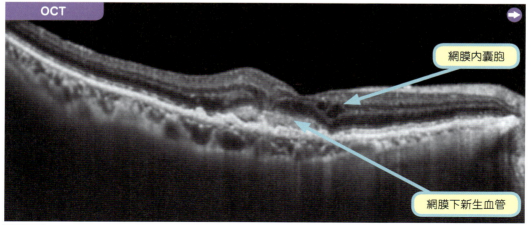

症例1 の OCT 水平スキャン

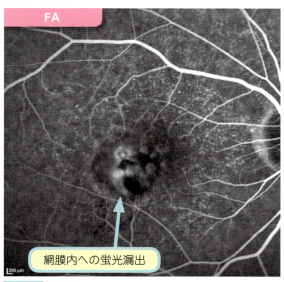

症例1 の FA

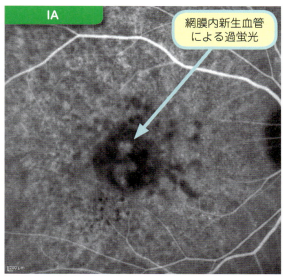

症例1 の IA

網膜色素上皮剥離を伴う症例

症例2 85歳女性：視力（0.1）

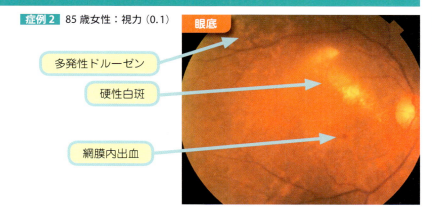

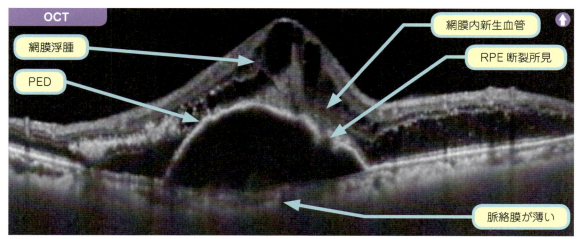

症例2 の OCT 垂直スキャン

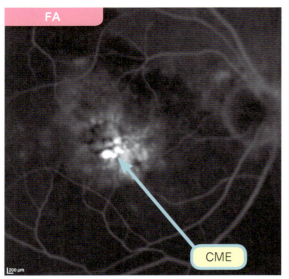

症例2 のFA

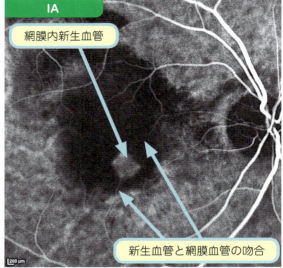

症例2 のIA

線維性瘢痕をきたした症例

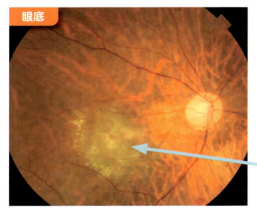

症例3 98歳女性：視力（0.05）

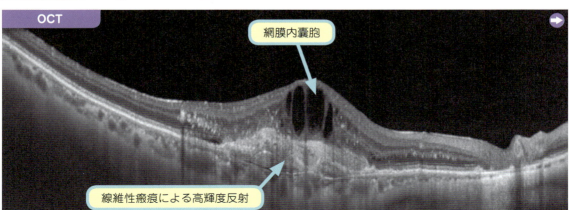

症例3 のOCT水平スキャン

治療後にRPE萎縮を生じた症例

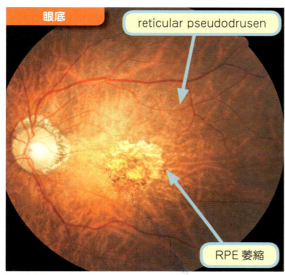

症例4　90歳男性：矯正視力（0.06）

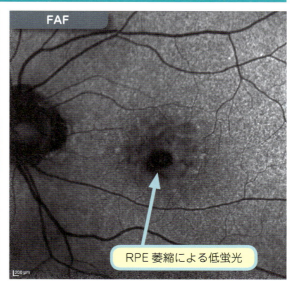

症例4 のFAF

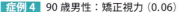

症例4 のOCT垂直スキャン

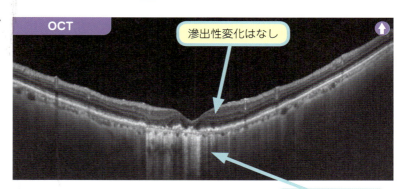

診断の極意
- 検眼鏡的には多発性ドルーゼン，網膜内出血，囊胞様黄斑浮腫（CME）が高頻度にみられる．
- 典型AMD，PCVと比較してreticular pseudodrusenを高率に伴う（約80％）．
- 網膜内新生血管からの滲出性変化に伴い，FAでCMEを認める．
- IAで網膜血管と連続した網膜内新生血管（血管と網膜内新生血管との吻合）を検出することが確定診断の根拠となる．
- 脈絡膜は菲薄化することが多い．
- RPE萎縮の評価にはFAFが有用．

治療
- 2012年のAMD治療ガイドラインではPDTと抗VEGF薬の併用療法を推奨．
- 視力良好例では抗VEGF薬単独療法を考慮．

（澤口翔太・古泉英貴）

I 黄斑部疾患　1 加齢黄斑変性

C 萎縮型 AMD

dry age-related macular degeneration

概要
- 脈絡膜血管が透見できる網膜色素上皮（RPE）の境界明瞭な地図状萎縮（geographic atrophy；GA）を伴う．
- 病態としては，網膜色素上皮・脈絡膜毛細血管板・視細胞の萎縮，ブルッフ膜の肥厚・変性．
- GA は①直径 250 μm 以上，②円形，卵円形，房状または地図状の形態，③境界明瞭，④網膜色素上皮の低色素または脱色素変化，⑤脈絡膜中大血管が明瞭に透見可能．
- GA は通常大きいドルーゼンが自然消失した後に生ずるとされる．
- 滲出型加齢黄斑変性（滲出型 AMD）の治療後に生じた地図状萎縮と萎縮型 AMD は区別する．
- OCT では，①網膜色素上皮ラインの菲薄化，② ellipsoid zone（EZ），interdigitation zone（IZ），外顆粒層の消失，③外境界膜ラインの途絶，④脈絡膜信号の増強．

典型例 1

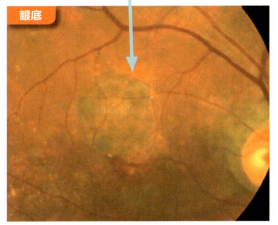

境界鮮明な GA

症例1　84歳男性：視力 1.0（0.6）

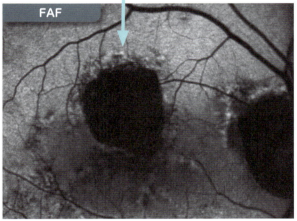

GA は低蛍光像，周囲に不規則な過蛍光

症例1 の FAF

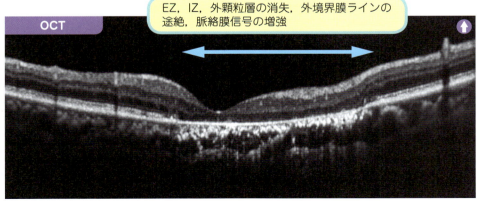

EZ，IZ，外顆粒層の消失，外境界膜ラインの途絶，脈絡膜信号の増強

症例1 の OCT 垂直スキャン

典型例2

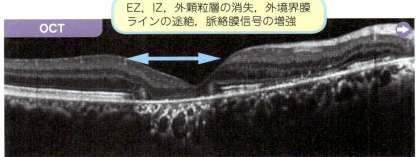

症例2　67歳男性：視力（1.2）　　症例2 のFAF　　症例2 のFA

複数の境界鮮明なGA

GAは低蛍光像

GAはwindow defectによる過蛍光，脈絡膜血管が透見可能

EZ，IZ，外顆粒層の消失，外境界膜ラインの途絶，脈絡膜信号の増強

症例2 のOCT 水平スキャン

典型例3（9年経過例）

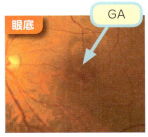 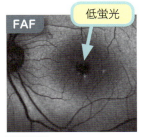 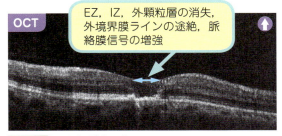

症例3　74歳男性：視力（0.3）　　症例3 のFAF　　症例3 のOCT 垂直スキャン

GA

低蛍光

EZ，IZ，外顆粒層の消失，外境界膜ラインの途絶，脈絡膜信号の増強

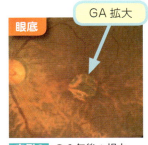 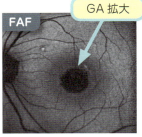 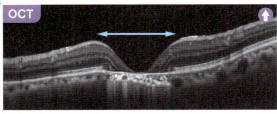

症例3 の9年後：視力（0.07）　　症例3 のFAF　　症例3 のOCT 垂直スキャン

GA拡大

GA拡大

I 黄斑部疾患

RAPの治療後に地図状萎縮を生じた症例

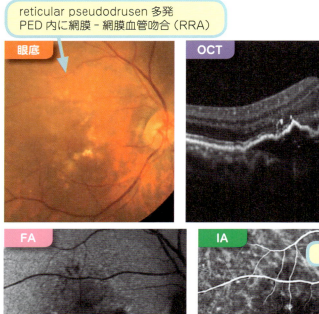

reticular pseudodrusen 多発
PED内に網膜-網膜血管吻合（RRA）

SRD，著明な PED

症例4 79歳 女性：視力(0.6)

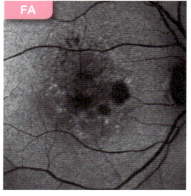
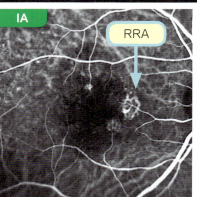

RRA

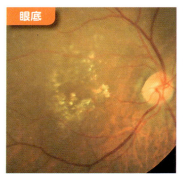
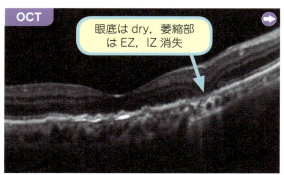

眼底は dry，萎縮部は EZ，IZ 消失

症例4 の治療後（IVR 3回＋PDT治療）3か月目 dry：視力(0.6)

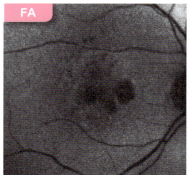
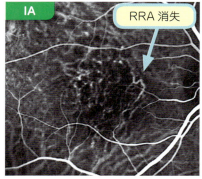

RRA 消失

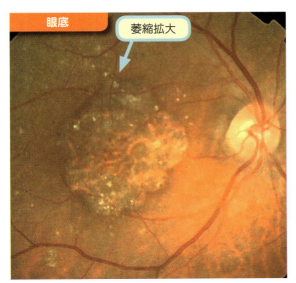

症例4 の6年後:視力(0.2)

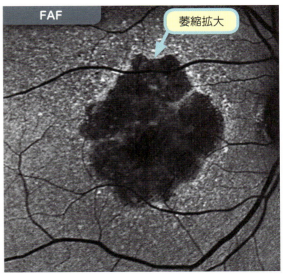

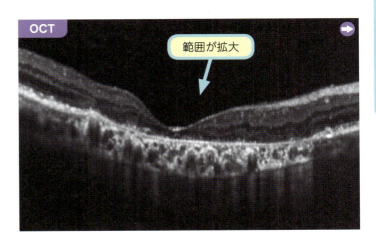

診断の極意
- 50歳以上の黄斑部に地図状萎縮がみられたら，本症を疑う．
- FAFでは，GAの境界鮮明な低蛍光，GA周囲の不規則な過蛍光．
- 造影検査では脈絡膜新生血管はみられない．

治療
- 現時点では有効な治療法はない．

(小笠原 雅)

I 黄斑部疾患

2 網膜色素線条
angioid streaks：AS

概要
- ブルッフ膜内弾性線維の断片化，石灰化に伴い亀裂を生じ，網膜下に脈絡膜新生血管（CNV）を生じる疾患である．
- 40歳代以降に発症し，進行性である．
- 眼底には特徴的な線条病変に加え，梨子状眼底（peau d'orange），乳頭周囲網脈絡膜萎縮がみられる．
- 眼所見以外でも，約50％に弾性線維性仮性黄色腫，Paget病，鎌状赤血球貧血，Ehlers-Danlos症候群などの全身疾患を有する．

典型例

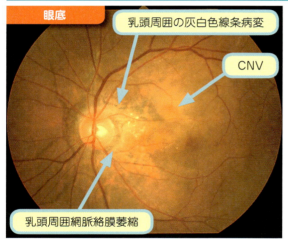

眼底：乳頭周囲の灰白色線条病変／CNV／乳頭周囲網脈絡膜萎縮

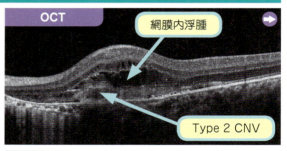

OCT：網膜内浮腫／Type 2 CNV
症例1 のCNVを通過するOCT水平スキャン

症例1
57歳男性：視力（1.0）

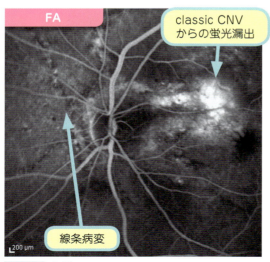

FA：classic CNVからの蛍光漏出／線条病変
症例1 のFA

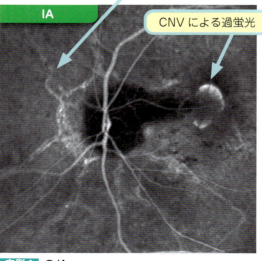

IA：線条病変はFAより明瞭に描出／CNVによる過蛍光
症例1 のIA

IAで線条が明瞭になった症例

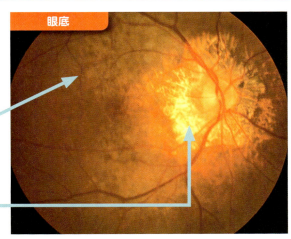

粗糙な色調のRPE（梨子状眼底）

乳頭周囲網脈絡膜萎縮を認めるが，線条は不明瞭

RPE萎縮に伴うwindow defect

症例2　72歳男性：視力（0.9）

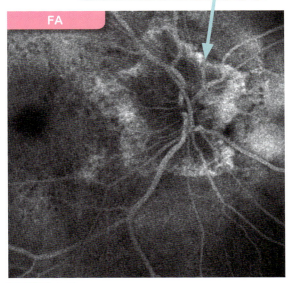

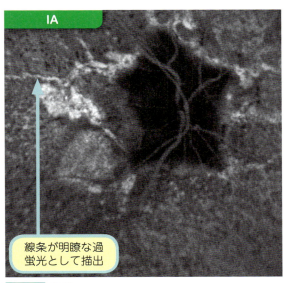

線条が明瞭な過蛍光として描出

症例2のFA　　症例2のIA

診断の極意
- 高齢者では滲出型AMDとの鑑別が重要である．
- 検眼鏡的には放射状の線条病変に加え，梨子状眼底，乳頭周囲網脈絡膜萎縮が特徴的である．
- 線条病変が検眼鏡的に不明瞭な場合でも，多くはIAで明瞭な過蛍光を示すため，診断に有用である．
- CNVはRPE上のType 2 CNVの形態をとることが多い．
- 眼所見よりASを疑った場合，皮膚病変や心血管系病変の全身検索も同時に行っておく．

治療
- CNVを発生した症例では抗VEGF薬の硝子体内注射．

（河野泰三・古泉英貴）

I 黄斑部疾患

3 特発性脈絡膜新生血管

idiopathic choroidal neovascularization：ICNV

概要
- 黄斑部に脈絡膜新生血管（CNV）を生じる疾患で，加齢や病的近視などのCNVを生じる原因がないものを指す．
- 発症年齢は50歳未満と定義されている．
- ほぼ全例がRPE上のCNV（Type 2 CNV）の形態をとり，FAでclassic型CNVがみられる．
- 傍中心窩，中心窩外のCNVの場合，治療が奏効すれば比較的視力予後が良いことが多い．

典型例

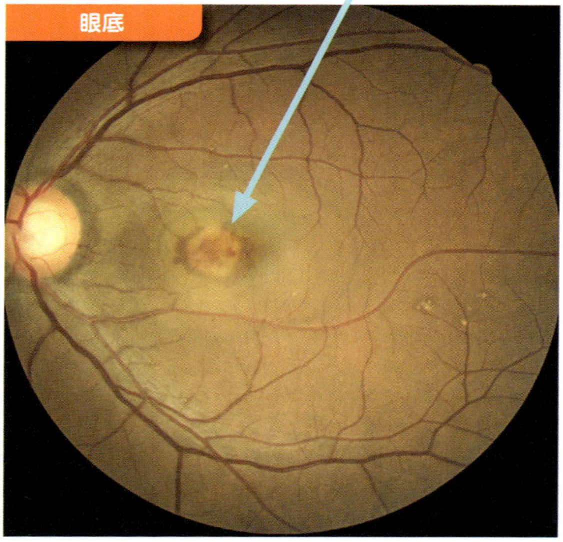

灰白色のCNVとその周囲の網膜下出血

傍中心窩RPE上にCNVの中等度反射

網膜下液

眼底

OCT

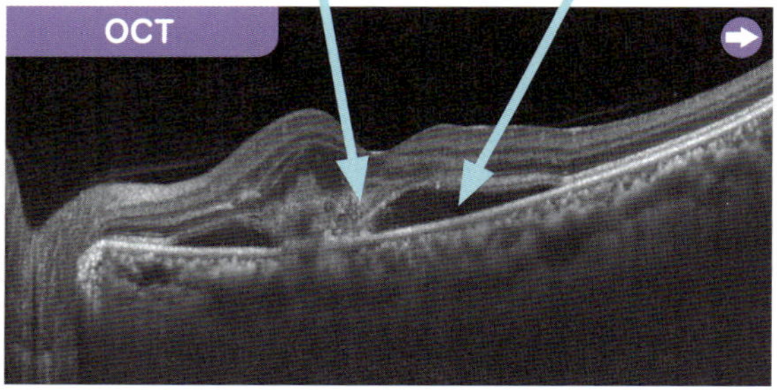

症例1 のOCT水平スキャン

症例1　48歳女性：視力（0.3）

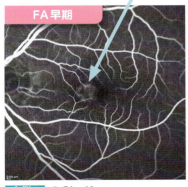
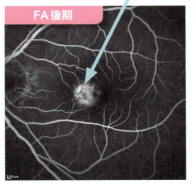
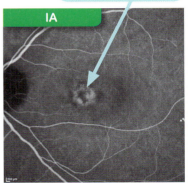

症例1 のFA, IA
- FA早期: 傍中心窩の網目状のclassic型CNV
- FA後期: 旺盛な蛍光漏出
- IA: CNVによる過蛍光

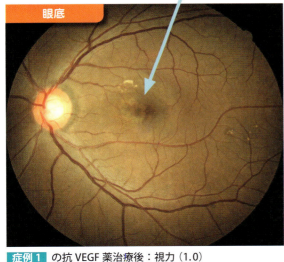

眼底: 器質化したCNV

OCT: 縮小したCNVの中等度反射, 滲出性変化は消失

症例1 の抗VEGF薬治療後　OCT水平スキャン

症例1 の抗VEGF薬治療後：視力（1.0）

診断の極意
- 発症年齢は50歳未満．
- 確定診断には病的近視, 網膜色素線条, 感染, 炎症性疾患など, CNVを生じうる他の原因疾患をすべて否定する必要がある．
- FAでclassic型CNV.
- OCTでType 2 CNV.

治療
- 抗VEGF薬の硝子体内注射．

（古泉英貴）

Ⅰ 黄斑部疾患　4 中心性漿液性脈絡網膜症

A 中心性漿液性脈絡網膜症

central serous chorioretinopathy：CSC

概　要

- 中心性漿液性脈絡網膜症（CSC）は典型例では中年男性において中心窩を含む同心円状の漿液性網膜剥離（SRD）が黄斑部にみられる．発症原因は不明であるが，ストレスやA型気質，ステロイド薬の使用などが関与するとされる．
- 自然軽快することが多いとされるが，その再発率は30～40％との報告もあり，遷延する例や再発を何度も繰り返す例では積極的治療が選択される．
- 近年のIAによる研究で脈絡膜血管異常が一次的原因であることが明らかになっており，最近のOCTによる観察でも脈絡膜の異常が指摘されている．

典型例

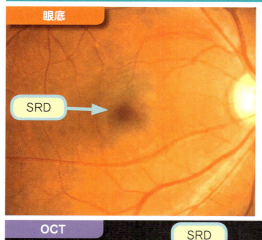

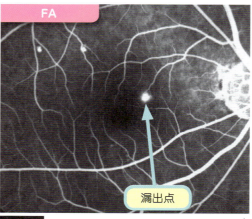

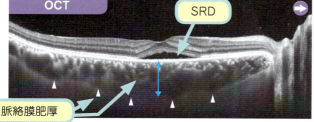

症例1 36歳男性：視力Vd＝（1.2）
中心窩下脈絡膜厚は521 μm．

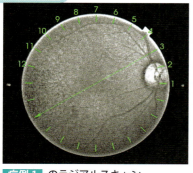

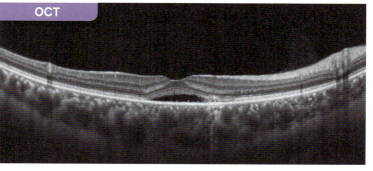

症例1 のラジアルスキャン
蛍光漏出部位から中心窩にかけてSRDがみられる．漏出部位のRPE下には高輝度のシャドウがみられる．これは同部位の網膜色素上皮機能低下を示唆する所見である．

OCTで外節の延長がみられた症例

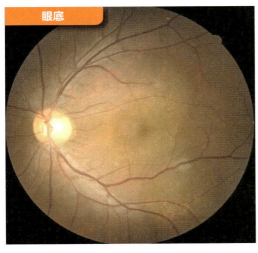

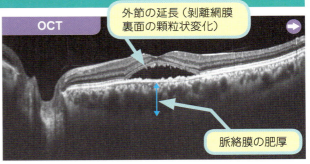

外節の延長（剝離網膜裏面の顆粒状変化）

脈絡膜の肥厚

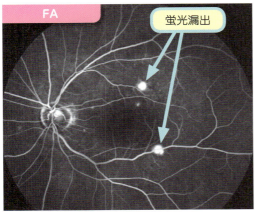

蛍光漏出

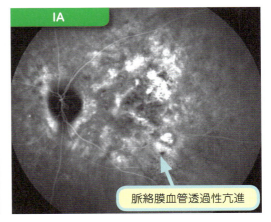

脈絡膜血管透過性亢進

症例2　39歳男性：視力（1.0）

フィブリン析出がみられた症例

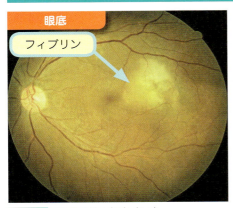

フィブリン

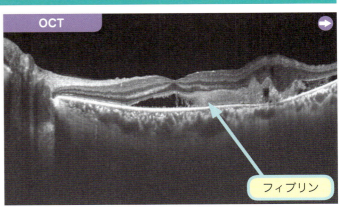

フィブリン

症例3　29歳男性：視力（0.8）

Ⅰ　黄斑部疾患

中心窩無血管域内からの蛍光漏出がみられた症例

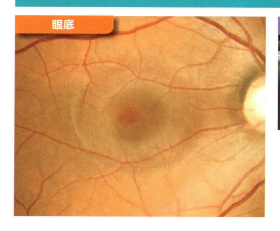

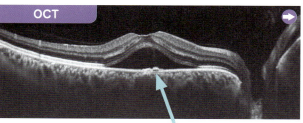

漏出点のRPEの不整

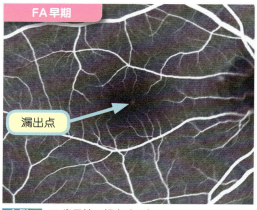

FA早期 — 漏出点

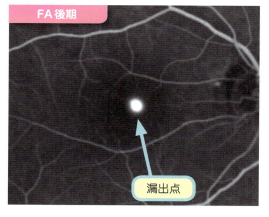

FA後期 — 漏出点

症例4 37歳男性：視力（1.2）

診断の極意

- 中年男性で黄斑部に同心円状の漿液性網膜剥離をみたら本疾患を疑う．
- OCTでは漿液性網膜剥離だけでなく漏出部位付近に小さな網膜色素上皮（RPE）の隆起を伴っていることが多い．
- 網膜剥離裏面に顆粒状変化がみられることがあるが，これは剥離の遷延化を示す所見であり注意を要する．
- 脈絡膜が肥厚していることは鑑別の重要なポイントである．

治療

- 治療はFAにおける蛍光漏出点に対するレーザー光凝固術が基本である．
- 蛍光漏出点が中心窩または中心窩付近にある場合には通常のレーザー治療は困難であり，閾値下レーザーや保険適応ではないがPDTを行う．

（内村英子・丸子一朗）

pachychoroid

　pachychoroidとはFreundらが近年提唱し始めた新しい概念であり，"厚い"という意味の接頭語である"pachy"に由来する．彼らは中心性漿液性脈絡網膜症（CSC）の特徴的所見である脈絡膜肥厚や脈絡膜血管透過性亢進所見を背景に持つものの，網膜下液などのCSCの既往のない網膜色素上皮（RPE）異常をpachychoroid pigment epitheliopathyと命名した．そして，pachychoroid pigment epitheliopathyやCSCから続発した脈絡膜新生血管（CNV）を従来のドルーゼンなどの加齢性変化を伴う滲出型加齢黄斑変性（滲出型AMD）と病態が異なるものと考え，pachychoroid neovasculopathyとして報告した．同報告内の3眼はRPE下に局在のあるType 1 CNVの解剖学的局在をとり，ポリープ状病巣を伴っていた．すなわち，加齢性変化を基盤として発症するという従来の滲出型AMDの考え方とは異なり，pachychoroid neovasculopathyでは局所の脈絡膜肥厚や脈絡膜血管拡張がCNV発生に重要な役割を演じていると推察している．本邦での滲出型AMDのうち約1/4がこのpachychoroid neovasculopathyであるという報告もあり，従来のサブタイプ分類でType 1 CNVの所見を呈するもの，すなわち典型AMDにおいてFAでoccult CNVの所見を示すものやPCVでは多くがその範疇に属しているものと考えられる．したがって，治療方針や予後を考える上で，従来の加齢性変化に伴う滲出型AMDとは区別して考慮すべき概念となる可能性がある．

（古泉英貴）

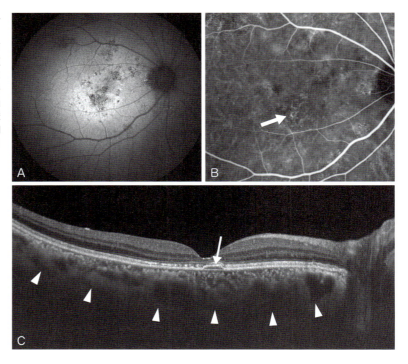

図1 pachychoroid neovasculopathy
眼底自発蛍光写真（A）では中心窩下以外にもRPE障害を示す低蛍光が広範に散在してみられる．IA（B）では中心窩下のCNV（矢印）に加えて脈絡膜血管透過性亢進に伴う多巣性の過蛍光所見を認める．OCT（C）では脈絡膜肥厚および脈絡膜血管拡張に加え，Type 1 CNVによるRPE挙上（矢印）を認める．矢頭は脈絡膜強膜境界部．

I 黄斑部疾患　4 中心性漿液性脈絡網膜症

B　慢性型中心性漿液性脈絡網膜症

chronic central serous chorioretinopathy (chronic CSC)

概要

- 典型的な慢性型 CSC (classic CSC) よりも高齢者に多く，両眼性症例もしばしばみられる．
- 網膜色素上皮 (RPE) の変性巣がみられ，下方に帯状にのびる atrophic tract を伴うこともある．
- 検眼鏡的にも RPE レベルでの変性巣が多数みられる．
- FA では検眼鏡的にみられた RPE 異常よりも広範囲で早期からの顆粒状過蛍光と徐々に拡大するびまん性蛍光漏出がみられる．classic CSC とは異なり漏出点がはっきりしないことが多い．
- IA では classic CSC と同様に脈絡膜血管透過性亢進所見を呈するが，範囲はより広範囲であることが多い．
- OCT では網膜は菲薄化しており，特に網膜外層でその程度は強く，症例によって外境界膜や外顆粒層が描出されない症例もある．また脈絡膜は classic CSC と同様に肥厚している．

典型例

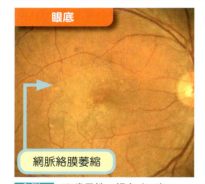

症例1　67歳男性：視力 (0.8)

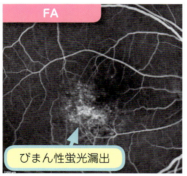

症例1 の FA

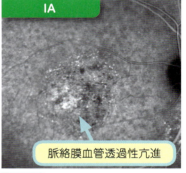

症例1 の IA

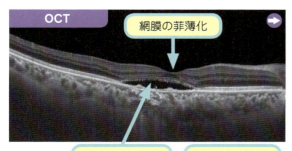

症例1 の OCT 水平スキャン
中心窩脈絡膜厚 360μm．

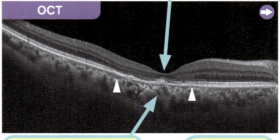

症例1 の治療後の OCT 水平スキャン
ベルテポルフィン半量PDT後6か月視力 (1.0)．中心窩脈絡膜厚 290μm．

atrophic tractを伴った症例

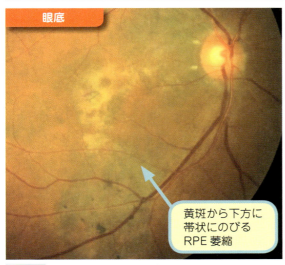

症例2 74歳男性：視力（0.15）

眼底／黄斑から下方に帯状にのびるRPE萎縮

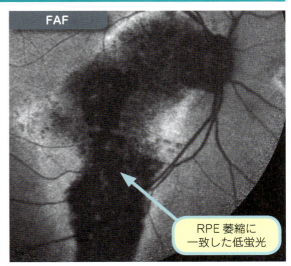

症例2 のFAF

FAF／RPE萎縮に一致した低蛍光

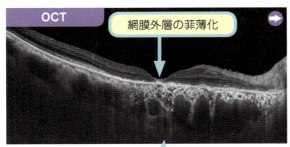

症例2 のOCT水平スキャン

網膜外層の菲薄化／RPE萎縮のため脈絡膜が高反射に描出

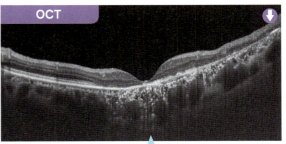

症例2 のOCT垂直スキャン

脈絡膜の肥厚と深層の血管の拡張

診断の極意
- 加齢黄斑変性，特にPCVとの鑑別が問題となる．
- 網膜色素上皮萎縮が広範にある場合には続発性の脈絡膜新生血管（CNV）の発症母地となる可能性がある．
- OCTアンジオグラフィが診断の補助になる．

治療
- 漏出点がはっきりせず，視力低下を生じている症例に対してはPDTが行われることがある．
- PDTは保険適応ではないので，専門施設での実施が必要である（倫理委員会での承認の上，本人の同意のもとで治療を実施する）．

（荒川久弥・丸子一朗）

Ⅰ 黄斑部疾患　4 中心性漿液性脈絡網膜症

C 胞状網膜剥離

bullous retinal detachment

概要
- 胞状網膜剥離はわが国では多発性後極部網膜色素上皮症 (multifocal posterior pigment epitheliopathy；MPPE) とも呼ばれ，現在は中心性漿液性脈絡網膜症 (central serous chorioretinopathy；CSC) の疾患概念に含まれている．
- CSC の劇症型であり，黄斑部のみならず眼底広範に RPE からの漏出による漿液性網膜剥離 (SRD) がみられる．
- FA では漏出点が多数みられる．
- 高度なフィブリン析出や RPE 剥離を伴っていることが多い．
- 眼底下方に移動性の網膜剥離がみられる．
- 脈絡膜の肥厚がみられる．

典型例　多数の漏出点，下方に漿液性網膜剥離が貯留

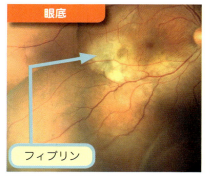

症例1 44歳男性：視力 (0.5)

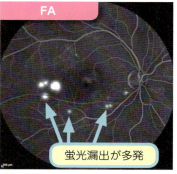

症例1 の FA

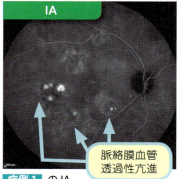

症例1 の IA

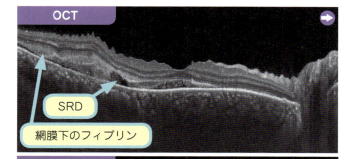

症例1 の OCT 水平スキャン
丈の低い SRD．網膜下にフィブリンを示唆する高反射所見．
脈絡膜は肥厚し，脈絡膜強膜境界は特定できない．

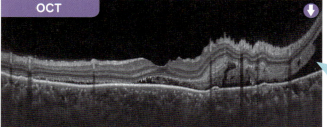

症例1 の OCT 垂直スキャン
下方ほど丈の高くなる SRD．

高度な胞状網膜剥離がある症例

症例2　74歳男性：視力10cm指数弁

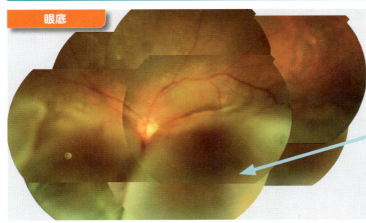

眼底：下方の高度な胞状網膜剥離

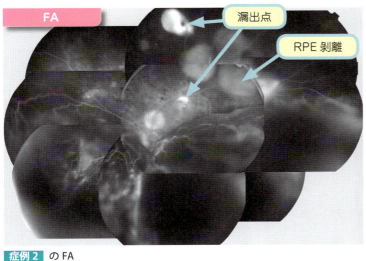

FA：漏出点、RPE剥離

症例2 のFA

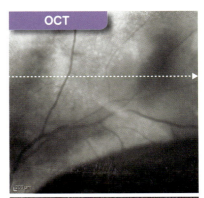

OCT

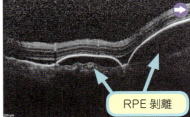

RPE剥離

症例2 のOCT水平スキャン

診断の極意
- 両眼性に漿液性網膜剥離が生じている．
- 一つ一つの漏出点ははっきり描出されるが，その範囲はアーケード外にも観察されることがあるので注意が必要である．
- IAでは広範囲の脈絡膜血管透過性亢進がみられる．
- 全身合併症（ステロイド内服例など）を伴っている場合もある．

治療
- 一つ一つの漏出部位に網膜光凝固を行う．
- 治療後も剥離が引かない場合には再度造影検査を行い，漏出点を確認した上で治療追加を検討する．
- SRDが遷延・再発をする場合にはPDTも考慮する．

（丸子一朗）

Ⅰ 黄斑部疾患

I 黄斑部疾患　5 網膜硝子体界面病変

A　後部硝子体剝離
posterior vitreous detachment（PVD）

概要
- 硝子体は透明であり検眼鏡のみで完全に状態を把握することは困難であるが，OCTを用いれば容易に観察できる．
- 後部硝子体剝離（PVD）は加齢に伴い順を追って，黄斑部周囲に生じる部分 PVD（特に中心窩付近のものを perifoveal PVD と呼ぶ），黄斑部は外れているが視神経乳頭で接着が保たれているもの，視神経乳頭でも剝離しているもの（完全 PVD）に分けられる．
- 完全 PVD の頻度は 60 歳では 40％程度であるが，それ以降急増し 70 歳では 80％でみられるとされている．ただし，強度近視眼では早期に進行する．
- PVD が生じてくる過程を OCT で分類する試みもなされている．Stage 0：PVD なし，Stage 1：黄斑部周囲のみの PVD（paramacular PVD），Stage 2：傍中心窩 PVD（perifoveal PVD），Stage 3：黄斑部では PVD が生じ，視神経乳頭のみ残存，Stage 4：完全 PVD．

Stage 1　paramacular PVD

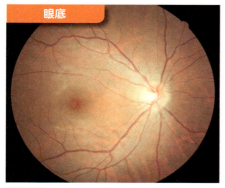

症例1　37 歳男性：視力（1.2）

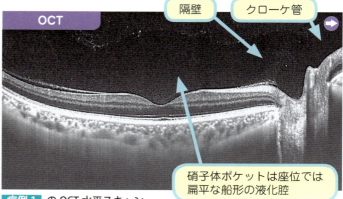

隔壁　クローケ管

硝子体ポケットは座位では扁平な船形の液化腔

症例1 の OCT 水平スキャン

Stage 2　perifoveal PVD

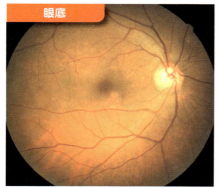

症例2　74 歳男性：視力（1.2）

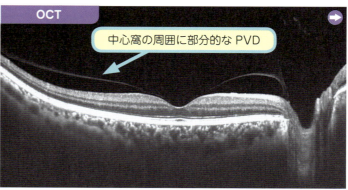

中心窩の周囲に部分的な PVD

症例2 の OCT 水平スキャン

Stage 3　視神経乳頭との接着のみが残存

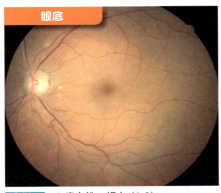

症例3　83歳女性：視力（1.2）

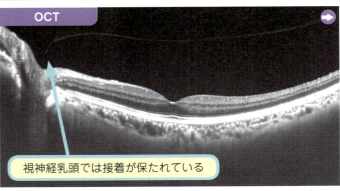

視神経乳頭では接着が保たれている

症例3のOCT水平スキャン

Stage 4　完全PVD

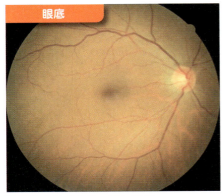

症例4　74歳男性：視力（1.2）

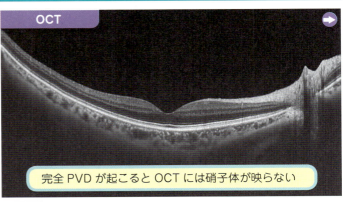

完全PVDが起こるとOCTには硝子体が映らない

症例4のOCT水平スキャン

Weiss ring

症例5　70歳男性：視力（1.0）

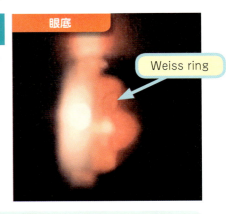

Weiss ring

診断の極意
- PVD形成は飛蚊症，裂孔原性網膜剥離や硝子体出血のほか網膜前膜，黄斑部は硝子体黄斑牽引症候群，黄斑円孔などの網膜硝子体界面病変の原因となりうるが，PVD自体は生理的な変化である．

治療
- 基本的に治療は必要ない．

（杉原瑶子・丸子一朗）

I 黄斑部疾患　5 網膜硝子体界面病変

B　網膜前膜

epiretinal membrane：ERM

概要
- 黄斑部の網膜表面に線維性増殖を生じる疾患．網膜前膜ともよばれる．
- 進行に伴い歪視症，大視症を生じ，徐々に視力が低下する．
- 特発性症例は後部硝子体剝離（PVD）を生じている中高年，特に女性に多いとされている．
- 10％程度では PVD がない症例もある．
- 糖尿病網膜症，ぶどう膜炎，網膜剝離，網膜血管腫などにも併発しこれらは続発性として特発性例とは区別される．
- 黄斑偽円孔は網膜前膜の収縮によって中心窩陥凹が円筒状になり，検眼鏡的に黄斑円孔に類似した所見を呈するため生じる病態である．

中心窩陥凹が消失した症例

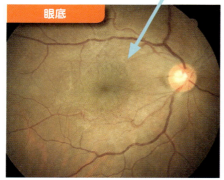

症例1　51歳女性：視力（1.2）

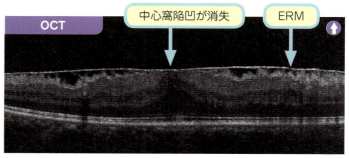

症例1 の OCT 垂直スキャン

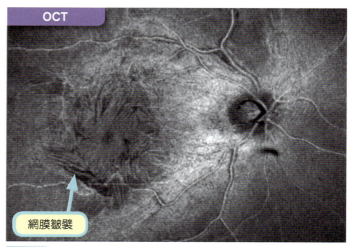

症例1 の En-face OCT

中心窩陥凹が残存している症例

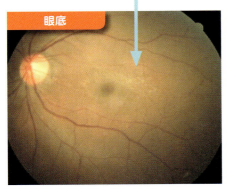

症例2 69歳女性：視力（1.2）

膜状物と網膜皺襞

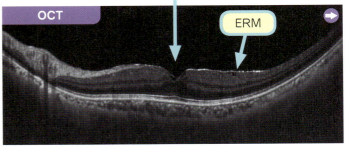

中心窩陥凹は保たれている

ERM

症例2 のOCT水平スキャン

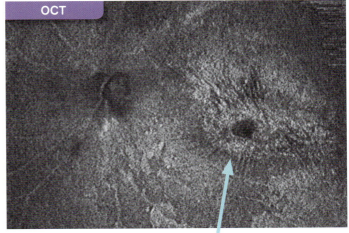

症例2 のEn-face OCT

網膜皺襞はあるが，中心窩は保たれている

厚い黄斑前膜により強い牽引が生じた症例

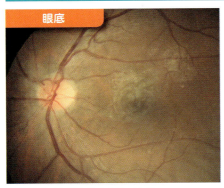

症例3 41歳女性：視力（0.4）

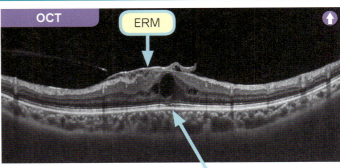

ERM

症例3 のOCT垂直スキャン

EZの断裂

I 黄斑部疾患

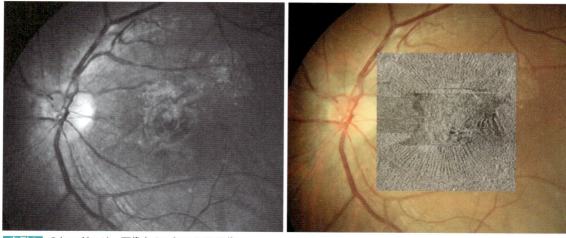

症例3 のレッドフリー画像と En-face OCT 画像
レッドフリーでは観察できない網膜皺襞が En-face OCT では描出できることもある.

網膜剝離手術後の続発性症例（macular pucker）

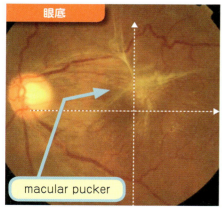

症例4 66歳男性：視力（0.6）
網膜復位術後の pucker.

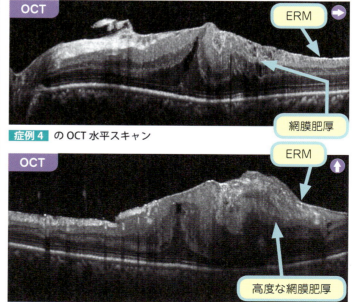

症例4 の OCT 水平スキャン

症例4 の OCT 垂直スキャン

ERMによる黄斑偽円孔を生じた症例

症例5 77歳男性：視力（1.2）

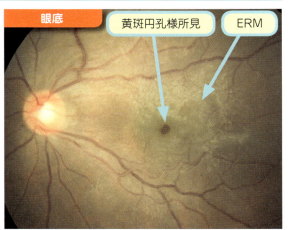

症例5 のOCT垂直スキャン

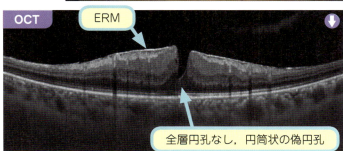

> **診断の極意**
> - OCTによって診断自体は容易である．
> - 視機能低下は網膜外層の視細胞障害によって生じるとされてきたが，最近では網膜内層の変形でも生じることが報告されており，OCTでの詳細な観察が重要．
> - 黄斑偽円孔は網膜前膜の亜型といえるが，中心窩に前膜または牽引が存在しない症例であり，それがなぜ生じるかについては不明である．
> - 眼底周辺部病変による続発性ERMもあり，周辺部の観察も重要．

> **治療**
> - 特発性ERMの進行は緩徐であるが，視力低下例や自覚症状が強い例では硝子体手術を行う．
> - 網膜剥離術後のmacular puckerでは進行が速いことが多い．
> - 後部硝子体剥離の有無によって硝子体手術の難易度に差があることから，視神経乳頭上で硝子体剥離が生じているか確認しておいたほうがよい．

（石川　悠・丸子一朗）

Ⅰ 黄斑部疾患　⑤ 網膜硝子体界面病変

C 黄斑円孔
macular hole

概要
- 特発性黄斑円孔は中心窩に全層円孔を生じる疾患である．
- 女性に多く，通常片眼性であるが，僚眼の発症頻度は 10%程度とされている．
- 硝子体収縮に伴って網膜に接線方向の牽引がかかることによって裂隙が生じ，それが徐々に拡大することによって形成される．
- 1995 年 Gass によってその進行過程が検眼鏡所見として Stage 分類されたが，現在では OCT で簡便に分類可能である．
- Stage 分類
  Stage1：傍中心窩の PVD に伴い，1A 中心窩囊胞や中心窩剝離が生じた状態．1B 外顆粒層に分離（外層円孔）が生じた状態．
  Stage2：網膜表層に裂隙が生じ，全層円孔に至った状態．
  Stage3：中心窩 PVD が形成されているが，視神経乳頭付近では PVD が生じていない状態．operculum が観察できる．
  Stage4：完全 PVD が生じた状態．

典型例 Stage 3

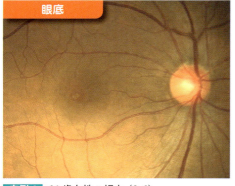
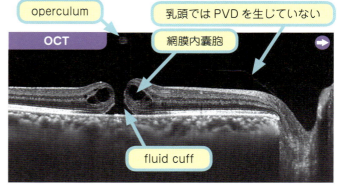

症例1　64 歳女性：視力（0.6）

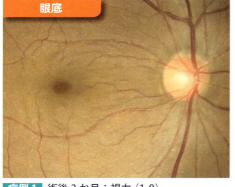
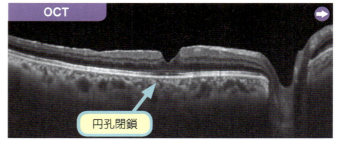

症例1　術後 2 か月：視力（1.0）

Stage 1

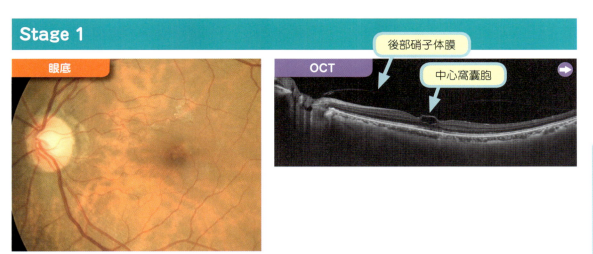

症例2 71歳女性：視力（1.2）

Stage 2

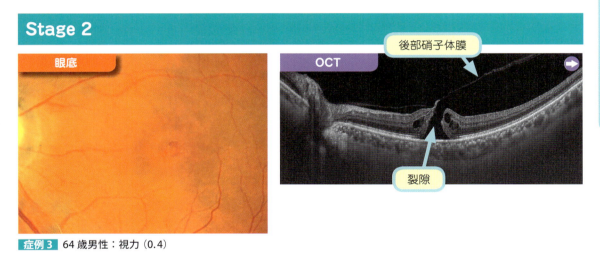

症例3 64歳男性：視力（0.4）

Stage 4

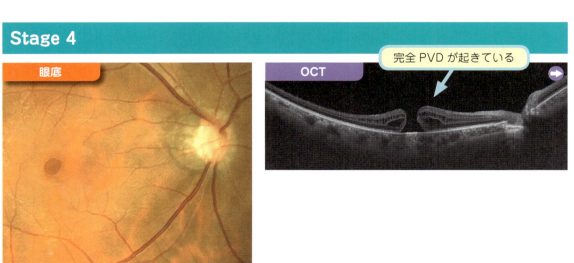

症例4 60歳男性：視力（0.3）

中心窩での硝子体牽引のみが確認できた症例

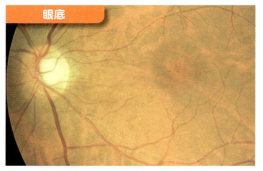
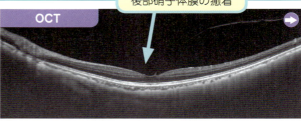

後部硝子体膜の癒着

症例5 69歳男性：視力(0.3)

黄斑円孔の術後経過

症例6 69歳男性：視力(0.1)

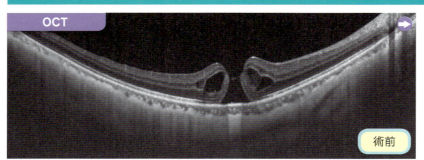

術前

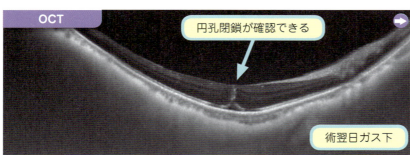

円孔閉鎖が確認できる

術翌日ガス下

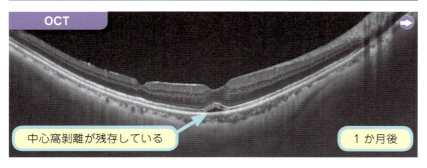

中心窩剥離が残存している

1か月後

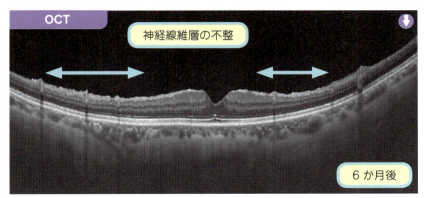

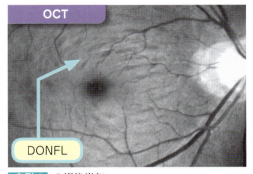

症例6 の術後半年
内境界膜剥離部位に一致してDONFLがみられる．

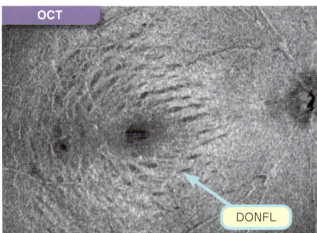

診断の極意	・鑑別には偽円孔，層状円孔などがあるがOCTによって全層黄斑円孔の診断は難しくない． ・まれに網膜の形態は保たれているものの中心窩のellipsoid zoneのみ欠損があるStage 0またはmacular microholeと呼ばれる症例があるので注意が必要である． ・内境界膜剥離後にはDONFL（dissociated optic nerve fiber layer）と呼ばれる神経線維層の凹凸が観察できることがある．通常，機能異常は生じないとされているが，一部の症例では視野障害を残すことがあるので注意が必要である．

治療	・硝子体手術を実施し，内境界膜剥離およびガス置換による伏臥位を行うことで9割以上の円孔閉鎖が得られる． ・術翌日にガス下でOCTを行い円孔閉鎖が確認できれば術後体位制限は緩和してよい．

（西野玲子・丸子一朗）

macular microhole

現在光干渉断層計（OCT）で得られる黄斑部網膜像で視力と最も関連が深いとされているのはellipsoid zone（視細胞内節外節IS/OS）である．この部分はさまざまな疾患によって不鮮明化するが，実際に断裂や欠損などが生じている場合には永続的に視機能障害を残すことになる．しかし，近年のOCTの高解像度化に伴い，自覚症状のあるなしにかかわらず微小断裂が生じる場合があることがわかってきた．原因不明な場合が多く，このような病態は総称してmacular microholeや中心窩外節微小欠損などと呼ばれている．症例によっては自然回復の可能性もあるが，悪化例もあることから基本的には定期的な経過観察を行っていく必要がある．本項では，現在までに考えられている原因について列記する．

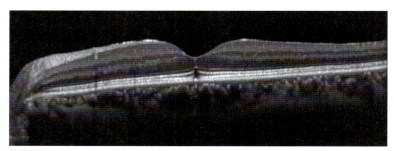

症例1　57歳女性　後部硝子体剥離に伴う中心暗点

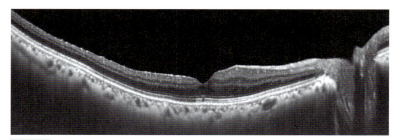

症例2　62歳女性　内境界膜剥離後 macular microhole

後部硝子体剥離による中心窩牽引

後部硝子体剥離自体は生理的なものであるが，中心窩では硝子体との癒着が強いため中心窩牽引が生じやすい．その力は内境界膜から外境界膜までをつなぐMüller cell coneを介して網膜外層に伝わり中心窩剥離を生じる．そのまま牽引が強ければ黄斑円孔を生じることになるが，初期段階で硝子体癒着が解除されるとそれ以上進行はしない．自然経過で改善すると考えられるが，症例によってはellipsoid zoneの一部断裂を残す場合もある（症例1）．aborted macular hole（中断した黄斑円孔）とも呼ばれる．現在ではこの硝子体の関与した病態が最も頻度が高いと考えられている．また硝子体手術で内境界膜剥離を実施した後にもellipsoid zoneの一部断裂を残す場合がある（症例2）．

網膜外層異常を生じる疾患

occult macular dystrophy（OMD）は進行すると両眼性にOCT上ellipsoid zoneの不鮮明化が生じるが，症例によっては中心窩のみで発症することがある（症例3）．またacute zonal occult outer retinopathy（AZOOR）やmultiple evanescent white dot syndrome（MEWDS）を含むAZOOR complexといわれる疾患群では病変部に一致してellipsoid zoneの不鮮明化が観察されるが，症例によっては中心窩の

微小断裂のみをきたすことがある．

黄斑部網膜毛細血管拡張症 type 2

黄斑部網膜毛細血管拡張症は最近ではmacular telangiectasia（MacTel）と呼称されているが，大きくtype 1とtype 2に分類される．type 1は多発する毛細血管瘤および黄斑浮腫を伴う滲出の強い疾患であるが，type 2は滲出を伴わない萎縮性の疾患とされている．type 2の初期病変としてellipsoid zoneの微小断裂が生じるが，これは本症例が単純な血管異常で生じるのではなく，Müller cellの異常が関与しているからと考えられている（症例4）．

陳旧性中心性漿液性脈絡網膜症

中心性漿液性脈絡網膜症（CSC）が慢性化すると視細胞外節が脱落し，網膜外層が菲薄化してくる．この状態では漿液性網膜剥離が消失してもellipsoid zoneの断裂や欠損として観察される場合がある（症例5）．

日光網膜症

日食や強い光を見た後に起こるとされ，基本的には軽症で後遺症なく自然回復するが，OCTで確認すると初期には網膜外層障害が生じellipsoid zoneの微小断裂として観察されることもある．典型的な日光網膜症はレーザー光凝固などとは異なり熱による影響というよりは紫外線や可視光で言えば青色光のような短波長の光が網膜に達した場合に活性酸素やフリーラジカルが生じることで網膜外層に障害をきたすと考えられている．

（丸子一朗）

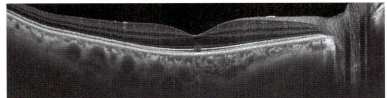
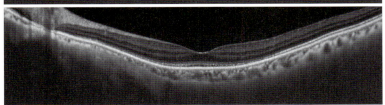

症例3 73歳女性　OMD疑い
上：右眼．macular microhole.
下：左眼．後天的に網膜外層が菲薄化し視力低下．

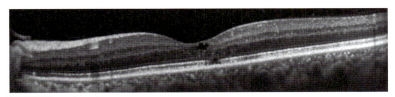

症例4 70歳女性　MacTel type 2

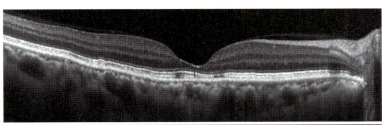
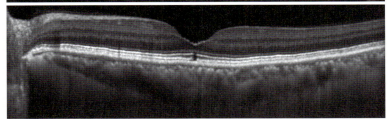

症例5 64歳女性　CSCの関与が疑われる症例
上：右眼．CSC治療後で経過観察中．一部ellipsoid断裂．
下：左眼．mascular microhole．

I 黄斑部疾患　5 網膜硝子体界面病変

D 硝子体黄斑牽引症候群

vitreomacular traction syndrome：VMTS

概要
- 黄斑部に硝子体が接着したまま周囲の後部硝子体剥離が生じることで黄斑が牽引され黄斑剥離や嚢胞形成をきたしたものである．
- 中心窩のみに牽引がかかる focal type と黄斑全体を牽引する broad type がある．
- broad type では網膜前膜を伴っていることが多い．

focal type　黄斑剥離例

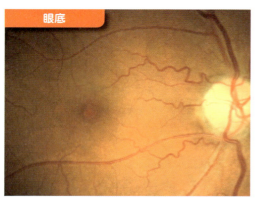
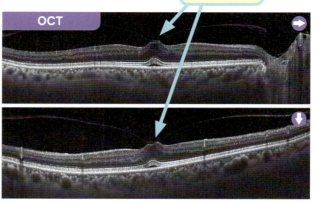

症例1　71歳男性：視力（0.5）

focal type　嚢胞様変化　術前，術後

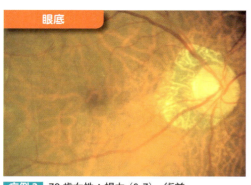
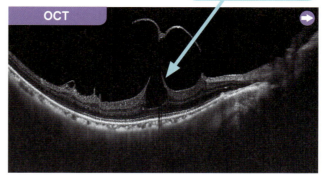

症例2　79歳女性：視力（0.7）　術前

48

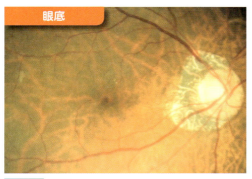
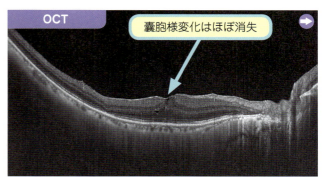

症例2 術後

broad type

症例3 77歳男性：視力（0.2）

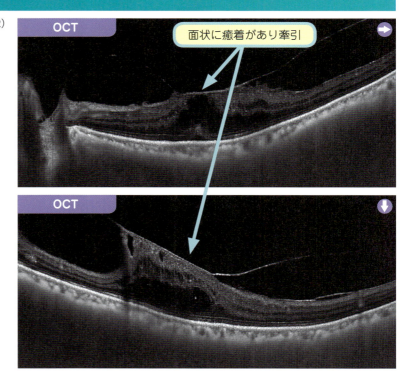

- 自然経過で後部硝子体剥離が生じ，囊胞様変化や黄斑剥離が減弱する症例が10%程度でみられるとされている．
- 眼底検査やOCTで観察できなくても，病理組織検査では硝子体皮質だけでなく線維芽細胞などが観察されることから網膜前膜の存在が示唆される．

治療
- 視力低下例や変視を自覚する例には硝子体手術の適応がある．
- 網膜前膜がはっきりせず癒着が軽度な症例では自然軽快する可能性があり，その場合には経過観察とする．

（高地貞宏・丸子一朗）

Ⅰ 黄斑部疾患　5 網膜硝子体界面病変

E 層状黄斑円孔

lamellar macular hole

概要
- 黄斑部の硝子体牽引によって生じる中心窩の嚢胞腔の前壁のみが硝子体剥離とともに外れることによって生じる.
- 網膜の内層および外層間に裂隙が形成されていることもある.
- 網膜外層は保たれているが, 中央がω (オメガ) 型に隆起した所見が観察されることがある.
- 網膜前膜を伴っていることもあり, その発症には網膜前膜の関与の可能性も指摘されている→網膜前膜, 特に黄斑偽円孔症例との鑑別が問題となる.
- 網膜上に網膜前膜とは異なる膜様の組織が観察されることがあり, これは LHEP (lamellar hole-associated epiretinal proliferation) と呼ばれ黄斑色素やグリア細胞の増殖による構造物と考えられている.

典型例

LHEP があり, 自覚的に歪視があり, 視力は良いが硝子体手術で中心窩陥凹内に EP を充填.

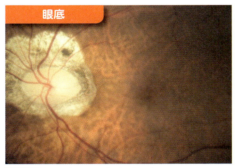

症例1　79 歳男性：視力 (1.0)
lamellar hole-associated epiretinal proliferation (LHEP)

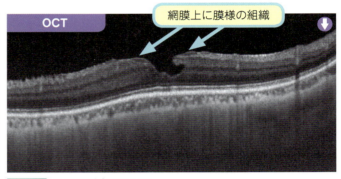

症例1 の OCT 垂直スキャン

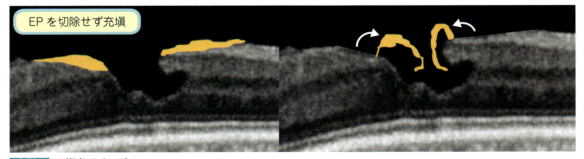

症例1 の術中イメージ

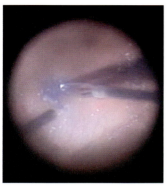
症例1 の術中写真

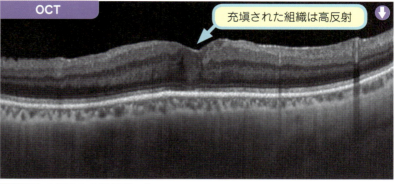
症例1 の術後のOCT垂直スキャン

充塡された組織は高反射

ω型の陷凹を示した症例

症例2　86歳女性：視力（1.2）

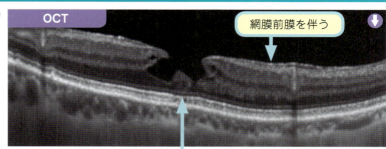

網膜前膜を伴う

中央がω型に隆起

診断の極意
・中心窩で網膜外層が保たれていれば黄斑円孔とは異なり視力良好のことも多い．
・網膜内層と外層に分離されていて，その間に裂隙がある．

治療
・視力低下例に対しては硝子体手術を行う．
・EPを内境界膜剥離のように剥離し，層状円孔内に充塡する方法が報告されている．

（横山達郎・丸子一朗）

I 黄斑部疾患

6 乳頭小窩黄斑症候群

pit macular syndrome

概要
- 視神経乳頭小窩（乳頭ピット）は先天的な視神経の発達異常または脈絡膜コロボーマ（眼杯閉鎖不全）と考えられている．
- 視神経の下耳側縁にみられることが多い．
- 約半数の症例で漿液性網膜剝離が生じるとされ，黄斑部に達すると視機能異常を呈する．
- 乳頭小窩からの漿液は網膜下だけでなく，内境界膜，神経節細胞層，内顆粒層，外顆粒層にも流入しさまざまな形の網膜分離を生じる．
- 網膜下液は硝子体由来または髄液由来とされているが，完全には解明されていない．

典型例　網膜分離があり網膜剝離が中心窩に及ぶ症例

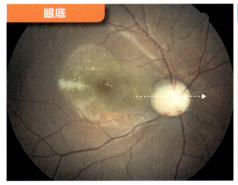
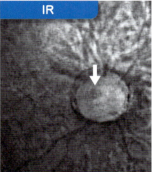
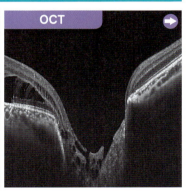
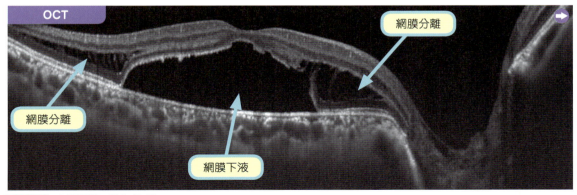

症例1 10歳男児：視力（0.7）
上左：眼底写真．黄斑部に網膜下沈着物を伴う漿液性網膜剝離がみられる．
上中：IR画像．乳頭ピットは赤外光で撮影したほうが描出されやすい．
上右：乳頭ピット部のOCT水平スキャン．乳頭ピットに連なる網膜分離が観察できる．
下：中心窩を含むOCT水平スキャン．網膜分離は中心窩剝離を伴っている．

分離のみの症例

症例 2
47 歳女性：視力 (1.2)
乳頭耳側にピットがみられる (矢印).
OCT① 乳頭ピットから連なる網膜分離が観察できる.
OCT② 網膜分離は中心窩までは及んでいない.

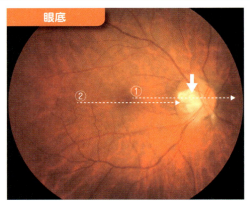
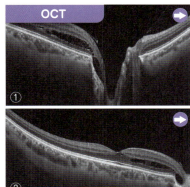

強度近視症例

ICC に伴う黄斑剝離であり，乳頭ピット症候群とは異なる

症例 3
73 歳女性：視力 (0.7)
強度近視 ICC に伴う黄斑剝離.
眼底写真．強度近視による豹紋状眼底.
OCT① 中心窩を含む水平スキャン．網膜下沈着を伴う中心窩剝離.
OCT② 網膜剝離は ICC に連なっている.

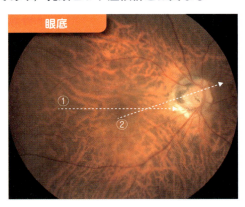
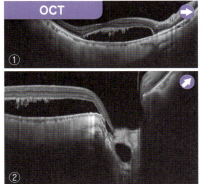

診断の極意
- 両眼性は少ないので，片眼性の黄斑分離および剝離症例で乳頭形状が左右で異なる場合には乳頭ピットの存在を疑う.
- OCT で乳頭周囲を細かくスキャンして，乳頭小窩およびそれに関連する網膜分離様所見を探すことが大事である.

治療
- 確立された治療法はない.
- 自然軽快例もあるとされているが，乳頭ピット付近への網膜光凝固，強膜内陥入，硝子体手術の報告がある．硝子体内ガス注入とうつ伏せのみで改善したとの報告もある．最近では硝子体手術で後部硝子体剝離を作成するだけで改善するとの報告もある.
- 手術を行っても網膜復位までは時間がかかることが多く，時には 1 年以上になる場合もある.

（丸子一朗）

I 黄斑部疾患

7 黄斑部毛細血管拡張症1型

type 1 idiopathic macular telangiectasia：Type 1（MacTel, IMT）

概要
- 黄斑部網膜毛細血管の拡張，毛細血管瘤を特徴とし，黄斑浮腫による視力低下を生じる．
- 30〜40歳代の男性に多く，ほとんどが片眼性である．
- 典型的には検眼鏡的に中心窩周囲に毛細血管瘤と輪状硬性白斑がみられる．
- FAで黄斑部の毛細血管拡張と毛細血管瘤からの蛍光漏出を認め，OCTで網膜膨化と囊胞様変化を示す．
- 黄斑部だけでなく，しばしば周辺部網膜にも同様の病変を伴うことがある．
- Coats病やレーベル粟粒状血管腫と同じスペクトラム上にある疾患と考えられている．
- 本邦で頻度が高く，欧米では少ないとされている．

典型例

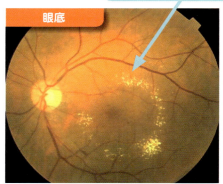

症例1 48歳男性：視力（0.4）

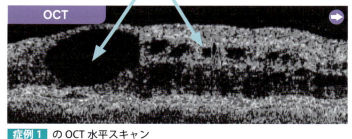

症例1 のOCT水平スキャン

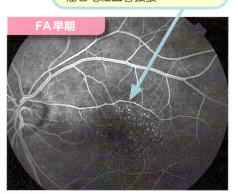
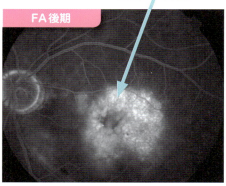

症例1 のFA

軽症例

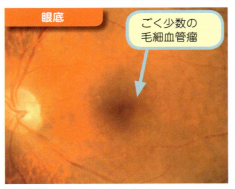

症例2 73歳男性：視力（1.0）

ごく少数の毛細血管瘤

中心窩耳側網膜に囊胞様変化，中心窩陥凹は保持

症例2 のOCT水平スキャン

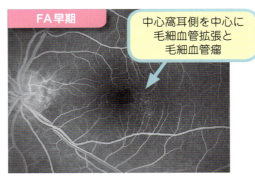

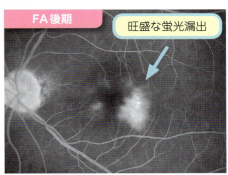

症例2 のFA

FA早期：中心窩耳側を中心に毛細血管拡張と毛細血管瘤

FA後期：旺盛な蛍光漏出

周辺部にも病変を伴った症例

症例3 38歳男性：視力（0.8）

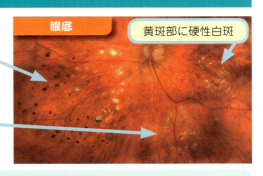

黄斑部に硬性白斑

鼻側の病変は光凝固治療を施行

下方にも網膜血管病変に伴う輪状硬性白斑

診断の極意

- 鑑別疾患として糖尿病網膜症，網膜静脈分枝閉塞症（特に黄斑分枝），放射線網膜症などがある．
- 上記の鑑別疾患とは異なり，Type 1 IMT では網膜血管病変が耳側縫線領域を巻き込むのが特徴で，FA が診断に有用．
- Type 2 IMT とは異なり，網膜肥厚と黄斑浮腫がみられる．

治療

- 毛細血管瘤に対する直接光凝固が基本であるが，自然寛解することもある．
- 抗 VEGF 薬の効果は定まった見解が得られていない．

（古泉英貴）

Ⅰ 黄斑部疾患

I 黄斑部疾患

8 黄斑部毛細血管拡張症2型

type 2 idiopathic macular telangiectasia：Type 2（MacTel, IMT）

概要
- 黄斑部網膜毛細血管の軽度の拡張および毛細血管瘤がみられる．
- 平均発症年齢は 50 歳前後で，MacTel 1 型とは異なり性差はなく，ほぼ全例が両眼性である．
- 病初期には検眼鏡的にほとんど所見を認めないことも多いが，進行とともに網膜の透明性低下やクリスタリン様物質，right angle venules やその周囲の色素沈着がみられる（非増殖期）．
- さらに病期が進行すると網膜下新生血管を生じ，著明な視力低下をきたす（増殖期）．
- FA で網膜毛細血管拡張と毛細血管瘤からの淡い蛍光漏出がみられる．
- OCT では網膜肥厚は認めず，むしろ菲薄化することも多い．また，FA 所見と一致しない網膜内外層の萎縮性変化を生じる．
- Müller 細胞の異常が病態に関連していると考えられている．
- 欧米で頻度が高く，本邦では少ないとされる．

典型例

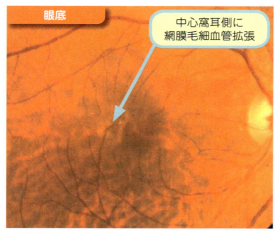

症例1　75 歳男性：視力（0.2）
症例1 の FA

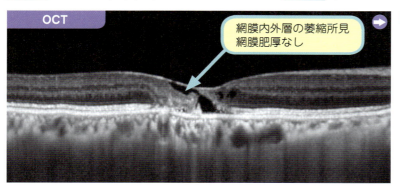

症例1 の OCT 水平スキャン

病初期の症例

症例2 70歳男性：視力（1.0）

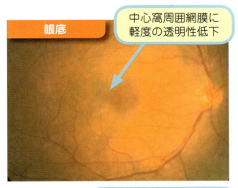

症例2 のFA

症例2 のOCT水平スキャン

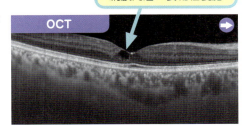

網膜下新生血管を生じた症例（増殖期）

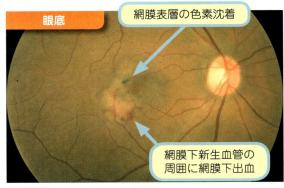

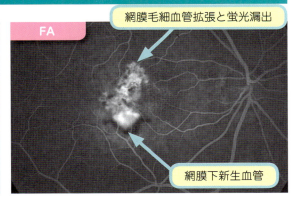

症例3 55歳女性：視力（0.3）

症例3 のFA

診断の極意

- 鑑別疾患として糖尿病網膜症，網膜静脈分枝閉塞症，放射線網膜症などがある．中心窩に嚢胞形成を伴う症例では特発性黄斑円孔との鑑別も必要である．
- Type 1 IMT とは異なり，FA所見と一致しないOCTでの網膜内外層の萎縮性変化が特徴である．

治療
- 非増殖期では現時点では有効な治療は存在しない．増殖期では抗VEGF薬治療が有効である．Type 1 IMT とは異なり，光凝固は無効である．

（古泉英貴）

I 黄斑部疾患

9 低眼圧黄斑症
hypotony maculopathy

概要
- 低眼圧に伴う黄斑障害．
- 緑内障術後，外傷による毛様体損傷，網膜剥離，ぶどう膜炎などがある．
- 黄斑，視神経乳頭周囲に網膜皺襞，脈絡膜皺襞がみられる．
- 視神経乳頭は発赤し，網膜血管は拡張蛇行する．

外傷後の低眼圧黄斑症の症例

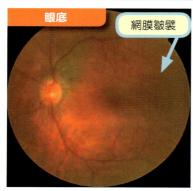
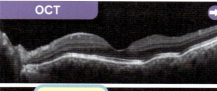
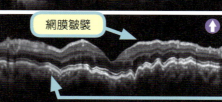
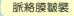

症例1 42歳男性：視力（0.6）
7年前に眼球打撲の既往あり．
左眼：眼圧 7 mmHg.

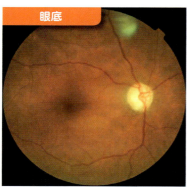
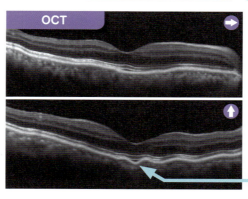

症例2 63歳女性：視力（1.2）
緑内障術後．

診断の極意
- OCT では網膜皺襞，脈絡膜皺襞，脈絡膜肥厚が特徴的である．
- OCT では，滲出性網膜剥離，囊胞形成をみることがある．
- ぶどう膜炎，網膜剥離などにも併発し，原疾患による黄斑浮腫と鑑別がむずかしい．

治療
- 緑内障眼で過剰濾過になっている場合は，濾過量を減らす処置を行う．
- 毛様体解離などの房水産生低下がある場合は観血的に治療する．
- ぶどう膜炎などがある場合は，原疾患の治療を行う．

（石龍鉄樹）

focal choroidal excavation

choroidal excavationは，OCTで観察される限局性の脈絡膜陥凹である．2006年にJampolらによって初めて報告された．2011年にMargolisらはfocal choroidal excavation (FCE) の呼称を提唱している．原因は不明であるが，近視眼に多いとされる．先天的な形態異常の他に，中心性漿液性脈絡網膜症 (CSC) や脈絡膜炎，脈絡膜新生血管 (CNV) との合併例もあり後天的な脈絡膜異常との関連も疑われる．

FCE自体は無症状で，OCTで偶然発見されることもある（図1）が，中心窩を含む場合には変視や歪視を訴えることもある．FCE部位では限局性の網膜色素上皮障害が起こり，眼底検査では点状の萎縮巣，眼底自発蛍光では低蛍光，フルオレセイン蛍光眼底造影 (FA) ではwindow defectを呈する．また，インドシアニングリーン蛍光眼底造影 (IA) でも低蛍光を示すことがあり，脈絡膜循環障害との関連が示唆される．OCTで観察すると，FCE部位では限局的に脈絡膜が薄くなっていることも，脈絡膜循環障害の関連を示唆する所見といえる．しばしばFCE部位に漿液性網膜剥離を認める（図2）．経過観察中にCNVを合併することもあり注意が必要である．

治療として，FCEそのものには治療の必要がないが，CSCの合併例に対してはleak部位への光凝固または脈絡膜血管透過性亢進部位への光線力学療法，CNVの合併例では抗血管内皮増殖因子 (VEGF) 製剤の硝子体内注射が有効である．

（菅野幸紀）

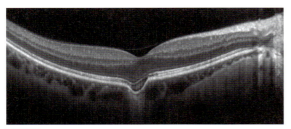

図1 OCTにて偶然発見されたFCE

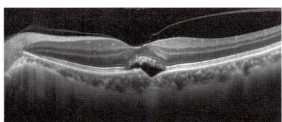

図2 FCEに漿液性網膜剥離を合併

II．血管異常

II 血管異常

1 網膜静脈分枝閉塞症

branch retinal vein occlusion：BRVO

概要
- 網膜の動静脈交叉部位で静脈が閉塞する．
- 典型例では網膜出血，軟性白斑，黄斑浮腫がみられる．
- 有病率は50歳以上の2.0%．
- 灌流状態により非虚血型と虚血型に分けられる．

非虚血型BRVO

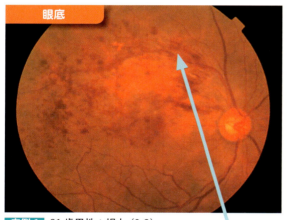

症例1 81歳男性：視力（0.3）
火焔状の網膜出血

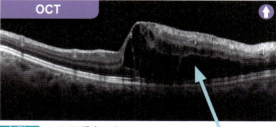

症例1 のOCT垂直スキャン
閉塞域に黄斑浮腫

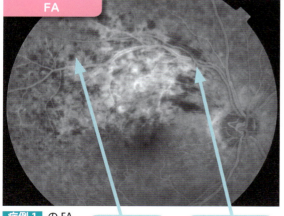

症例1 のFA
無灌流域はみられない
動静脈交叉部での閉塞

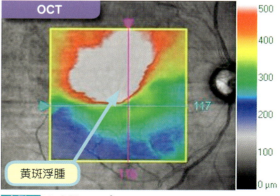

症例1 のOCTマップ
黄斑浮腫

虚血型 BRVO

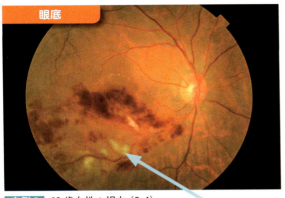

症例2 69歳女性：視力(0.4)

軟性白斑

閉塞域に黄斑浮腫
網膜下液

症例2 の OCT 垂直スキャン

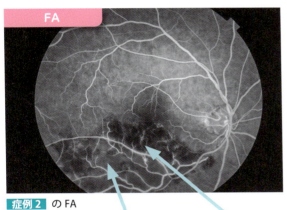

症例2 の FA

無灌流域
出血による蛍光ブロック

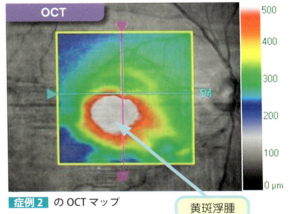

症例2 の OCT マップ

黄斑浮腫

- 5乳頭面積以上の無灌流域がみられるものが**虚血型 BRVO**.
- 新生血管を生じる可能性がある.
- 出血による蛍光ブロックに注意して無灌流域を判別する.

黄斑分枝閉塞によるBRVO

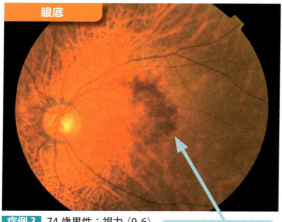

症例3 74歳男性：視力（0.6）

黄斑部に網膜出血

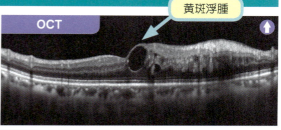

黄斑浮腫

症例3 のOCT垂直スキャン

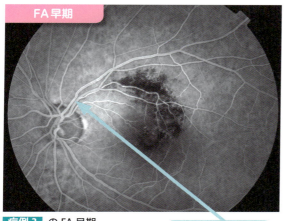

症例3 のFA早期

黄斑分枝の閉塞

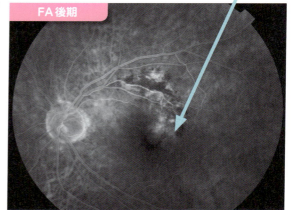

蛍光漏出

症例3 のFA後期

> **ポイント**
> - アーケード血管の閉塞に比べ閉塞領域は狭いが，黄斑浮腫をきたし視力低下しうる．
> - 出血が多く閉塞部位がわかりにくい症例では，網膜細動脈瘤破裂など黄斑部出血をきたしうる他疾患との鑑別を要する．

陳旧例

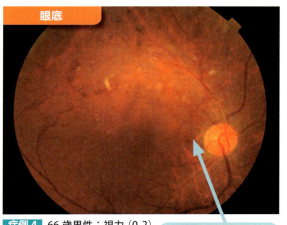

眼底
症例4 66歳男性：視力(0.2)
側副血行路を形成

OCT
症例4 のOCT垂直スキャン
閉塞域に黄斑浮腫

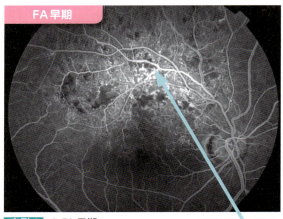

FA早期
症例4 のFA早期
毛細血管瘤

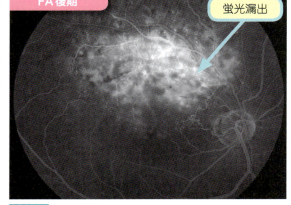

FA後期
症例4 のFA後期
蛍光漏出

診断の極意

- 出血などの病変の分布から閉塞血管を推測し，閉塞点となる動静脈交叉部を確認する．
- FAで無灌流域の有無と広さを確認する．
- 陳旧例では新生血管に注意する．
- 半側網膜中心静脈閉塞症とは，動静脈交叉部での閉塞か否かで区別される．

治療

- 視力低下の主因である黄斑浮腫に対しては，抗VEGF薬の硝子体内注射や網膜光凝固．
- 虚血型では血管新生予防目的に閉塞領域への網膜光凝固．

（小島　彰）

II 血管異常

2 網膜中心静脈閉塞症

central retinal vein occlusion：CRVO

概要
- 網膜中心静脈が篩板の後方に形成された血栓により閉塞する．
- 典型例では視神経乳頭周囲の火焔状出血，網膜出血，軟性白斑がみられる．
- 有病率は50歳以上の人口の0.5％．
- 灌流状態により非虚血型と虚血型に分けることができる．

非虚血型CRVO

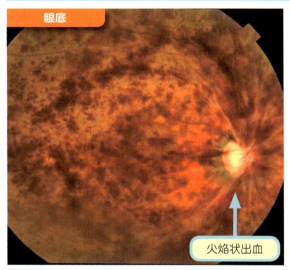
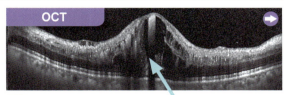

症例1のOCT水平スキャン　中心窩に囊胞形成

火焔状出血

症例1　76歳女性：視力（0.6）

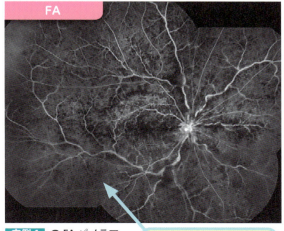
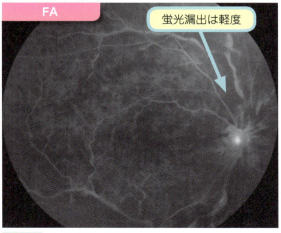

症例1のFAパノラマ　虚血領域を認めない

蛍光漏出は軽度

症例1のFA後期　後極

虚血型CRVO

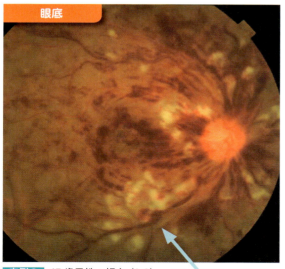

症例2 67歳男性：視力（0.2）
軟性白斑が多発
症例2 のOCT水平スキャン
高度な黄斑浮腫

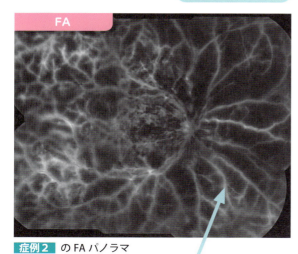

症例2 のFAパノラマ
広範な無灌流域

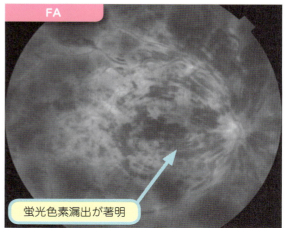

症例2 のFA後期
蛍光色素漏出が著明

> **診断の極意**
> - 非虚血型と虚血型では予後が異なる．
> - レーザー網膜凝固の適応を決定する上でFAが大切．
> - 虚血型では，虹彩ルベオーシス，軟性白斑の多発，高度な黄斑浮腫などがみられることが多い．
> - 虚血型の診断は，FAでの広範な無灌流域の確認がポイント．
> - 今後はOCTアンジオグラフィなどの応用が期待される．

切迫CRVO

切迫CRVOは，経過に伴い軽快する例と悪化する例があり慎重な経過観察が必要．

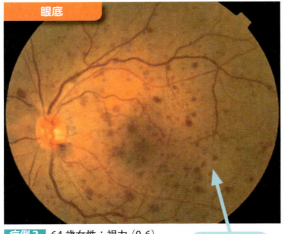

症例3　64歳女性：視力（0.6）　出血は軽度

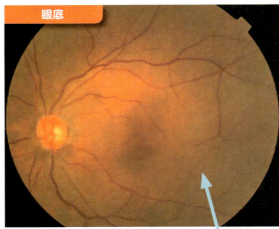

症例3　18か月後：視力（0.8）　出血は消失

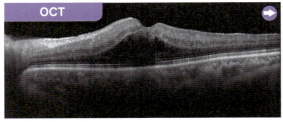

症例3　上記眼底写真と同時期のOCT水平スキャン

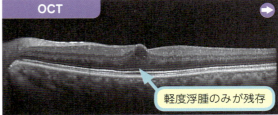

症例3　上記眼底写真と同時期のOCT水平スキャン　軽度浮腫のみが残存

陳旧例

陳旧例では乳頭上に脈絡膜へ灌流するoptociliary veinがみられることがある．

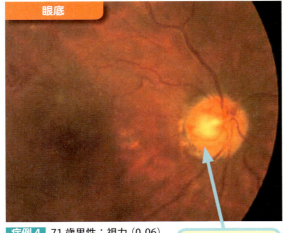

症例4　71歳男性：視力（0.06）　optociliary vein

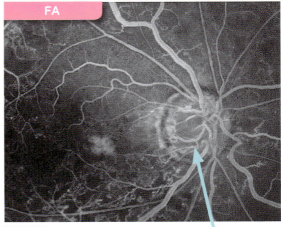

症例4　のFA　optociliary vein

半側網膜中心静脈閉塞症

ポイント
- 先天的に視神経乳頭後方で中心静脈が閉塞した例の網膜静脈閉塞．
- BRVO と異なり，閉塞領域に対応する動静脈交叉がみられない．
- 網膜静脈閉塞症の約 5％．
- 乳頭浮腫を認めることが多い．

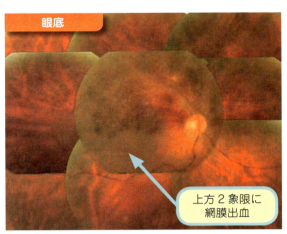

症例1 80 歳男性：視力 (0.5)
上方2象限に網膜出血

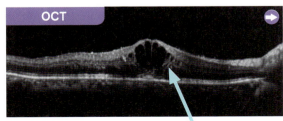

症例1 の OCT 水平スキャン
黄斑浮腫，嚢胞腔形成

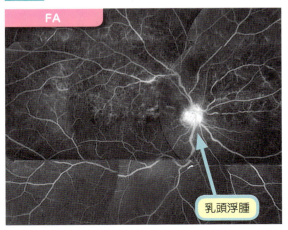

症例1 の FA パノラマ
乳頭浮腫

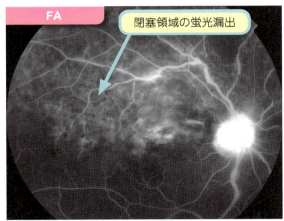

症例1 FA 後期
閉塞領域の蛍光漏出

チェック
- 虚血型と非虚血型がある．
- 虚血型では血管新生緑内障になることがある．
- 乳頭上網膜新生血管が多い．

治療
- 抗 VEGF 薬の硝子体内注射による黄斑浮腫の治療．
- 虚血型にはレーザー光凝固．

（石龍鉄樹）

Ⅱ 血管異常

3 網膜動脈分枝閉塞症
branch retinal artery occlusion：BRAO

> **概要**
> - 網膜動脈分枝閉塞症（branch retinal artery occlusion；BRAO）は網膜動脈分枝の血流が途絶するために生じる疾患．
> - 塞栓，血栓，血管の狭細化，動脈血流低下などが原因となり，多くは頸動脈の動脈硬化性プラークまたは心臓弁からの塞栓による．
> - 若年者では抗リン脂質抗体症候群に合併することがある．
> - 突然の視力および視野障害で発症する．

典型例

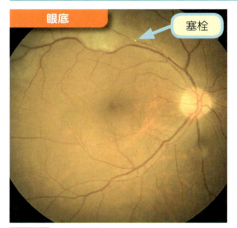

症例1 63歳男性
突然の視野障害を自覚．

拡大図

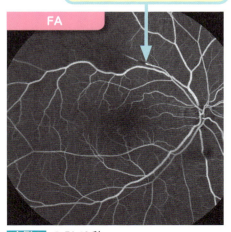

塞栓より末梢側で充盈遅延

症例1 のFA 40秒

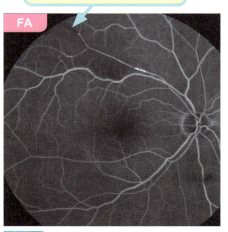

7分経っても充盈されない

症例1 のFA 7分

頸部エコー：60％の狭窄プラーク（＋）の症例

症例2 65歳男性
突然の視野障害を自覚．

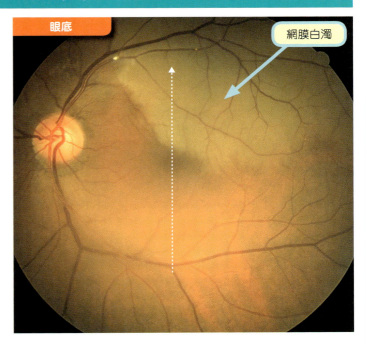

眼底 / 網膜白濁

症例2 のOCT垂直スキャン

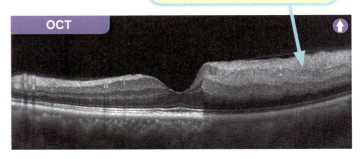

OCT

網膜内層は肥厚し，高反射，その影響で網膜外層は暗く映る

診断の極意
- 突然の視力・視野障害が数分生じて改善する一過性黒内障が先行することがある．
- 網膜動脈の閉塞部位を頂点とした網膜白濁が扇状に広がる．
- 網膜動脈によって栄養される網膜内層は壊死を生じるためOCTでは網膜内層の肥厚，高反射を呈する．
- 網膜内層の高反射の影響で，後方はシャドウを引きOCTで網膜外層は暗く映る．
- 慢性期になるとOCTでは網膜内層の萎縮・層構造の不明瞭化を生じる．

治療
- BRAOでは閉塞部位に対応した暗点が残るが，視力予後は比較的良好．
- 再発予防のために頸動脈や心臓のエコー検査を施行し，必要であれば抗血小板薬・抗凝固薬の内服治療を行う．

（長谷川泰司）

II 血管異常

4 網膜中心動脈閉塞症
central retinal artery occlusion：CRAO

概要
- 網膜中心動脈閉塞症（central retinal artery occlusion；CRAO）は，網膜中心動脈の閉塞により，網膜全体の虚血を引き起こす．
- 発症率は10万人に対して年間1.9人．
- 突然の視力低下で発症し，視力は手動弁や光覚弁まで低下していることが多い．
- 網膜内層は虚血壊死による白濁を生じ，外層からのみ構成される中心窩は正常の赤褐色調を保つため，cherry-red spotを呈する．

典型例

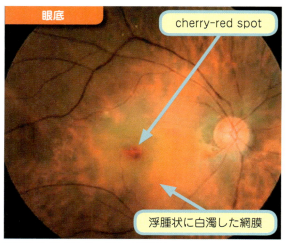

眼底
- cherry-red spot
- 浮腫状に白濁した網膜

症例1　82歳女性：視力（手動弁）

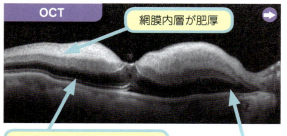

OCT
- 網膜内層が肥厚
- 網膜外層の構造は保たれる
- 網膜内層の高反射によるブロックで外層が低反射

症例1のOCT水平スキャン

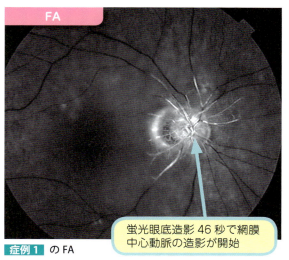

FA
蛍光眼底造影46秒で網膜中心動脈の造影が開始

症例1のFA

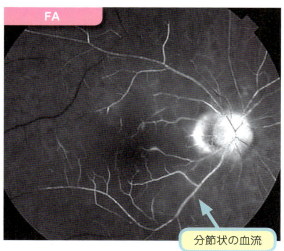

FA
4分30秒後，網膜動脈全体と静脈
分節状の血流

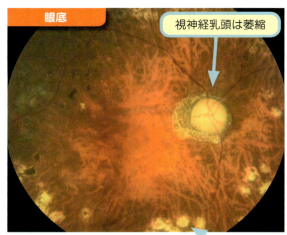

眼底／視神経乳頭は萎縮／血管新生緑内障を発症したため汎網膜光凝固を施行

症例1　発症から2年後の眼底

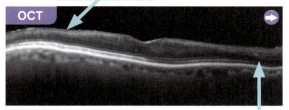

OCT／網膜内層が菲薄化／外層は厚み，構造とも保たれている

症例1　発症から2年後のOCT水平スキャン

不完全閉塞の症例

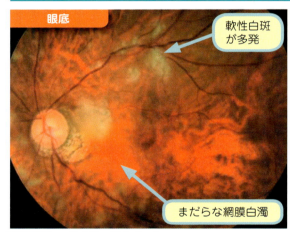

眼底／軟性白斑が多発／まだらな網膜白濁

症例2　82歳女性：視力(0.1)

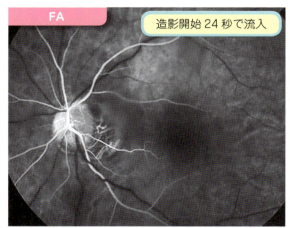

FA／造影開始24秒で流入

症例2のFA

診断の極意
- 多くは血栓性閉塞であり，発症した月日や，「何時何分に突然見えなくなった」と時間まで覚えていることも多い．
- 眼底所見は，網膜白濁に伴う cherry-red spot．
- OCTでは網膜内層の肥厚．
- FAでは造影開始の遅延．
- 軟性白斑を伴う，不完全型を認める場合もある．

治療
- 眼球マッサージ，前房穿刺，星状神経節ブロック，抗血小板薬・血管拡張薬の投与，高圧酸素療法などさまざまな治療が行われているが，エビデンスのある治療法はない．
- 頸部エコー，心エコー，MRAなど塞栓の原因精査を行い，対眼のCRAO発症や他の血管塞栓性疾患の発症予防が重要．

（笠井暁仁）

II 血管異常　5 糖尿病網膜症

A　単純糖尿病網膜症
simple diabetic retinopathy

概要
- 糖尿病網膜症の初期病変である．
- 点状出血，しみ状出血，毛細血管瘤，硬性白斑が主な所見である．
- 無症状のことが多いが，黄斑浮腫をきたした場合，視力低下を呈する．

典型例

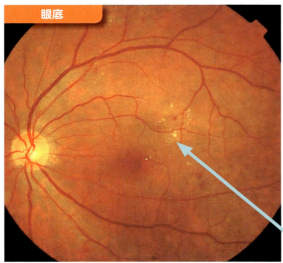

症例1　87歳男性：視力（1.0）

硬性白斑
点状・しみ状出血が散在

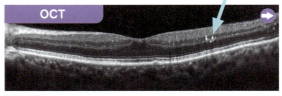

硬性白斑の高輝度反射

症例1 の OCT 水平スキャン

網膜の膨化，囊胞腔形成はみられない

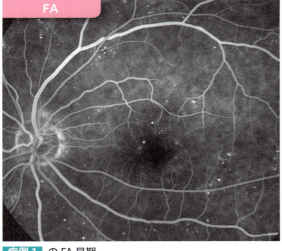

症例1 の FA 早期

毛細血管瘤が多発
無還流域や新生血管は認めない

症例1 の FA 後期

毛細血管瘤からの蛍光漏出

黄斑浮腫を呈した症例

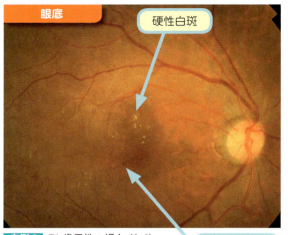

症例2 71歳男性：視力（0.6）

眼底 — 硬性白斑、毛細血管瘤

症例2 のOCT垂直スキャン — CME

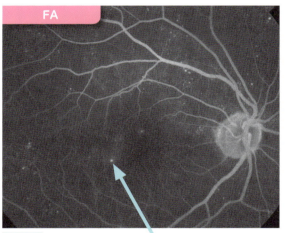

症例2 のFA — 毛細血管瘤からの蛍光漏出

OCTの黄斑マップを用いると，浮腫の分布や程度が観察可能

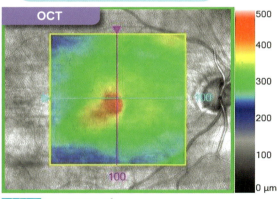

症例2 のOCTマップ

診断の極意
- FAで毛細血管瘤は点状過蛍光，出血は蛍光ブロックによる低蛍光斑として描出される．
- 通常，血管異常，広い無灌流域，新生血管は認めない．
- 検眼鏡的に黄斑浮腫の診断が困難な場合，OCTが有用である．
- 検眼鏡的に軟性白斑，網膜血管走行異常がある場合は，FAが必須．

治療
- 前増殖糖尿病網膜症，増殖糖尿病網膜症への進行を防止するため，内科的な血糖コントロールが必須．
- 黄斑浮腫をきたしている場合は，抗VEGF薬の硝子体内注射，トリアムシノロンテノン囊下注射，硝子体手術などを考慮する．
- 毛細血管瘤が黄斑浮腫の原因となっている場合は，直接光凝固が有効である．

（新竹広晃・石龍鉄樹）

II 血管異常　　5 糖尿病網膜症

B　前増殖糖尿病網膜症

preproliferative diabetic retinopathy：PPDR

概要
- 単純網膜症の眼底病変に加えて，細小血管内の微小血栓形成が原因となり，血管閉塞を生じた状態である．
- 検眼鏡的には細小血管枝の途絶に隣接して拡張した細小血管がみられる．
- 典型的な眼底所見では，軟性白斑（綿花様白斑），網膜内細小血管異常（intraretinal microvascular abnormalities；IRMA），静脈異常がみられる．
- 前増殖網膜症の判定にはFAが有用であり，無灌流域の部位や範囲を評価するとともにIRMAと新生血管の鑑別のためにも有用である．

黄斑浮腫を伴うPPDR

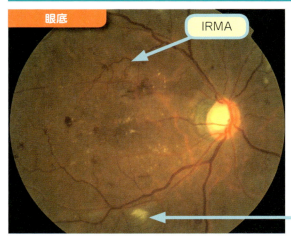

症例1　57歳女性：視力（0.2）

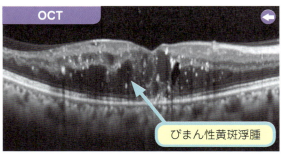

症例1のOCT水平スキャン

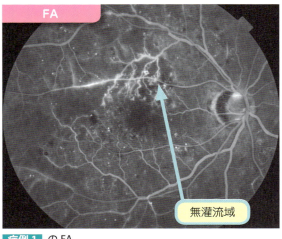

症例1のFA

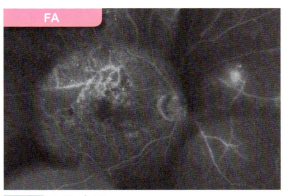

症例1のFAパノラマ

症例1の汎網膜光凝固後の症例

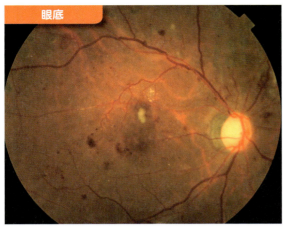

眼底

OCT

症例1 のOCT水平スキャン

黄斑浮腫は軽快したがEZは途絶

症例1 57歳女性：視力（0.3）

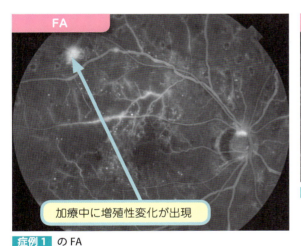

FA

FA

症例1 のFAパノラマ

加療中に増殖性変化が出現

経過中に新生血管が発生

症例1 のFA

Ⅱ 血管異常

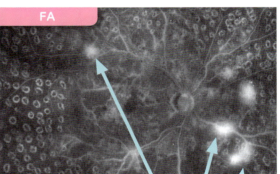

チェック
- 汎網膜光凝固後にFAを行い，FAの追加の必要性の有無を検討することが重要．
- 本症例では黄斑部周囲に網膜光凝固の追加が必要である．

治療
- 抗VEGF薬による黄斑浮腫の治療．
- 無灌流域には網膜光凝固を行う．

漿液性網膜剥離を伴うPPDR

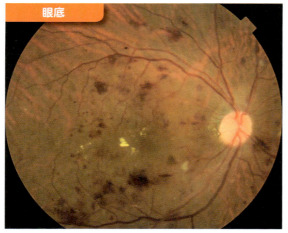

症例2 72歳男性：視力（0.7）

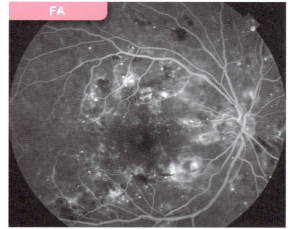

症例2 のFA

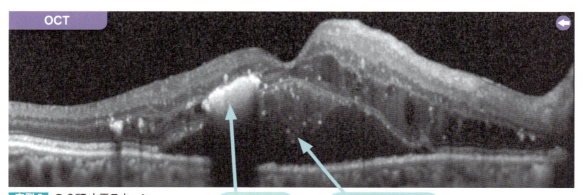

症例2 のOCT水平スキャン　　硬性白斑　　漿液性網膜剥離

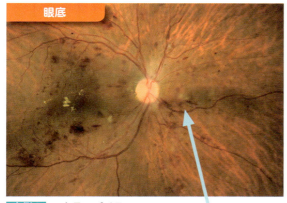

症例2 のカラーパノラマ　　軟性白斑

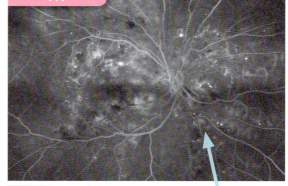

症例2 のFAパノラマ　　無灌流域を認める

多量の硬性白斑を伴うPPDR

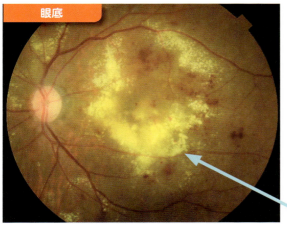

症例3 75歳女性：視力（0.04）

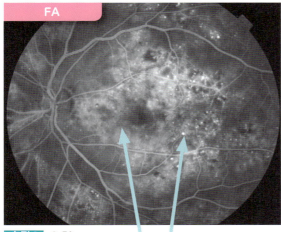

- **チェック**
  - 網膜光凝固施行後でも，病態が進行することがあるため慎重な経過観察が重要．
  - 静脈異常はさまざまな程度の静脈拡張を示し，進行すると数珠状拡張やループ形成を示す．

- **診断の極意**
  - 網膜光凝固を施行する範囲を決定するうえでFAが重要．
  - 今後はOCTアンジオグラフィの応用が期待される．

（石橋誠一）

Ⅱ 血管異常　⑤ 糖尿病網膜症

C　増殖糖尿病網膜症
proliferative diabetic retinopathy：PDR

概要
- 糖尿病網膜症の最も進行した状態で，視神経乳頭や網膜に新生血管を生じる．
- 新生血管から硝子体出血や網膜前出血を生じる．
- 線維血管性増殖組織を形成し，牽引性網膜剥離をきたす．

典型例

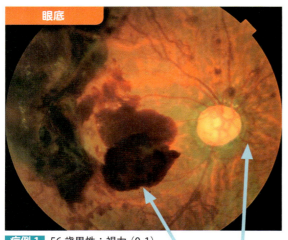

症例1　56歳男性：視力（0.1）

網膜前出血　新生血管

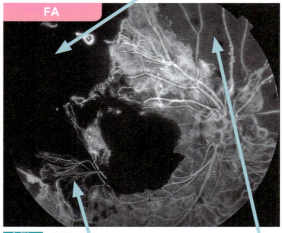

症例1 のFA

網膜前出血による蛍光ブロック
出血の上にも新生血管
無灌流域

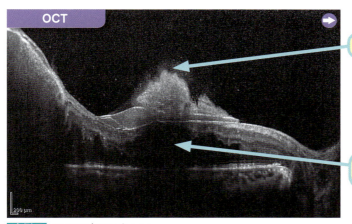

症例1 のOCT水平スキャン

網膜前出血
網膜前出血の影響で，その後方の網膜像は不明瞭

牽引性網膜剥離がみられる症例

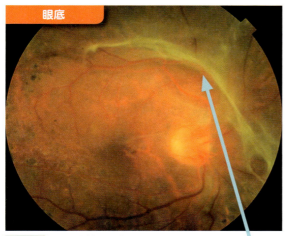

症例2 50歳女性：視力（0.15）

増殖膜による牽引性網膜剥離

症例2 のFA

網膜血管が鼻側へ牽引

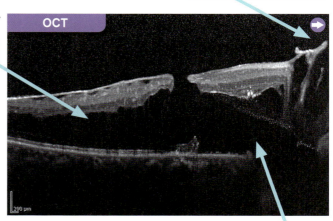

症例2 のOCT水平スキャン

中心窩耳側に網膜分離

増殖膜による網膜牽引

牽引性網膜剥離

- 硝子体出血や網膜前出血，牽引性網膜剥離があると網膜光凝固が困難であり，硝子体手術が必要となる．
- 手術前でも可能な部分には網膜光凝固を行い，病勢を弱めておく．

後極部の所見が乏しい症例

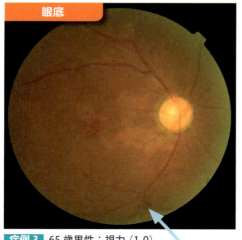

症例3 65歳男性：視力（1.0） ← 小さな網膜出血

症例3 の眼底広角撮影 ← 増殖膜が多発

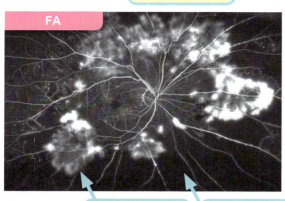

症例3 の FA

新生血管が多発　広汎な無灌流域

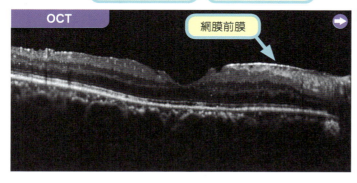

症例3 の OCT 水平スキャン ← 網膜前膜

- 視力が良好で後極部に所見が乏しい症例でも，周辺部に増殖性変化がみられる場合がある．
- 糖尿病網膜症のスクリーニングとして後極部の眼底写真だけでは不十分なので，周辺部まで十分観察する必要がある．

増殖性変化が著しい症例

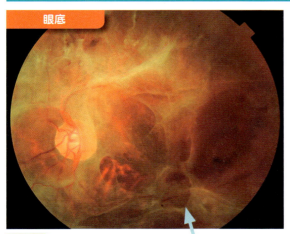

症例4　59歳女性：視力（0.09）

大きな増殖膜

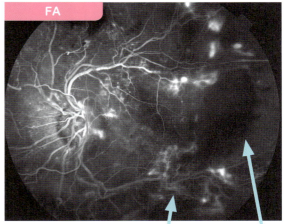

症例4 の FA

新生血管が多発　無灌流域

症例4 の OCT 水平スキャン

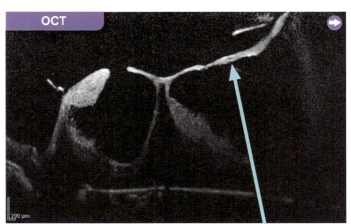

増殖膜による網膜牽引

> **診断の極意**
> - FA で広汎な無灌流領域と新生血管を確認する．
> - 検眼鏡的に線維血管性増殖組織の有無を観察する．
> - 増殖性変化が軽度の場合は検眼鏡的に発見しにくいことがあるので，疑いがある場合には FA を行う．

> **治療**
> - 汎網膜光凝固を行う．硝子体出血や牽引性網膜剝離がある場合には硝子体手術を行う．

（小島　彰）

II 血管異常　5 糖尿病網膜症

D　糖尿病黄斑浮腫
diabetic macular edema：DME

概要
- 毛細血管瘤からの漏出による局所性浮腫と，網膜血管バリアの破綻によるびまん性浮腫に分かれる．
- 局所性浮腫では，毛細血管瘤から血漿成分が漏出し，血管瘤を囲むように硬性白斑が沈着する．
- びまん性浮腫では毛細血管の透過性亢進によって起こり，囊胞様黄斑浮腫や漿液性網膜剝離を呈する．
- 治療は，局所性浮腫に対しては毛細血管瘤の直接凝固が有効．びまん性浮腫に対しては抗VEGF薬の硝子体内注射やステロイドのテノン囊下または硝子体内投与，または内境界膜剝離を併用した硝子体手術が選択される．

局所的な黄斑浮腫症例

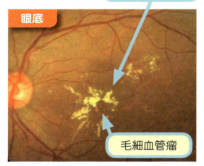

症例1　66歳女性：視力（0.6）

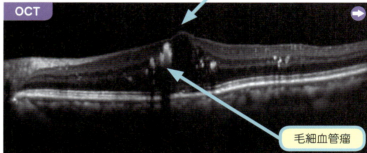

症例1 の OCT 水平スキャン

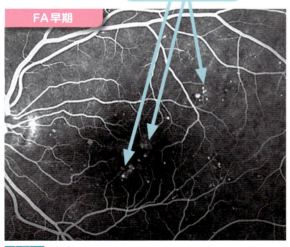

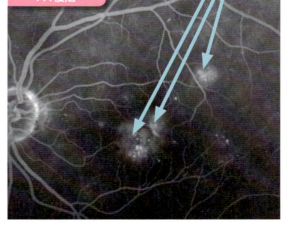

症例1 の FA

びまん性黄斑浮腫症例

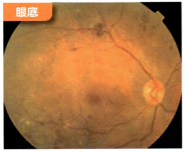

症例2 72歳女性：視力（0.4）

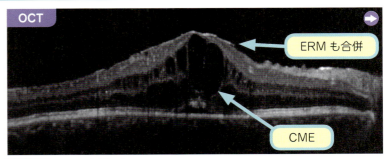

ERM も合併
CME

症例2 の OCT 水平スキャン

症例3 の FA

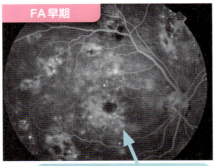

FA 早期

早期からびまん性の蛍光漏出

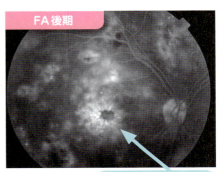

FA 後期

花弁状の蛍光貯留

硬性白斑の沈着が著明な症例

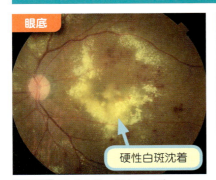

硬性白斑沈着

症例3 73歳女性：視力（0.02）

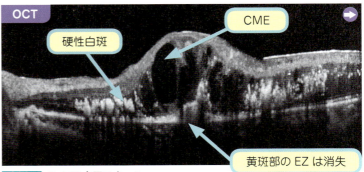

硬性白斑
CME
黄斑部の EZ は消失

症例3 の OCT 水平スキャン

症例3 の FA

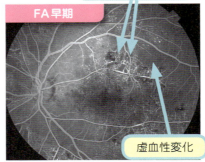

FA 早期

毛細血管瘤が多発
虚血性変化

FA 後期

II 血管異常

経過をみた症例

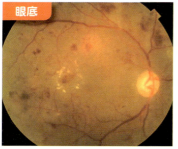

症例4 66歳男性：視力（0.4）

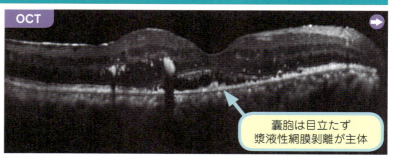

症例4 のOCT水平スキャン

囊胞は目立たず漿液性網膜剥離が主体

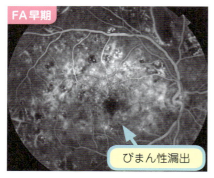
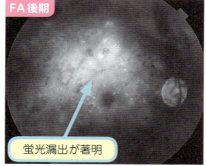

症例4 のFA

びまん性漏出

蛍光漏出が著明

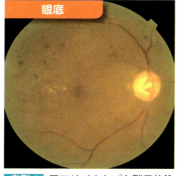

症例4 アフリベルセプト硝子体注射後：視力（0.5）

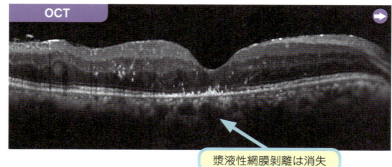

漿液性網膜剥離は消失

虚血性黄斑症症例

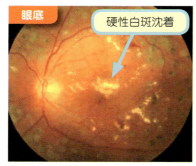

症例5 55歳女性：視力（0.09）

硬性白斑沈着

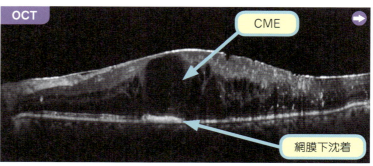

症例5 のOCT水平スキャン

CME

網膜下沈着

症例5 のFA

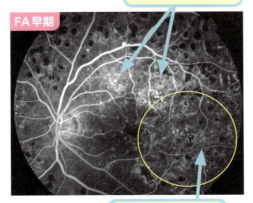
FA早期
- 毛細血管瘤が多発
- 虚血性変化が強い

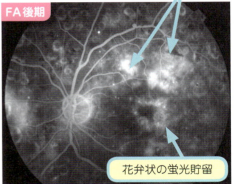
FA後期
- 蛍光漏出
- 花弁状の蛍光貯留

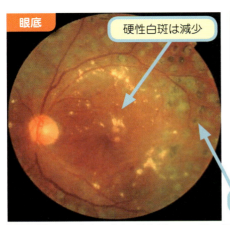
眼底
- 硬性白斑は減少
- 光凝固の追加

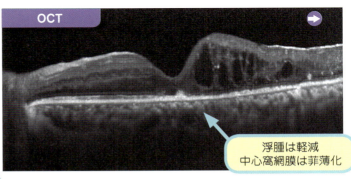
OCT
- 浮腫は軽減 中心窩網膜は菲薄化

症例5 ラニビズマブ硝子体注射1回＋硝子体手術後：視力（0.3）

診断の極意

- 局所性浮腫，びまん性浮腫の鑑別が重要．
- 単純糖尿病網膜症〜増殖糖尿病網膜症のいずれの病期でも起こりうる．汎網膜光凝固が必要な症例では，治療中に黄斑浮腫が悪化し視力低下をきたすことがあるため注意．
- 黄斑前膜を伴う症例やPVDがなく黄斑部に肥厚した後部硝子体皮質の付着した症例では，抗VEGF薬単独治療よりも硝子体手術もしくは両治療の併用が有効と考えられ，FAとともにOCTの詳細な観察が重要．
- 虚血性黄斑症では視力予後が不良であることがある．FAで蛍光貯留や毛細血管瘤の確認とともに，無灌流域についても評価する．

治療

- 毛細血管瘤への光凝固．
- ステロイドのテノン嚢下注射または硝子体内注射．
- 抗VEGF薬の硝子体内注射．
- 内境界膜剝離を併用した硝子体手術．
- 上記治療を症例に応じて使い分け，あるいは併用し治療を行う．

（菅野幸紀）

Ⅱ 血管異常

6 網膜細動脈瘤
retinal arteriolar macroaneurysm：MA

概要
- 網膜細動脈瘤は，高齢者に多くみられる網膜動脈の瘤状の拡張であり，高血圧や高脂血症などを有し動脈硬化のある高齢者（特に女性）に多い．
- 動脈瘤破裂により出血し視力低下してはじめて発見されることが多い．
- 網膜前出血（内境界膜下出血）や硝子体出血，網膜内出血，網膜下出血と，あらゆる層に出血がみられることが特徴である．
- 細動脈瘤への直接凝固を行い，出血や漏出を予防する他，出血が黄斑部の網膜下にある場合には硝子体内ガス注入による移動術，出血が網膜前にみられる場合には硝子体手術による血腫除去が有効である．

網膜前網膜下出血がみられた症例

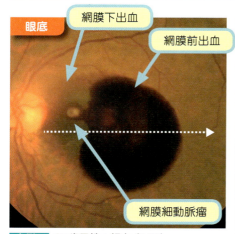

症例1 87歳男性：視力（0.02）

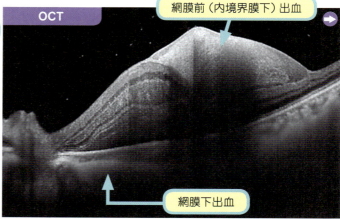

症例1 のOCT水平スキャン

網膜前出血が主体であった症例

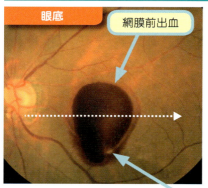

症例2 71歳女性：視力（0.03）

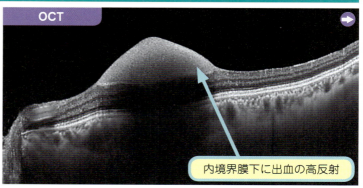

症例2 のOCT水平スキャン

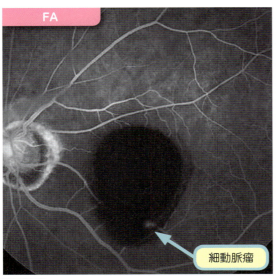

症例2 のFA — 細動脈瘤

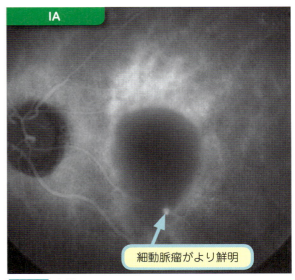

症例2 のIA — 細動脈瘤がより鮮明

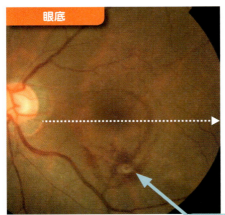

症例2 硝子体手術後：視力（1.2） — 網膜細動脈瘤

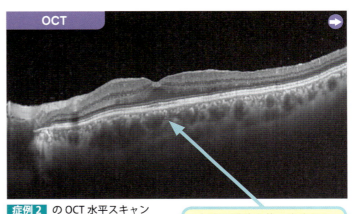

症例2 のOCT水平スキャン — 内境界膜除去後　出血なし

診断の極意

- 出血によるブロックで，FAのみでは動脈瘤を同定できないことがある．IAも併せて行う．
- 中心窩に網膜前出血がみられる場合，黄斑円孔を合併している可能性を考える．OCTでの確認は難しいことが多い．
- 加齢黄斑変性では網膜下出血が主体であるのに対して，網膜細動脈瘤破裂では網膜前，網膜内，網膜下の各層に出血がみられることが鑑別に重要である．造影検査と併せ診断する．

治療

- 出血を伴わず滲出のみ→光凝固．
- 網膜下出血が主体で黄斑にかかる→硝子体内ガス注入による血腫移動．
- 網膜前出血が黄斑にかかる→内境界膜剥離を併用した硝子体手術．
- 黄斑円孔合併例→硝子体手術＋ガスタンポナーデ．

（菅野幸紀）

II 血管異常

7 Coats病
Coats disease

概要
- 網膜血管拡張・毛細血管瘤などの網膜血管異常とそれに伴う硬性白斑の沈着，網膜浮腫，網膜下の網膜下滲出病変をきたす疾患．
- 男性に多く，ほとんどが片眼性．
- 原因は不明．遺伝性はないと考えられているがほとんどが16歳以下の発症．
- 黄斑部の毛細血管拡張，毛細血管瘤のみの軽症例では黄斑部毛細血管拡張症（MacTel）の疾患概念とオーバーラップしていると考えられている．

典型例

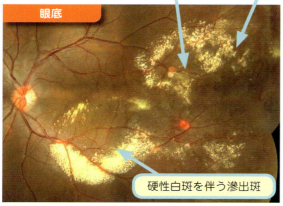

症例1 25歳男性：視力（0.4）

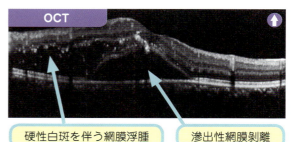

症例1 のOCT垂直スキャン

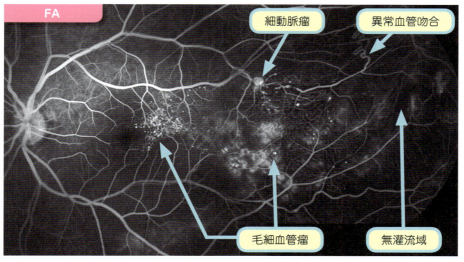

症例1 のFA

滲出性剝離の多い症例

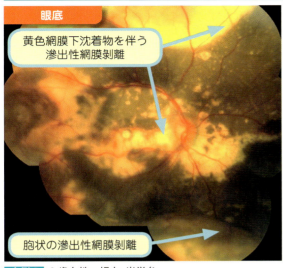

症例2　8歳女性：視力 光覚弁
症例2 の FA

軽症例

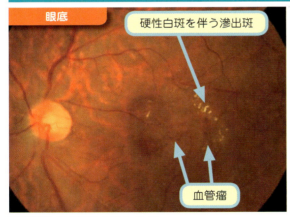

症例3　49歳男性：視力（0.7）
症例3 の FA

診断の極意
- 乳幼児の場合，白色瞳孔の鑑別疾患となる毛細血管拡張と毛細血管瘤だけの軽症例から，漿液性網膜剝離，網膜下沈着，さらには網膜下線維性瘢痕，血管新生緑内障などをきたす重症例まで多彩な変化を示す．
- 軽症例の診断には FA での毛細血管の拡張・蛇行・多発血管瘤と血管からの蛍光漏出，無灌流領域などの所見を見逃さない．
- 無灌流域は静脈閉塞症と異なり，静脈灌流域を跨いでいることが多い．
- 若年者で，白色瞳孔を呈する症例ではエコー検査や CT などが必要．

治療
- 異常血管や無灌流域への光凝固．
- 網膜剝離の高度な例では時に硝子体手術を検討．
- 抗 VEGF 薬の硝子体内注射．

（冨田隆太郎・石龍鉄樹）

II 血管異常

8 Eales病
Eales disease

> **概要**
> - 網膜周辺部に発症する原因不明の網膜血管障害.
> - 周辺部網膜血管の閉塞と続発する網膜新生血管と再発性硝子体出血を特徴とする.
> - 両眼性に多い（90％）.
> - 若年男性に多い.
> - 血管炎による自覚症状は少なく，硝子体出血が起きた際に飛蚊症や視力低下で受診することが多い.

典型例

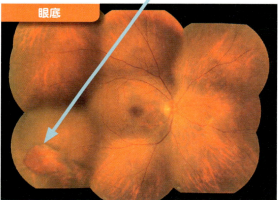

症例1 61歳女性：視力（1.0）
新生血管からの出血

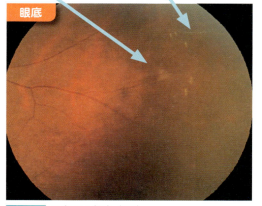

症例1 の左眼：視力（1.5）
右眼発症から2年後に発症.
新生血管
耳側網膜周辺部に白線化した血管

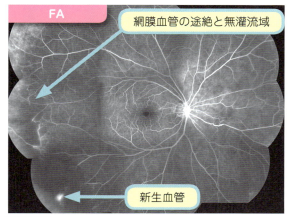

症例1 のFA
網膜血管の途絶と無灌流域
新生血管

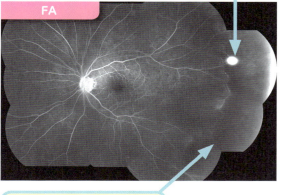

新生血管
網膜血管の途絶と無灌流域

BRVOと診断されていた症例

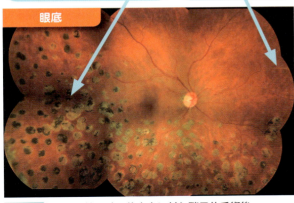

前医で10年前にBRVOの診断でPC施行

白線化した血管

症例2 60歳男性：硝子体出血に対し硝子体手術後
初診時の視力（手動弁）
術後視力（1.2）

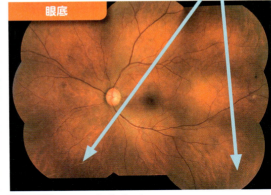

網膜周辺部に白線化した血管

症例2 の左眼：視力（2.0）

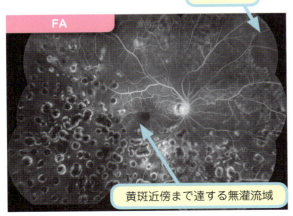

無灌流域

黄斑近傍まで達する無灌流域

症例2 のFA

網膜血管の途絶と無灌流域

診断の極意

- 網膜血管の白線化，周辺網膜の無灌流域，原因不明の硝子体出血をみつけたらEales病を疑う．
- 鑑別疾患はBRVO，CRVO，増殖糖尿病網膜症などの血管閉塞疾患，高安病，サルコイドーシス，Behçet病，結核性ぶどう膜炎などの炎症性疾患，全身性エリテマトーデスなどの膠原病，鎌状赤血球症などの血液疾患．
- 全身検索を行い，除外診断．
- BRVOは動静脈交差部で血管閉塞を起こすが，Eales病では交差部に関係なく血管の途絶がみられる．

治療

- 網膜無灌流域に対する網膜光凝固．
- 硝子体出血を生じた場合，硝子体手術．

（笠井彩香）

Ⅱ 血管異常

9 高安病
Takayasu disease

概要
- 大動脈弓起始部付近の狭窄により，網膜動脈圧が下がり，網膜症が生じる．
- 初期では，血管拡張が耳側から起こり，その後，後極寄りに毛細血管瘤が生じる．
- 進行期では，網膜新生血管や動静脈短絡，網膜毛細血管閉塞がみられる．
- 動静脈短絡は，毛細血管の拡張した優先血行路と，動静脈交叉部での吻合がある．
- 合併症では，併発白内障やルベオーシス，血管新生緑内障がある．
- 日本人の若年女性に多い．本邦での患者数は約5,000人．

血管拡張期の典型例

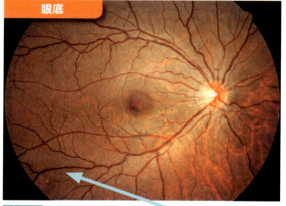

症例1 22歳女性：視力（1.2）
静脈が拡張し暗赤色

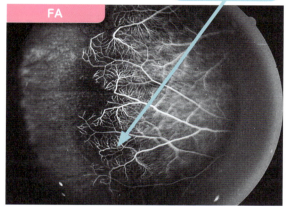

症例1 のFA（耳側周辺，静注後111秒）
毛細血管の拡張

毛細血管瘤期の典型例

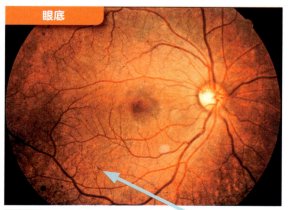

症例2 33歳女性：視力（0.2）
毛細血管瘤

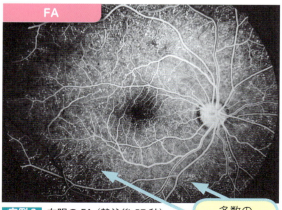

症例2 右眼のFA（静注後57秒）
多数の毛細血管瘤

血管吻合期の典型例

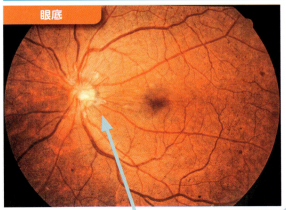

症例2 左眼：視力（0.3）
乳頭新生血管
優先血行路
症例2 左眼の FA（静注後 26 秒）
動静脈交叉部での吻合

合併症期の典型例

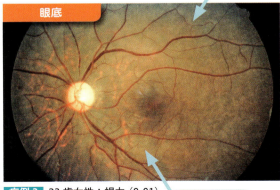
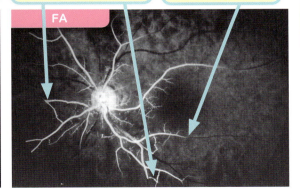

症例3 23歳女性：視力（0.01）
蒼白な色調
優先血行路
動静脈交叉部での吻合
網膜毛細血管閉塞
症例3 の FA（静注後 63 秒）
10か月後に，白内障とルベオージスが発生した．

診断の極意
- 両眼性の慢性虚血性変化が，耳側から後極に進行．
- 血管拡張，毛細血管瘤，動静脈短絡，網膜毛細血管閉塞に注目．
- 診断には FA が有用で，特に動静脈短絡の確定には重要．
- 軽く指圧すると，網膜中心動脈の拍動が誘発される．
- 橈骨動脈の脈が，減弱ないしは欠如．
- 今後は OCT アンジオグラフィなどの応用が期待される．

治療
- 内科での副腎皮質ステロイドや抗血小板凝集薬などが主体．
- 内科に対し，網膜症や眼前暗黒発作の情報を伝えることが重要．
- 頭部をやや前傾させ，背屈を避ける体位指導を行う．
- 内頸動脈系の血流改善のために，バイパス手術が行われることがある．

（田中隆行）

Ⅱ 血管異常

10 放射線網膜症
radiation retinopathy

概要
- 被曝により網膜血管内皮が障害され，血管閉塞による虚血が原因．
- 軟性白斑，出血などの所見が認められる．
- 被曝後6か月から3年に多く発症するとされる．
- 被曝量が45GyE以上で5年以内に5%発症するとの報告がある．
- 近年，粒子線（陽子線，炭素線）治療，定位的放射線治療の増加により，眼科での十分な対応が必要とされる．

典型例：広範囲な無灌流域がみられた症例

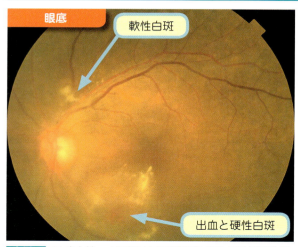
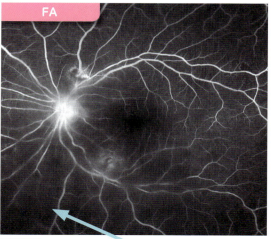

症例1 55歳女性　4年前に左副鼻腔癌に対して放射線治療
（近藤峰生先生のご厚意による）

症例1のFA

左篩骨洞嗅神経芽細胞腫　陽子線治療（60 GyE）により生じた症例

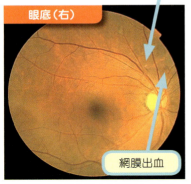

症例2　70歳女性：右眼視力（1.2）

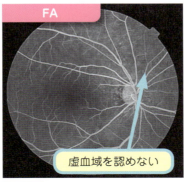

症例2　のFA

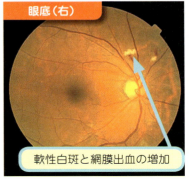

症例2　左の写真より1年10か月後

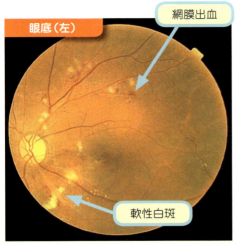

症例2　左眼視力（0.8）

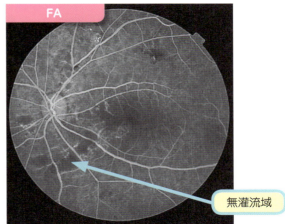

症例2　のFA

II　血管異常

| 診断の極意 | ・放射線治療後　定期的な診察を継続させることが重要．急速に進行する場合がある．
・網膜病変が生じた時点でFAを施行し，無灌流域の有無を確認する．
・経過中，角膜上皮障害，白内障，視神経障害，涙道通過障害などを生じる場合もある．
・鼻腔，篩骨洞，蝶形骨洞腫瘍に対する放射線照射では，両眼に障害を起こす症例もある．
・線量分布曲線を確認することも，重要である． |

| 治療 | ・根本的な治療法はない．血管新生緑内障，硝子体出血を予防する目的で，無灌流域があれば，レーザー光凝固を行う． |

（柏木広哉）

II 血管異常

11 眼虚血症候群
ocular ischemic syndrome

概要
- 眼動脈や内頸動脈の狭窄・閉塞による眼血流低下によって眼球全体が虚血となる病変.
- 年間発症率は100万人当たり7.5人かそれ以上といわれている.
- 片眼性が多いが約20%で両眼性にみられる.
- 50歳から80歳代の男性に多く,糖尿病や高血圧症,脂質異常症がある患者に多い.
- 急性例では,多発する軟性白斑とともにcherry red spot類似の網膜混濁が生じる.
- 慢性例では眼底周辺部から後極部へ向かう点状,斑状出血から始まり,進行すると乳頭新生血管,虹彩新生血管,および新生血管緑内障が続発する.

典型例

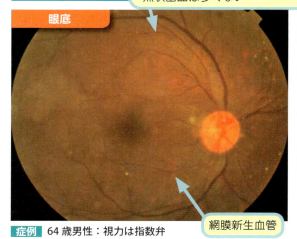

乳頭周囲に軟性白斑,静脈の拡張,点状出血は多くない

症例 64歳男性:視力は指数弁

網膜新生血管

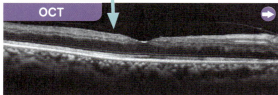

網膜全層の菲薄化,特に著しい網膜内層の菲薄化

症例 のOCT水平スキャン

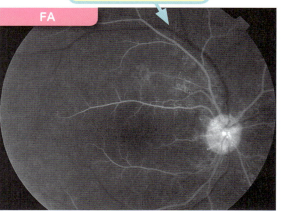

網膜内循環時間の延長

症例 のFA開始1分後

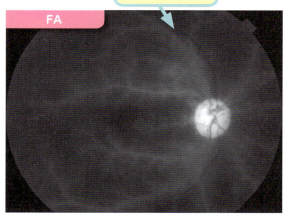

静脈への流入なし

症例 のFA開始5分後

症例 のFAパノラマ

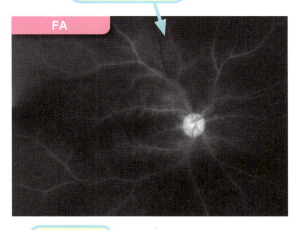

広範囲の虚血
視神経乳頭過蛍光

FA

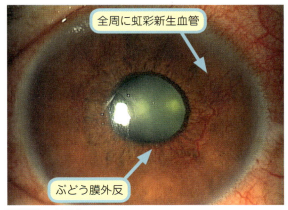

全周に虹彩新生血管

ぶどう膜外反

症例 の前眼部

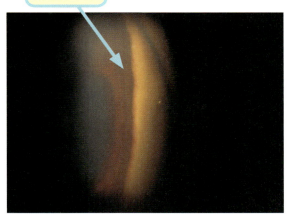

隅角新生血管

症例 の隅角

診断の極意

- 無散瞳で虹彩新生血管，隅角の確認が重要．
- FA で腕-網膜循環時間，網膜内循環時間の延長がみられる．
- OCT 所見は，軽症例ではほぼ正常であるが，進行例では全層網膜萎縮となる．CRAO では網膜内層の障害が主体であるため鑑別となる．
- 頸動脈エコー，頸部 magnetic resonance angiography（MRA）が診断に有用である．

治療

- 網膜虚血に対して汎網膜光凝固術（PRP）が必要である．
- 血管新生緑内障となり，眼圧コントロールが得られない場合には線維柱帯切除術，毛様体冷凍凝固術などが必要になることもある．
- 根治治療として脳外科的に内頸動脈ステント留置術や内頸動脈内膜剥離術が適応となっている．しかし，脳外科的治療後も視機能の予後は不良である．

（今泉公宏）

II 血管異常

12 三角症候群
triangular syndrome

概要
- 毛様動脈分枝の閉塞による脈絡膜障害である．
- 脈絡膜血管の分葉構造に一致した病変がみられる．
- 病変は，急性期では網膜深層の浮腫により灰白色となる．瘢痕化すると網膜外層，網膜色素上皮，脈絡膜萎縮がみられる．
- 鈍的外傷によるものが多いが，Wagener 肉芽腫，動脈硬化，手術操作などが原因で生じうる．

鈍的外傷による典型例

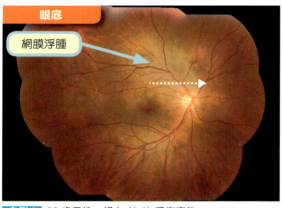

症例1 32 歳男性：視力（0.5）受傷直後

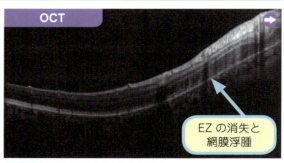

症例1 受傷直後の OCT 水平スキャン（EZ の消失と網膜浮腫）

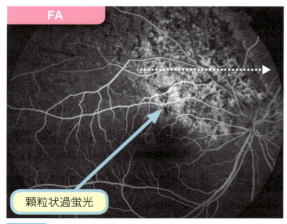

症例1 の FA 受傷後 1 週（顆粒状過蛍光）

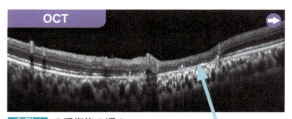

症例1 の受傷後 1 週の OCT 水平スキャン（網膜外層萎縮）

黄斑円孔を合併した症例

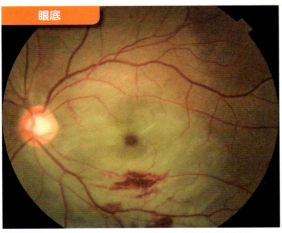

症例2 32歳男性：視力（0.02） 眼球打撲受傷当日

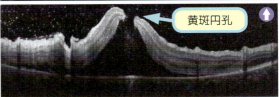

症例2 のOCT

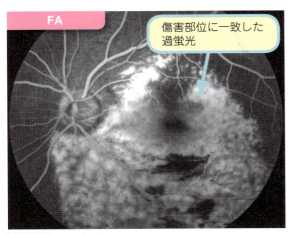
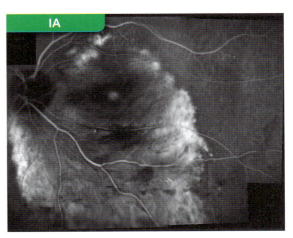

症例2 のFAとIA
広汎な脈絡膜循環障害があり，網膜に浮腫が及んでいることがわかる．

診断の極意
- 瘢痕化病巣は色素異常，FAで顆粒状過蛍光，OCTで網膜色素上皮，網膜外層萎縮を認める．
- 区画型の網膜色素変性に類似するこの疾患は両眼対称性であり，網膜電図反応に異常がある．

治療
- 有効な治療法はない．

（石龍鉄樹）

ミニノート

paracentral acute middle maculopathy

【疾患の特徴】
- paracentral acute middle maculopathy（PAMM）はSarrafらにより2013年に初めて報告された概念であり，傍中心窩にOCTで内顆粒層レベルに限局した高反射像を呈するのが特徴である．
- 網膜深層毛細血管網の虚血を示唆する所見であると考えられ，病変部は網膜白濁を呈し，傍中心暗点が自覚症状となる．

PAMMはacute macular neuroretinopathyの新しいタイプとしてSarrafらによって提唱されたが，その後，さまざまな網膜血管疾患にも合併することが報告されている．網膜中心静脈閉塞症や網膜動脈閉塞症，鎌状赤血球網膜症でPAMMが合併することが報告されている．

網膜毛細血管網は網膜神経線維層・網膜神経細胞層に分布する浅層毛細血管網と内顆粒層の上下に分布する深層毛細血管網に大別される．PAMMはOCTで内顆粒層レベルに限局した高反射像として観察されるため，深層毛細血管網の虚血を示す所見であると考えられている．近年はOCT angiographyによって層別に血流画像を表示することが可能となっており，このOCT angiographyを用いることでPAMMでは対応する部位の深層毛細血管の血流が消失していることが確認されている．

（長谷川泰司）

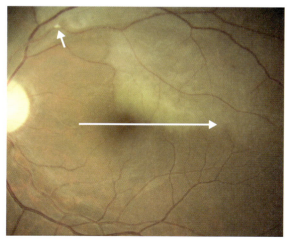 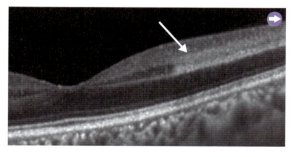

図1　網膜動脈分枝閉塞症で観察されたPAMM
カラー写真：上耳側アーケード血管に塞栓（矢印）がみられ，その末梢には扇状に拡がった網膜白濁がみられる．
OCT所見：内顆粒層レベルに限局した高反射（PAMM；矢印）がみられる．網膜動脈閉塞症による網膜白濁変部位では網膜内層全体が腫脹・高反射を呈するが，病変部位と正常網膜との境界付近ではPAMMが観察されることが多い．

Ⅲ．遺伝性疾患

Ⅲ 遺伝性疾患

1 網膜色素変性
retinitis pigmentosa

概要
- 最も頻度が高い遺伝性網膜ジストロフィ．発症頻度は 3,000〜5,000 人に 1 人．
- 常染色体優性遺伝（約 20％），常染色体劣性遺伝（約 25％），X 染色体劣性遺伝（約 2％），ミトコンドリア遺伝（まれ）など，あらゆる遺伝形式をとる．しかし孤発例も多く認められる．
- 網膜色素変性は，他臓器の症候を伴うもの（syndromic）と，伴わないもの（non-syndromic）に分けられる．他臓器の症候を伴うものには，Usher 症候群，Laurence-Moon 症候群，Baldet-Biedl 症候群，Cockayne 症候群，Batten 病，Hunter 病，Hurler 病，脊髄小脳変性症，Kearns-Sayre 症候群などがある．このうち Laurence-Moon 症候群と Baldet-Biedl 症候群は同一症候群として扱われた時期があったが，現在は異なる症候群として認知されている．
- 症状は夜盲に始まり，続いて視野狭窄を伴う．末期には視力が低下する．
- 典型例（定型網膜色素変性）では，血管アーケード付近から周辺にかけて網膜色素上皮の脱色素と網膜内骨小体様色素沈着を伴う網膜変性を示す．網膜血管は初期から狭細化し，末期には網膜変性は黄斑部に及んで視神経乳頭はろう様蒼白となる．

典型例1　著しい求心性視野狭窄を示す症例

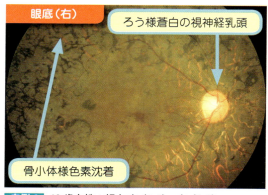

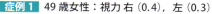

症例1 49 歳女性：視力 右（0.4），左（0.3）

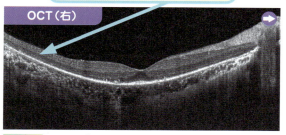
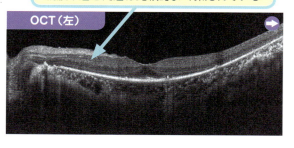

症例1 の OCT 水平スキャン

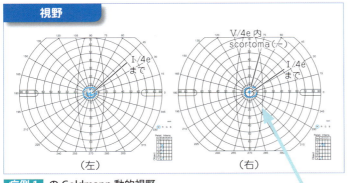

視野 / フラッシュERG

症例1 の Goldmann 動的視野　　著しい求心性視野狭窄　　症例1 のフラッシュERG　　non-recordable ERG

典型例2　視野中間周辺部の感度低下が著しい症例

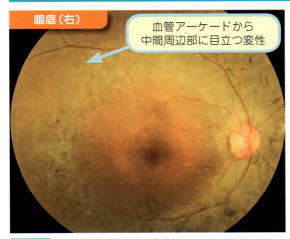

眼底（右）：血管アーケードから中間周辺部に目立つ変性

FAF（右）：変性部は低蛍光で，それより後極は過蛍光

症例2　62歳女性：視力（0.6）　　症例2 の FAF

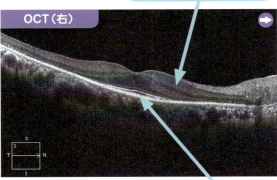

網膜中層と内層は比較的よく保たれている

OCT（右）　　視野（右）：I/4eとI/3eのイソプターほぼ重なる

症例2 の OCT 水平スキャン　　中心窩付近のみ外顆粒層とEZ（IS/OS）が残存　　症例2 の Goldmann 動的視野　　中間周辺部の感度低下

弓状暗点を示した非定型網膜色素変性の症例

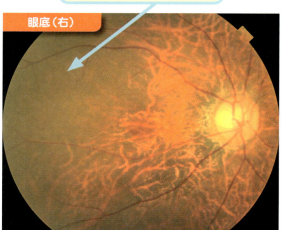

眼底には目立つ変性はない

症例3 74歳男性：視力(0.8)

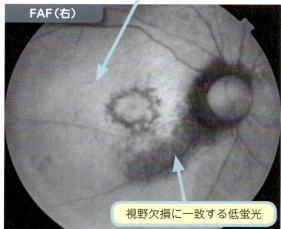

びまん性の過蛍光

視野欠損に一致する低蛍光

症例3 のFAF

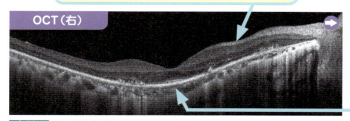

網膜中層と内層は比較的よく保たれている

外顆粒層は菲薄化し，EZ(IS/OS)は中心窩下にわずかに残るのみ

症例3 のOCT水平スキャン

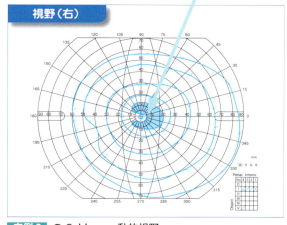

視野欠損に一致する低蛍光

症例3 のGoldmann動的視野

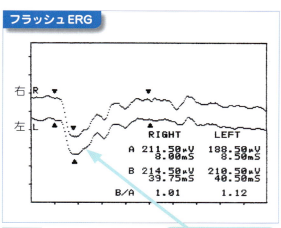

subnormal ERG

症例3 のフラッシュERG

囊胞様黄斑浮腫を合併した症例

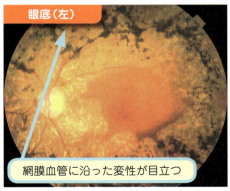

眼底（左）

網膜血管に沿った変性が目立つ

症例 4 84 歳女性：視力（0.6）

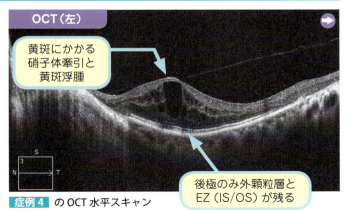

OCT（左）

黄斑にかかる硝子体牽引と黄斑浮腫

後極のみ外顆粒層とEZ（IS/OS）が残る

症例 4 のOCT水平スキャン

併発した白内障

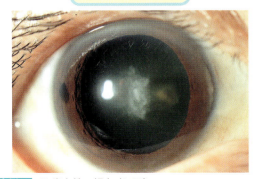

前極・後極白内障

症例 5 63 歳女性：視力（0.05）
網膜色素変性には，前極・後極白内障の発症頻度が高い．

Zinn小帯断裂をきたした症例

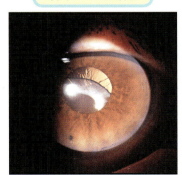

眼内レンズ亜脱臼

症例 6 69 歳女性：視力（1.0）
網膜色素変性はZinn小帯が弱く，白内障術後に眼内レンズが脱臼することがある．

診断の極意
- 両眼性に対称的な変性があり，夜盲と視野狭窄があってERGが減弱していれば，網膜色素変性と診断できる．OCTでは外顆粒層の菲薄化とEZ（IS/OS）の消失がみられる．
- 鑑別診断：Stargardt病／黄色斑眼底群，ぶどう膜炎や網膜色素上皮症の既往，急性帯状潜在性網膜外層症（AZOOR），自己免疫網膜症，腫瘍関連網膜症．

治療
- 根本的治療法なし．暗順応改善薬や循環改善薬，ビタミン剤の投与を行う．ウノプロストンの点眼は中心視感度を改善する可能性がある．
- 囊胞様黄斑浮腫（CME）に対しては，炭酸脱水酵素阻害薬の点眼や内服．
- 白内障に対しては手術．しかしZinn小帯断裂に注意．

（國吉一樹）

III 遺伝性疾患

2 無色素性網膜色素変性
retinitis pigmentosa sine pigmento

> **概要**
> - 網膜色素変性の診断基準を満たすが，骨小体様色素沈着を伴わないものを無色素性網膜色素変性と呼ぶ．
> - 網膜色素変性の非定型例というよりは，定型網膜色素変性の初期像と考えられている．
> - 若年者に多くみられる．
> - 孤発例，常染色体優性遺伝，常染色体劣性遺伝，X染色体劣性遺伝いずれの報告もある．
> - 本邦における報告では，頻度は網膜色素変性の1.6～14.9％.

典型例

眼底

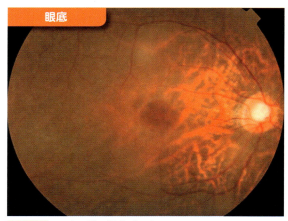

症例1 34歳男性：視力（1.2）
網膜血管の軽度狭細化．
耳側網膜の脱色素斑を伴う粗糙な色調．
骨小体様色素沈着は認めない．

OCT

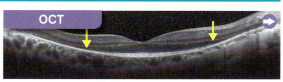

症例1 のOCT水平スキャン
FAFでの過蛍光リングより周辺側では，ELM，EZの消失を認める（黄矢印）．

視野

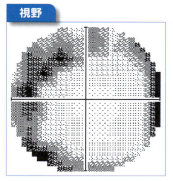

症例1 のHumphrey視野 10-2
中心10°以内に及ぶ輪状暗点．

FAF

耳側に斑状の低蛍光

症例1 のFAF
リング状の過蛍光（過蛍光リング）を認める（黄三角）．

ERG

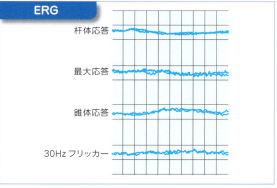

症例1 の網膜電図
すべての応答がほぼ消失している．

変性が進行し視力低下をきたした症例

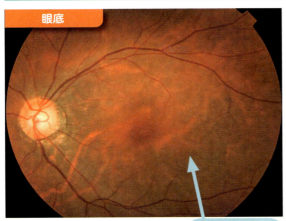

眼底

症例2 43歳女性：視力（0.4）
骨小体様色素沈着は認めない.

脱色素を伴う粗糙な色調

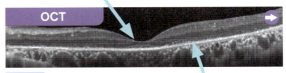

OCT

ELMおよびEZの短縮と，IZの消失

症例2 のOCT水平スキャン

網膜外層全体の菲薄化

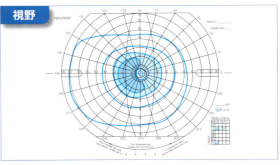

視野

症例2 のGoldmann動的視野
輪状暗点を認める.

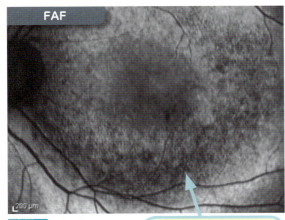

FAF

症例2 のFAF

粗糙な部位に一致して認める低蛍光

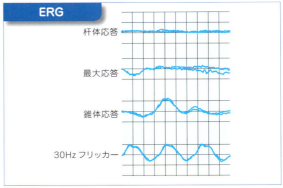

ERG

症例2 の網膜電図
杆体応答は消失しており，最大・錐体応答も振幅が低下している.

診断の極意
- 典型的な色素沈着を伴わないため診断が困難な場合があるが，自覚症状や家族歴の聴取，OCT所見，視野検査，網膜電図から診断が可能である.
- 長期間経過観察を続けていると，網膜に色素沈着が生じてくる症例を経験する.
- Usher症候群をはじめとする網膜変性を伴う遺伝性疾患・症候群への，色素沈着を伴わない網膜色素変性の合併例が多く報告されており，臨床の現場においても，それらの症候群に合併する色素沈着に乏しい網膜色素変性をしばしば経験する.

治療
- 定型網膜色素変性と同様，現時点では根治的な治療法はない.

（三浦　玄）

Ⅲ 遺伝性疾患

3 レーベル先天盲

Leber congenital amaurosis : LCA

概要
- 新生児〜幼児期に発症する網膜ジストロフィ.
- 多くは常染色体劣性遺伝で,一部は常染色体優性遺伝を示す.現在までに約20種類の原因遺伝子が同定されている.
- 多くは生後1年以内,典型的には生後1か月以内に気づかれる重篤な視機能障害を特徴とする.症状は,光を追視しない,対光反射の減弱,眼振などである.
- 眼底は正常〜びまん性網膜変性で,多様.
- 錐体障害が優位なものと,杆体障害が優位なものがある.錐体障害が優位なものは杆体障害が優位なものよりも眼底所見が軽微であるが,より早期に(多くは生直後から)発症し,視機能障害が重篤で,遠視が強い傾向にある.
- 2〜5歳くらいまでに夜盲や視力障害で発症する「若年発症網膜ジストロフィ」は,レーベル先天盲の類縁疾患とされる.

RDH12遺伝子関連レーベル先天盲

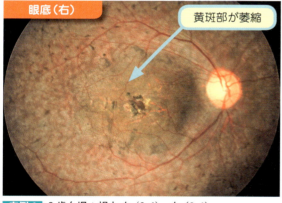
眼底(右) 黄斑部が萎縮

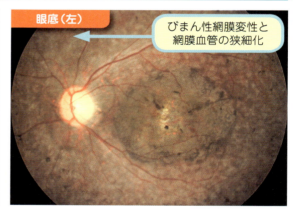
眼底(左) びまん性網膜変性と網膜血管の狭細化

症例1 9歳女児:視力 右(0.4),左(0.4)

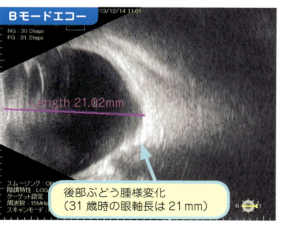
Bモードエコー
後部ぶどう腫様変化
(31歳時の眼軸長は21 mm)

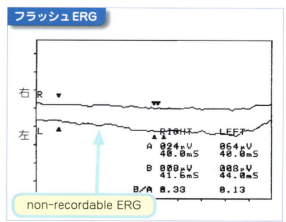
フラッシュERG
non-recordable ERG

CRB1 遺伝子関連レーベル先天盲

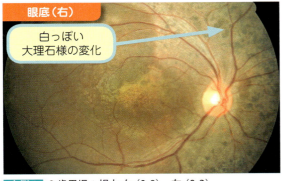
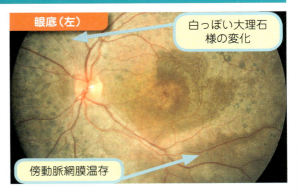

症例2　9歳男児：視力右（0.8），左（0.3）

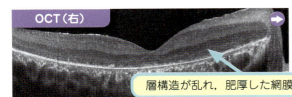

層構造が乱れ，肥厚した網膜（*CRB1* 遺伝子異常に特徴的）

NMNAT1 遺伝子関連レーベル先天盲

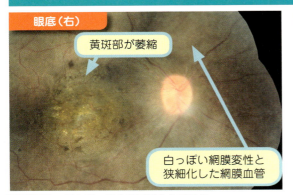

症例3　7歳女児：視力は両眼とも手動弁

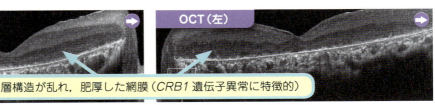

digito-ocular sign　目を手や指でこすったり，押さえつけたりする．視力障害の強いレーベル先天盲の症状のひとつ．
(Franceschetti & Forni, 1958)

診断の極意
- 生後すぐか数年以内に視力障害や夜盲に気づかれ，ERG が消失しているか，著しく減弱していることで診断される．
- 眼底所見に乏しいこともあるので，診断には ERG 所見が重要である．
- 鑑別診断として，杆体一色覚，S錐体一色覚，先天停在性夜盲，眼白子症などの，いわゆる眼振症候群があげられる．

治療
- 根本的な治療法はないが，海外の複数の施設で *RPE65* 遺伝子異常を持つレーベル先天盲に対して遺伝子治療が試みられている．

（國吉一樹）

Ⅲ 遺伝性疾患

4 色素性傍静脈網脈絡膜萎縮症

pigmented paravenous retinochoroidal atrophy (PPRCA)

概要
- 網膜静脈周囲の色素沈着と網膜色素上皮および脈絡膜毛細血管の萎縮をきたす疾患である．
- 両眼性で左右対称のことが多いが，片眼性や左右非対称な症例の報告もある．
- 通常，患者は無症状で，健診などの眼底検査で偶然発見されることが多い．
- 視力は良好でほとんどの場合変性や発生異常に伴うものと考えられ非進行性である．
- 孤発例が多い．CRB1遺伝子の関与を示唆した報告が1報のみ存在する

典型例

静脈周囲の色素沈着と網脈絡膜萎縮

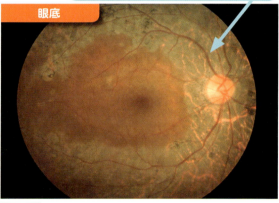

眼底

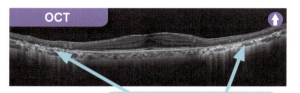

OCT

萎縮のある部位で脈絡膜毛細血管の信号増強と後方散乱の増強

症例1 の12mm OCT 垂直スキャン

症例1 58歳男性：視力（1.0）

網脈絡膜萎縮のある部分とない部分の境界が鮮明．萎縮のない部分はほぼ正常

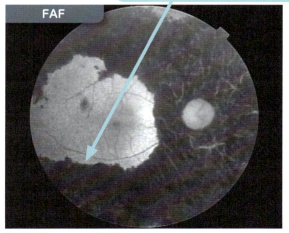

FAF

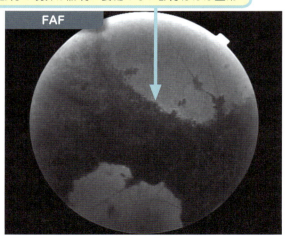

FAF

症例1 のFAF：後極部

症例1 のFAF：上方中間周辺部

軽症例

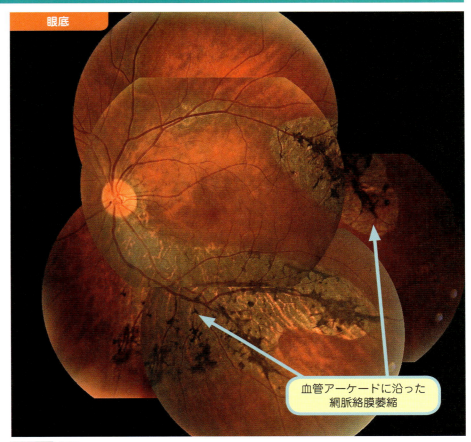

血管アーケードに沿った網脈絡膜萎縮

症例2 眼底
（近藤峰生先生のご厚意による）

診断の極意

- PPRCAは無症候で視力良好なことが多く，視野検査では輪状あるいは地図状暗点を認める．ERGの異常の程度は網脈絡膜萎縮の範囲に依存する．
- 静脈周囲色素沈着および網膜色素上皮萎縮のある部分とない部分の境界は非常に鮮明で，萎縮のない部分はほぼ正常であることがFAFやOCTで検出可能．
- 眼底像が類似していても，視力障害や夜盲を自覚する症例では網膜色素変性を疑う必要がある．ERGが鑑別に有用．
- 炎症の関与が考えられ，梅毒や結核性のぶどう膜炎に続発するものはpseudo PPRCAとしてPPRCAとは区別する必要がある．

治療

- PPRCAは非進行性であり基本的には治療を要しない．
- pseudo PPRCAと考えられる症例では緩やかに進行することがあり，この場合原疾患に対する治療を行う．
- 網膜色素上皮や網脈絡膜萎縮に対する根本的な治療はない．

（亀谷修平）

III 遺伝性疾患

5 錐体杆体ジストロフィ
cone (-rod) dystrophy

概要
- 錐体機能が杆体機能に先んじて障害される進行性の網膜ジストロフィである（cone-rod dystrophy）．
- このうち錐体機能のみに障害があり杆体機能が正常である症例は錐体ジストロフィ（cone dystrophy）と呼ばれるが，両者は遺伝学的に厳密に区別できる病態ではない．また，特に黄斑部に機能障害が限局している場合は黄斑ジストロフィ（macular dystrophy）と分類されることもある．
- 多くは20歳までの若年期に視力低下，羞明，色覚異常，中心比較暗点などを訴え，徐々に両眼性に進行していくが，成人期以降に初めて自覚症状が出現する例も珍しくはない．
- 全視野ERGにおいて，錐体反応に優位な反応低下を認める．
- 遺伝形式は常染色体優性，常染色体劣性，X染色体劣性と多彩で，原因遺伝子として GUCA1A，GUCY2D，PRPH2，CRX，RIMS1，PROM1，ABCA4，RPGRIP，KCNV2，RDH5，CNGB3，CNGA3，PDE6C，PDE6H，RPGR 等，30種類程度が報告されている．

標的黄斑症を呈する症例

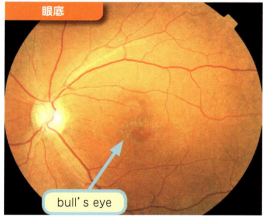

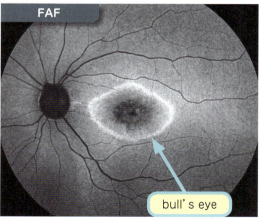

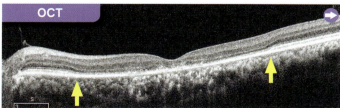

症例1 標的黄斑症（bull's eye maculopahty）を呈する錐体杆体ジストロフィ（58歳男性）．40歳過ぎから中心の見えにくさを自覚した．矯正視力 右 (0.1)，左 (0.7)．
眼底写真では中心窩周囲に輪状の萎縮領域を認める．FAFでは中心窩の変性部が低蛍光領域として観察され，さらに黄斑周囲には輪状の過蛍光所見がみられる．OCTでは黄斑部の視細胞層（2つの矢印の間）が著しく萎縮している．

後極に広範囲の萎縮を伴う症例

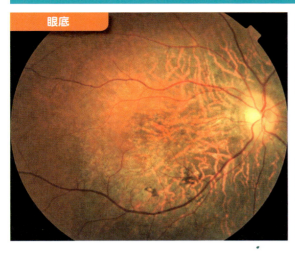

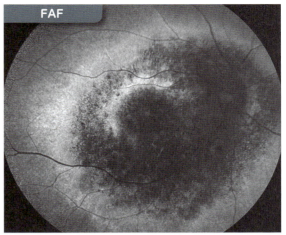

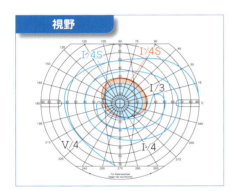

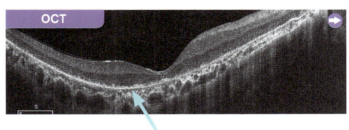

網膜外層の広汎な萎縮

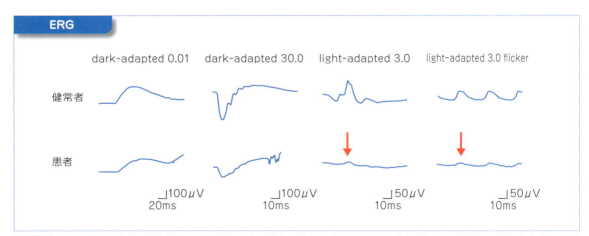

症例2 *RPGR* 遺伝子変異（X 染色体劣性遺伝）による錐体杆体ジストロフィ（46 歳男性）．40 歳頃から羞明および色覚異常を自覚した．矯正視力 右（0.08），左（0.7）
眼底写真では視神経乳頭と黄斑部を含む後極全域に萎縮領域を認める．FAF では輪状過蛍光領域，およびその内部の蛍光消失領域が認められ，Goldmann 視野の暗点と一致している．OCT では著明な視細胞層および網膜色素上皮層の萎縮を認める．全視野 ERG では錐体反応に著しい低下が見られる（矢印）．

黄斑部の円形萎縮巣を呈する症例

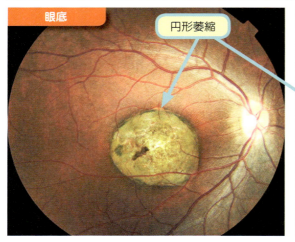

眼底 — 円形萎縮

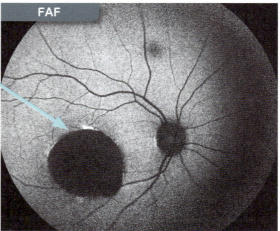

FAF

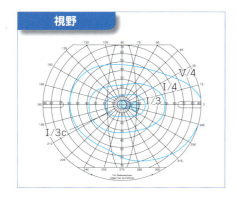

視野

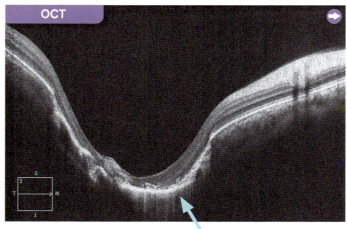

OCT — 著明な陥凹

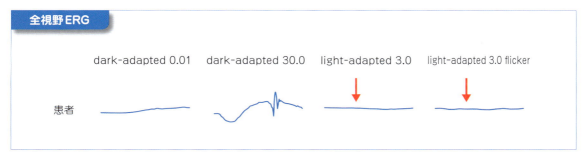

全視野ERG

症例3 *GUCY2D* 遺伝子変異（常染色体優性遺伝）による錐体杆体ジストロフィ（9歳男性）．幼少時から羞明，視力不良があった．矯正視力 右（0.1），左（0.1）

眼底写真では黄斑部に円形の強い萎縮巣を認め，FAFでは同部位の蛍光が消失している．OCTでは，病変部に強い陥凹を伴う網脈絡膜萎縮がみられる．全視野ERGでは錐体反応が完全に消失しており（矢印），杆体反応にも低下がみられる．

眼底所見の異常が軽度な症例

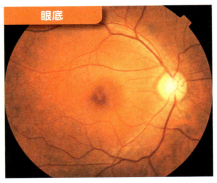
眼底

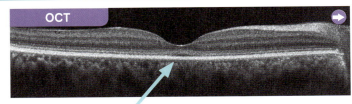
OCT

IZ の消失，EZ の不明瞭化

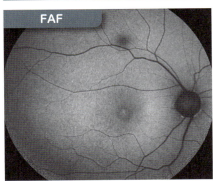
FAF

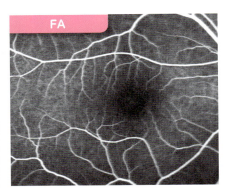
FA

症例 4 眼底所見の異常が軽度な錐体杆体ジストロフィ（44歳男性）．22歳頃より羞明を自覚した．矯正視力 右 (0.2)，左 (0.2)．眼底写真では中心窩にわずかな黄色様変化を認めるのみである．FAFおよびFAでは中心窩にわずかな過蛍光領域を認める．OCTではIZの消失とEZの不明瞭化が広範囲にみられるが，網膜色素上皮層は正常である．全視野ERGでは錐体反応がほぼ消失している（矢印）．

全視野ERG

| dark-adapted 0.01 | dark-adapted 30.0 | light-adapted 3.0 | light-adapted 3.0 flicker |

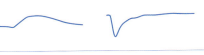
患者

診断の極意

- 眼底所見は黄斑部の萎縮所見，標的黄斑症（bull's eye maculopathy）を呈するものが多いが，後極全体に変性を生じる症例もあり多様性がある．また，検眼的所見に異常がない症例も多いため注意が必要である．
- FAF および OCT にて視細胞層や網膜色素上皮層を注意深く観察することが，本疾患の進行度や予後の予測に重要である．
- 30歳以降になって症状を自覚する晩期発症例では，傍中心窩においてすでに変性，萎縮が進行しているものの，中心窩が温存（foveal sparing）されているために自覚症状が軽いという状態が多くみられる．

治療

- 一部の原因遺伝子に対して遺伝子治療等の研究が進められているが，現在のところ有効な治療法はない．
- 視力低下，視野障害，羞明等に対するロービジョンケアを中心に，個々の患者に見合う対応を行う必要がある．

（角田和繁）

III 遺伝性疾患

6 白点状眼底

fundus albipunctatus

概要
- 遺伝性の先天性停在性夜盲症の1つ（主症状は生来の夜盲）．
- ほとんどは常染色体劣性遺伝．
- *RDH5*遺伝子異常が多いが，*RLBP1*や*RPE65*遺伝子異常の報告もある．
- 通常視力は低下しないが，錐体ジストロフィを合併した症例の報告がある．
- 周辺視野が進行性に狭窄することはない．
- 眼底には細かな無数の黄小白点が中間周辺部にみられる．
- OCTでは白点状物質に一致して，網膜下（RPEの上）に高反射物質を認める．
- ERGでは応答は減弱しているが，暗順応時間を延長させるとほぼ正常近くまで回復する．

典型例

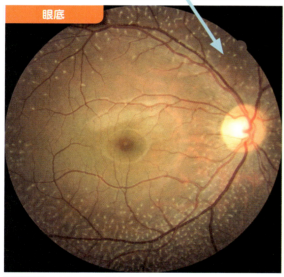

症例1 15歳男性：視力（1.5）
*RDH5*遺伝子異常．

中間周辺部に無数の黄白色病変

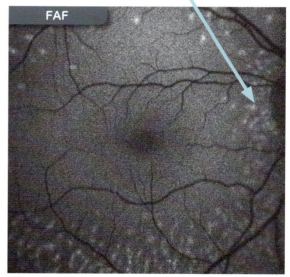

症例1 のFAF

白点状病変は過蛍光

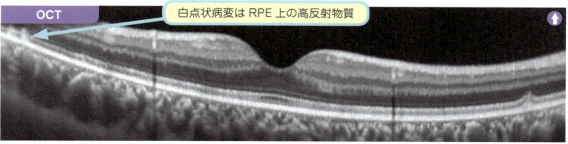

症例1 のOCT垂直スキャン

白点状病変はRPE上の高反射物質

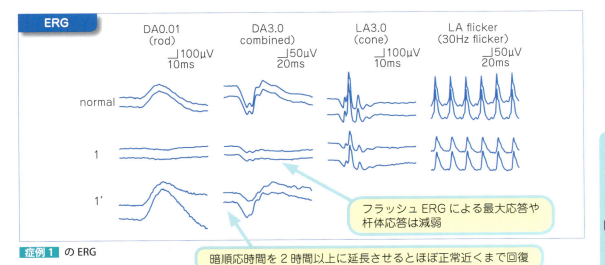

症例1 のERG

フラッシュERGによる最大応答や杆体応答は減弱

暗順応時間を2時間以上に延長させるとほぼ正常近くまで回復

中心窩に視細胞障害を呈した症例

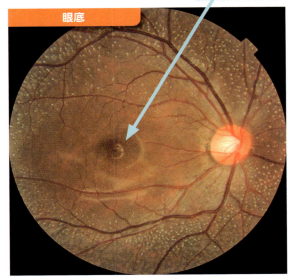

症例2 20歳女性：視力（0.8）
RDH5 遺伝子異常．

黄斑部に異常

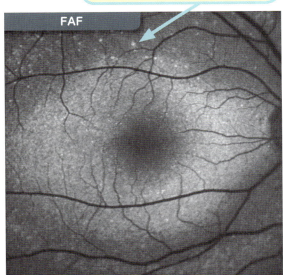

症例2 のFA

白点状病変は過蛍光
すべてが描出されるわけではない

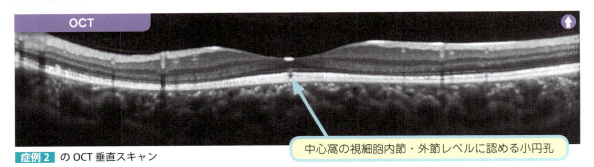

症例2 のOCT垂直スキャン

中心窩の視細胞内節・外節レベルに認める小円孔

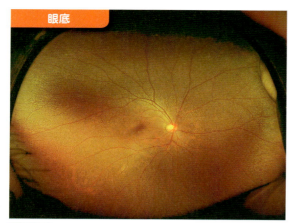

症例2 のOptosカラー眼底

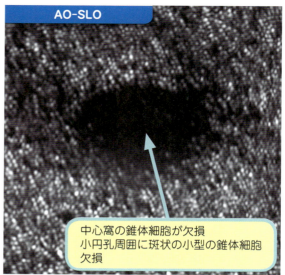

中心窩の錐体細胞が欠損
小円孔周囲に斑状の小型の錐体細胞欠損

症例2 補償光学 AO-SLO

診断の極意
- 若年者の両眼眼底に白色隆起状病変を認め，夜盲の症状があればまず本症を疑う．
- 通常視力良好だが，視機能障害を認める症例もある．
- 進行する場合は次項の白点状網膜炎を疑う．
- 加齢黄斑変性にみられる pseudodrusen とは OCT を含め画像所見が類似しているが，年齢から鑑別は難しくはなく（pseudodrusen は高齢者），FAF 所見（白点状眼底は過蛍光，pseudodrusen は低蛍光）・ERG 所見（pseudodrusen は通常正常）からも鑑別できる．
- 確定診断は，ERG か，遺伝子診断（主に *RDH5* 遺伝子）．

治療
- 根本的な治療法はない．しかし鑑別にあげられる pseudodrusen は高率に CNV を生じるため，確定診断がついていないときは注意を要する．

（大音壮太郎）

III 遺伝性疾患

7 白点状網膜炎
retinitis punctata albescens

概要
- 白点を伴い進行する遺伝性網膜変性疾患の総称.
- 網膜に不整形の白い斑点の集合を認める.
- 多くは *RLBP1* 遺伝子変異を認め，常染色体劣性遺伝である.
- 常染色体優性遺伝の *RHO* 遺伝子異常を持つ網膜色素変性に白点を伴うこともある.
- 北欧に多く，Bothnia dystrophy とも呼ばれる.
- 夜盲，視野狭窄，視力障害といった症状を認める.

典型例

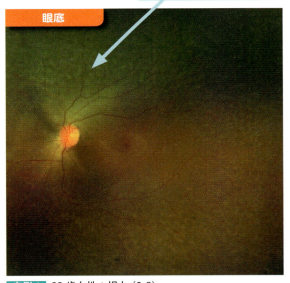
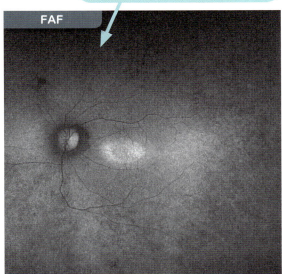

アーケードより周辺部に認める不整形な白点

白点が存在する部位に認める網膜色素上皮萎縮による低蛍光

症例1 23歳女性：視力（0.8）
RHO 遺伝子に NM_000539 c.403 C＞T 変異を持つ.

症例1 の FAF

診断の極意
- 白点状眼底と異なり，進行性である.
- 白点状眼底との鑑別には遺伝子診断が有用（白点状眼底は *RDH5* 遺伝子異常が多い）.

（諸岡　諭）

III 遺伝性疾患

8 小口病
Oguchi disease

概要
- 先天停在性夜盲症のひとつであり，常染色体劣性遺伝の疾患である．
- 夜盲の自覚は長時間暗順応後に改善する．また，通常は視力，視野，色覚などに異常はみられない．
- 眼底には金箔様と呼ばれる独特の反射（tapetal-like reflex）がみられるが，長時間暗順応後に眼底の反射は消失する（水尾・中村現象）．
- 全視野 ERG では，杆体反応の消失と，杆体錐体混合反応における a 波減弱と陰性波形が特徴的である．長時間暗順応により杆体反応は改善する．
- 原因遺伝子としてアレスチンおよびロドプシンキナーゼが知られるが，日本人の多くはアレスチン変異をホモ接合体で持つ．

典型例

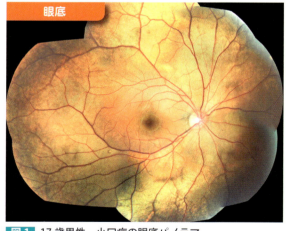
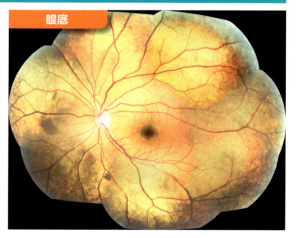

図1 17歳男性　小口病の眼底パノラマ

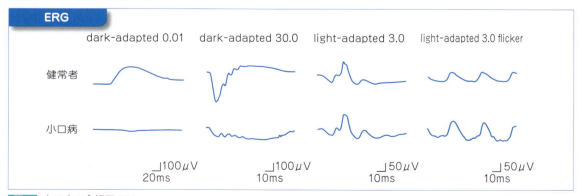

図2 小口病の全視野 ERG
①杆体反応（dark-adapted 0.01）の消失，および②杆体錐体混合反応（dark-adapted 30.0）における a 波減弱と陰性波形が特徴的である．錐体反応は正常である．長時間暗順応により杆体反応は改善する．

水尾・中村現象

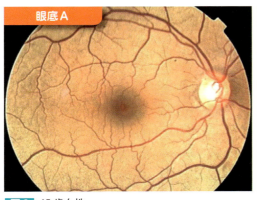 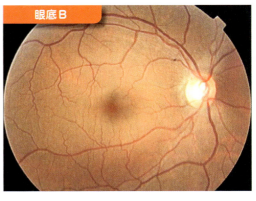

図3 45歳女性
Aは明順応後の眼底．Bは3時間暗順応後の同じ患者の眼底．Aでみられる金箔様の反射がBでは消失している．

小口病眼底のバリエーション

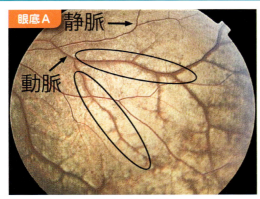 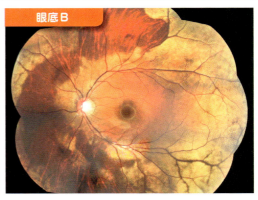

図4 小口病の特徴的な眼底所見
A；小口病では周辺部の動脈に沿って，黒ずんだ領域（楕円内）や，高輝度反射を持つ領域がみられることが多い．
B；眼底の金箔様反射には，全体型，後極中心型，周辺型，局所型など，その分布にさまざまなパターンがあり，また年齢とともに反射領域が変化することがある．

診断の極意
- 夜盲の自覚が軽い症例も多く，コンタクトレンズ作成時や職場健診での眼底検査ではじめて本疾患を指摘される場合も多い．
- 眼底所見には個人差が大きく，ときに金箔様反射が不明瞭な症例もある．
- 全視野ERGの所見は本疾患に極めて特徴的であり，確定診断には必須である．
- FAFは正常である．また，OCTでは，視細胞外節（IZ）付近が高輝度になることが知られている．
- 病態は異なるが，X染色体劣性網膜分離症，X染色体劣性錐体ジストロフィなどでも網膜周辺部に金箔様の反射がみられることがある．

治療
- 停止性の夜盲で視力，視野も良好であるため，特に治療は必要としない．
- 長期間の経過ののちに，網膜色素変性様の変性を生じる症例がまれにみられるため，注意が必要である．

（角田和繁）

III 遺伝性疾患

9 先天停在性夜盲
congenital stationary night blindness：CSNB

概要
- 視力低下をきたす遺伝性の網膜疾患であるが，非進行性（停在性）である．
- 眼底が正常でありながら，生まれつき視力が不良（0.1～0.7程度）で，ERGが陰性型を示す．
- 臨床所見とERGの結果により，完全型と不全型に分けられる．
- 完全型は強度近視と夜盲を伴いやすく，不全型は視力低下のみを主訴に受診するのが多い．

完全型先天停在性夜盲

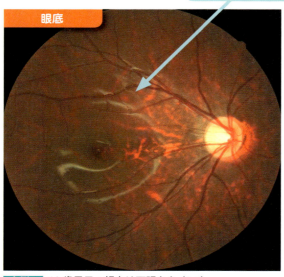
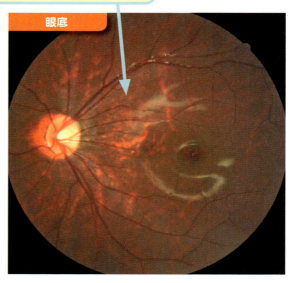

強度近視による豹紋状の眼底変化以外は正常

症例1 10歳男子：視力は両眼とも（0.5）
－8.50Dの近視があり，明らかな夜盲の症状がある．

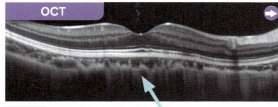
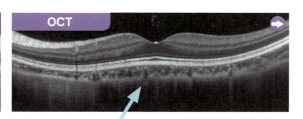

症例1 のOCT水平スキャン

強度近視による軽いドーム状変化以外は，正常なOCT所見

不全型先天停在性夜盲

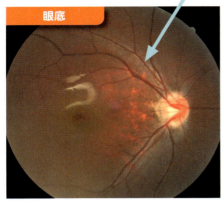

眼底は正常

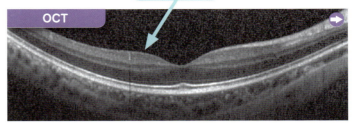

OCTも正常

症例2 のOCT水平スキャン

症例2 7歳男子：視力は両眼とも（0.6）
－1.50Dの近視がある．夜盲の症状はない．

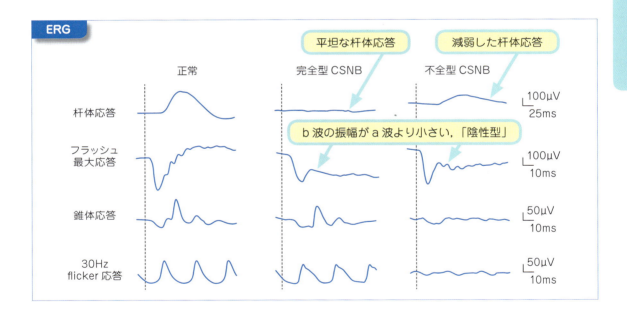

- 平坦な杆体応答
- 減弱した杆体応答
- b波の振幅がa波より小さい，「陰性型」

診断の極意

- 小児で，生後から視力が不良で眼底が正常である場合は，本症を疑ってERGを行う．
- 完全型は，強度近視と夜盲を伴うので診断は容易であるが，不全型は視力不良のみである．
- 遺伝子診断を行っている施設に遺伝子検査を依頼することも診断に有用である．

治療

- 屈折異常に対して眼鏡装用を行う．青年期には運転免許が取得できる程度の視力（0.7以上）になることが多い．

（近藤峰生）

III 遺伝性疾患

10 杆体一色覚（全色盲）
rod monochromatism (achromatopsia)

概要
- 遺伝性・非進行性の網膜疾患で，発症率は約4万人に1人．常染色体劣性遺伝の形式をとる．
- 先天的に錐体機能が消失しているため，低視力，羞明，昼盲，振子眼振，色覚異常を示し，矯正視力は0.1程度である．
- 眼底所見は正常なことが多いが，黄斑萎縮を伴う症例も存在する．
- 視野検査で，中心感度低下を認めるが周辺視野は良好である．
- OCT所見として，黄斑部の外層障害を伴う網膜菲薄化・黄斑体積減少がみられる．
- 全視野刺激網膜電図検査で杆体応答は記録できるが，錐体応答が著しく減弱する．

典型例

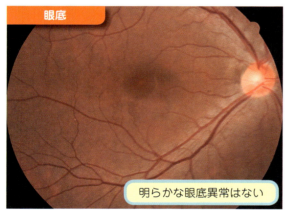

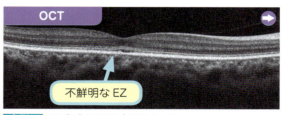

症例1 38歳時のOCT水平スキャン（不鮮明なEZ）

症例1 22歳女性：視力は(0.1)（明らかな眼底異常はない）
CNGA3遺伝子変異が原因と特定されている．

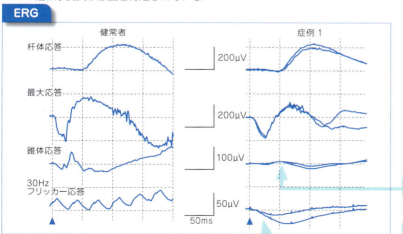

症例1 の網膜電図（錐体およびフリッカー応答の消失）

黄斑萎縮をきたした症例

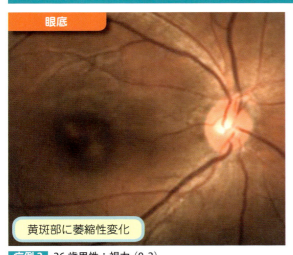

症例2 26歳男性：視力（0.2）
PDE6C 遺伝子変異が原因と特定されている．

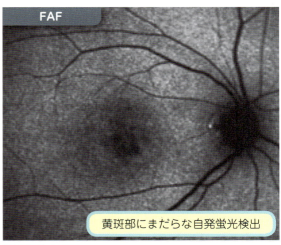

症例2 のFAF

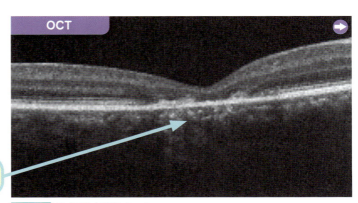

症例2 のOCT水平スキャン

診断の極意
- 網膜電図で良好な杆体応答，錐体応答の著しい減弱が検出．
- 網膜電図所見は錐体ジストロフィに類似するが先天性であることを聴取できれば成人であっても診断可能．
- 石原色覚検査表で，第1表は正読する．
- 原因遺伝子として，*CNGA3*，*CNGB3*，*GNAT2*，*PDE6C*，*PDE6H*，*ATF6* の6個が報告されている．
- 低視力にもかかわらず日常生活はそれほど困らない．

治療
- 根本的な治療法はないが，羞明や昼盲は必発のため遮光眼鏡装用を勧める．眩しさの軽減だけでなく，コントラスト改善に有効である．

（林　孝彰）

III 遺伝性疾患

11 青錐体一色覚
blue cone monochromatism

概要
- 遺伝性・非進行性の網膜疾患で，発症率は約10万人に1人．X連鎖劣性遺伝の形式をとる．
- 先天的にL/M錐体機能が消失しているため，低視力，羞明，昼盲，振子眼振，色覚異常を示し，矯正視力は0.1〜0.2程度．S錐体機能は残存．
- 眼底所見は正常なことが多いが，黄斑萎縮を伴う例も存在する．
- OCT所見として，黄斑部の外層障害を伴う．
- 全視野刺激網膜電図検査で杆体応答は記録できるが，錐体応答が著しく減弱する．

典型例

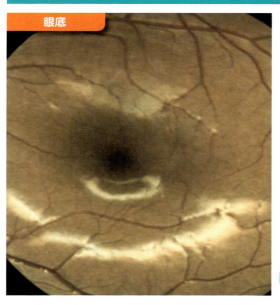

症例1 8歳男児：視力（0.15）

明らかな眼底異常はない

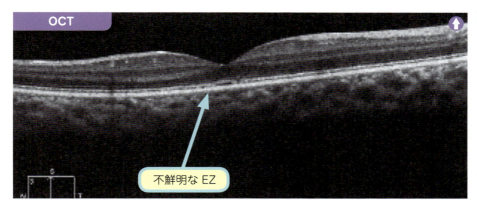

症例1 のOCT垂直スキャン

不鮮明なEZ

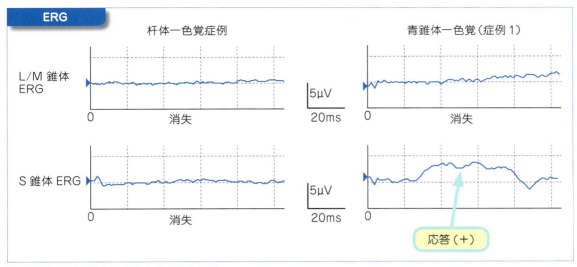

症例1 の L/M 錐体 ERG および S 錐体 ERG

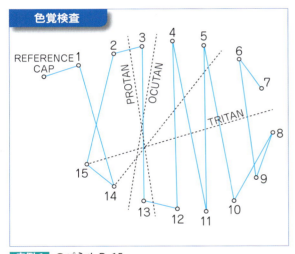

症例1 のパネル D-15

症例1 のアノマロスコープ結果

- 臨床所見は，全色盲に類似
- 男児のみが発症
- X 連鎖劣性遺伝の家族歴を有する．
- 石原色覚検査表で第1表を正読，パネル D-15 は，protan 軸と deutan 軸の中間で fail する．
- 網膜電図で良好な杆体応答，錐体応答の著しい減弱が検出．
- L/M ERG 応答は検出されないが，S ERG 応答が検出される．

治療
- 杆体一色覚と同様に，根本的な治療法はないが，遮光眼鏡装用により，眩しさの軽減やコントラスト改善に有効である．

（林　孝彰）

III 遺伝性疾患

12 青錐体増幅症候群
enhanced S-cone syndrome

概要
- あらゆる網膜ジストロフィの中で唯一，機能亢進を示す，まれな網膜ジストロフィ．本邦からは現在までに 9 例の報告がある．
- 常染色体劣性遺伝で，*NR2E3* 遺伝子に異常をもつ．この異常により胎生期に視細胞の分化異常が起こり，その結果，本症では視細胞のほとんどを S 錐体が占める．
- 症状は，生来の夜盲と視力不良（0.1 以下～1.0）．視力は黄斑部の状態による．
- 典型例では，血管アーケードから中間周辺部にかけて黄白色の斑状の網膜色素上皮の変性と丸い網膜内色素沈着を認め，黄斑部に囊胞様変化（桑実様変化；黄斑部網膜分離）をみる．しかし眼底のバリエーションは広く，正常のものから，巨大黄斑部網膜分離，中心窩下脈絡膜新生血管，周辺部網膜分離などの報告がある．

典型例

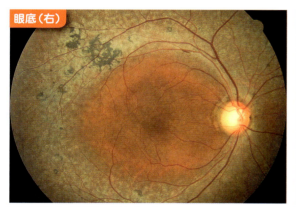

眼底（右）

症例 1　49 歳男性：視力（0.4）

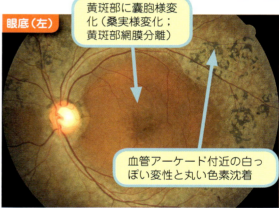

眼底（左）

黄斑部に囊胞様変化（桑実様変化；黄斑部網膜分離）

血管アーケード付近の白っぽい変性と丸い色素沈着

症例 1 の左眼

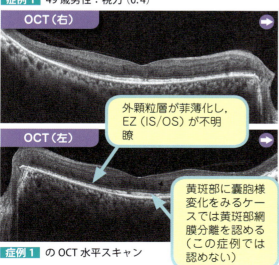

OCT（右）

OCT（左）

外顆粒層が菲薄化し，EZ（IS/OS）が不明瞭

黄斑部に囊胞様変化をみるケースでは黄斑部網膜分離を認める（この症例では認めない）

症例 1 の OCT 水平スキャン

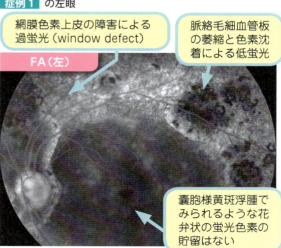

網膜色素上皮の障害による過蛍光（window defect）

脈絡毛細血管板の萎縮と色素沈着による低蛍光

FA（左）

囊胞様黄斑浮腫でみられるような花弁状の蛍光色素の貯留はない

症例 1 の FA

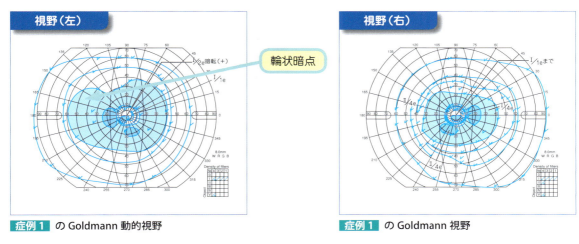

症例1 の Goldmann 動的視野　　　　　　　　　　　症例1 の Goldmann 視野

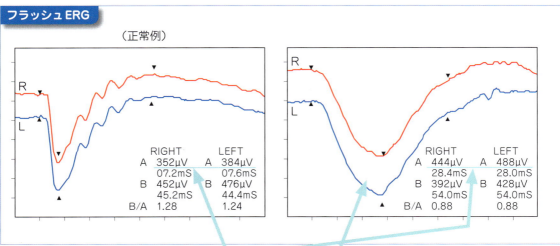

特にa波の頂点潜時の遅れ　　　潜時が遅く，ダラッとした特徴的な波形の
　　　　　　　　　　　　　　　　フラッシュERG（背景光の有無で波形が不変）

- フラッシュERG波形が決め手．潜時が延びてa波の先端が丸くダラッとした，特徴的な波形を示す．このERG波形は，暗順応下で記録しても明順応下（背景光下）で記録しても同じ形である．
- 青色光に対する高い感度を持つ．
- 末期の青錐体強調症候群はERGが減弱していて，臨床的に診断が困難な場合がある．
- 網膜変性をみたら必ずERGを記録すること．網膜色素変性と思っても，本症が隠れていることがある．
- Goldmann-Favre症候群は本疾患と同義と考えられる．

治療
- 根本的な治療法はない．
- 黄斑部網膜分離に対して，炭酸脱水酵素阻害薬の点眼が有効という報告がある．
- 青色のサングラス着用で視力が上がることがある．
- 脈絡膜新生血管に対しては，抗VEGF抗体治療が有効かも知れない．

（國吉一樹）

III 遺伝性疾患

13 卵黄状黄斑ジストロフィ（Best病）

vitelliform macular dystrophy：VMD (Best disease)

概要
- 遺伝性の黄斑ジストロフィの1つであり，発症率は約2万人に1人．基本的には常染色体優性遺伝．
- 20歳までに視力低下や中心暗点で受診することが多い．
- 黄斑部に目玉焼き状の黄色病変がみられる．それが崩れたり，萎縮したりすることもある．
- 黄色沈着部位はFAでブロックによる低蛍光，萎縮部位はwindow defectで過蛍光になる．
- FAFでは，黄色沈着部位はリポフスチンの沈着による過蛍光になるのが特徴．

典型例

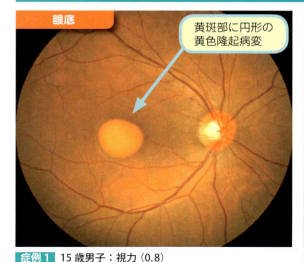

症例1　15歳男子：視力（0.8）

眼底：黄斑部に円形の黄色隆起病変

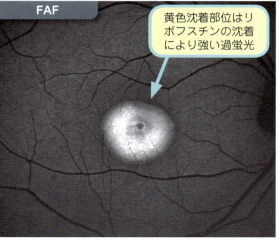

症例1のFAF

FAF：黄色沈着部位はリポフスチンの沈着により強い過蛍光

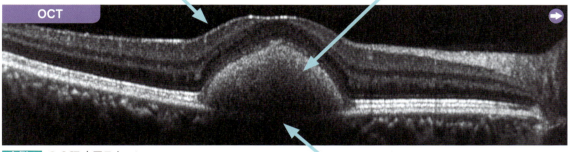

症例1のOCT水平スキャン

OCT：黄斑の隆起が明らか／黄色沈着物は神経網膜とRPEの間／黄色沈着物の反射が強いため，その下のRPEの反射は不明瞭

右眼に偽前房蓄膿期の病変がみられた症例

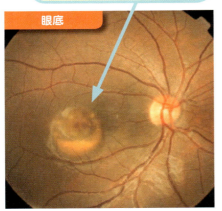

黄色隆起病変が重力で下方に移動した,「偽前房蓄膿期」

眼底

症例2　18歳女性：視力(0.6)

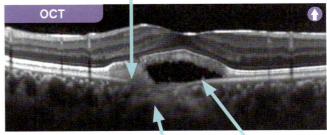

重力により黄色沈着物は下方に貯留

OCT

症例3 のOCT垂直スキャン

ニボー形成　　上方は漿液性剥離

右眼に萎縮期の病変がみられた症例

黄色部に萎縮性瘢痕が形成された,「萎縮期」

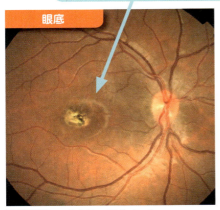

眼底

症例3　20歳女性：視力(0.8)

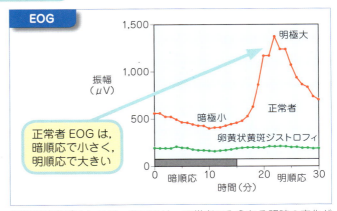

EOG

正常者EOGは,暗順応で小さく,明順応で大きい

卵黄状黄斑ジストロフィのEOGは,正常者でみられる明暗の変化がなく,平坦になるのが特徴.

診断の極意
- 若年者の眼底に隆起性の黄色病変をみつけたら,まず本症を疑う.
- OCTでは黄色病変は網膜下にあり,FAFで強い過蛍光となる.
- 確定診断は,眼球電図(EOG)か,遺伝子診断(*BEST1*遺伝子).
- 基本的には優性遺伝であるが,近年では常染色体劣性遺伝の報告もあり.(この場合は autosomal recessive bestrophinopathy(ARB)と呼ばれる.)

治療
- 根本的な治療法はないが,まれにCNVによる黄斑下出血を起こすことあり.
  →その場合は抗VEGF薬の硝子体内注射.

(近藤峰生)

III 遺伝性疾患

14 成人型卵黄状黄斑ジストロフィ

adult-onset foveomacular vitelliform dystrophy：AFVD

概要
- 30歳から60歳代で発症する両眼性の黄斑下の黄色沈着をきたす疾患である．
- 常染色体優性遺伝の家族歴を認める報告がある一方，家族歴を認めない報告も多い．
- これまでに本症の発症に関与する遺伝子としてPRPH2，BEST1およびIMPG1とIMPG2遺伝子が報告されている．

典型例

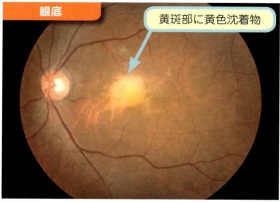

眼底：黄斑部に黄色沈着物

症例1　65歳男性：視力（0.7）

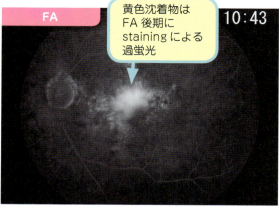

FA：黄色沈着物はFA後期にstainingによる過蛍光　10:43

症例1のFA

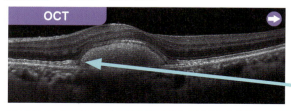

OCT

黄色沈着物は網膜視細胞外節と網膜色素上皮の間に認める

症例1のOCT水平スキャン

診断の極意
- BEST病ではほぼすべての症例で眼球電図（EOG）の異常（L/D比の低下）を認めるが，AFVDではEOGは正常から軽度の異常（subnormal）にとどまることが多い．
- 卵黄状病変の黄色沈着物はOCTで網膜視細胞外節とRPEの間に認める．
- 卵黄状病変は加齢黄斑変性など他の疾患の続発性病変としてみられることがあるので鑑別に注意が必要．

治療
- AFVDには根本的な治療法はない．
- AFVDでCNVによる視力低下を生ずることがあり，この場合は加齢黄斑変性の治療に準じた抗VEGF薬の硝子体内注射が有効であると報告されているが，PDTは網膜色素上皮萎縮による視力低下を生じるため避けるべきとされている．

（亀谷修平）

Ⅲ 遺伝性疾患

15 常染色体劣性ベストロフィノパチー

autosomal recessive bestrophinopathy：ARB

概要
- 常染色体劣性ベストロフィノパチー（ARB）は，*BEST1* 遺伝子のホモもしくは複合ヘテロ変異で生じる疾患であり，10 歳代から 40 歳代での発症の報告が多い．

典型例

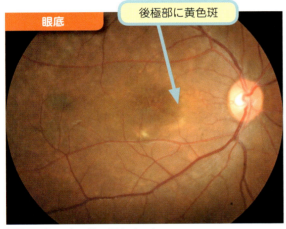

後極部に黄色斑

症例1　25歳男性：視力（0.5）

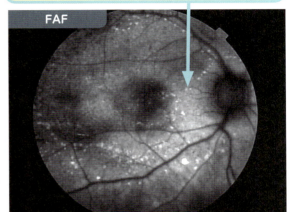

乳頭周囲とアーケード周囲の点状過蛍光が特徴的

症例1 の FAF

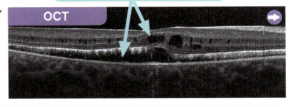

黄斑分離と丈の低い網膜剥離

症例1 の OCT 水平スキャン

診断の極意
- ARB は OCT での黄斑分離と丈の低い網膜剥離，および FAF での点状過蛍光の散在を特徴とする疾患である．卵黄様病変は認めない．EOG は低下する．狭隅角緑内障を合併することが多い．

治療
- 黄斑分離に対して，アセタゾラミドの内服が有効とする報告がある．
- 狭隅角緑内障に対して周辺虹彩切除を必要とすることがある．
- 機能欠損型遺伝子変異によって起こるため，今後，遺伝子導入型の遺伝子治療の対象となる可能性がある．

（亀谷修平）

III 遺伝性疾患

16 スタルガルト病
Stargardt disease

概要
- 最も頻度の高い遺伝性網膜疾患の1つ（保因者率：1/20～1/50）で黄斑部萎縮，周囲に散在する多発性黄色斑（fleck）を特徴とする．
- 常染色体劣性遺伝形質を示す *ABCA4* 遺伝子異常に起因する極めて多彩な表現型を呈する疾患群 *ABCA4*-retinopathy（広義 Stargardt 病）の範疇に含まれる．
- 一般には 10～20 歳代での発症が多く，両眼進行性の視力低下，視野障害，羞明，色覚異常が主症状となるが，表現型が多彩で典型経過と異なるものも少なくない．
- 自発蛍光物質（A2E）の蓄積が病気の本態であり，FAF を含めた包括的検査が診断に有効である．

典型例

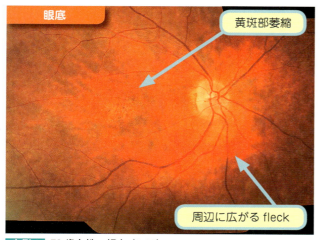

症例1 72歳女性：視力（0.05）

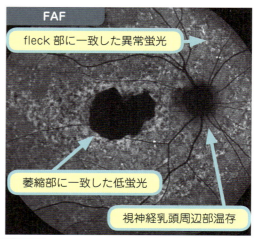

症例1 の FAF

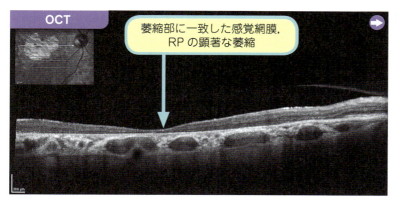

症例1 の OCT 水平スキャン

症例1 の ERG 所見

全視野ERG所見（Group 1：黄斑機能障害，Group 2：黄斑＋錐体機能障害，Group 3：黄斑＋錐体＋杆体機能障害）が予後予測に有効である．

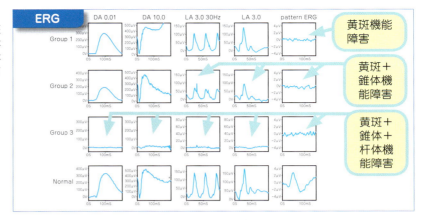

重症例

ABCA4- retinopathy（広義Stargardt病）の範疇に含まれる．

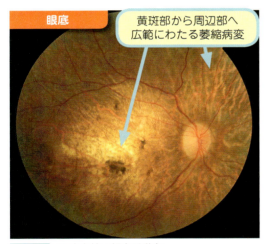

症例2　43歳女性：視力手動弁

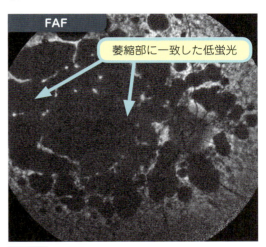

症例2 の FAF

小児例

ABCA4- retinopathy（広義Stargardt病）の範疇に含まれる．

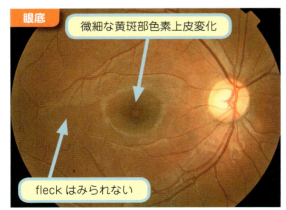

症例3　8歳女児：視力（0.2）

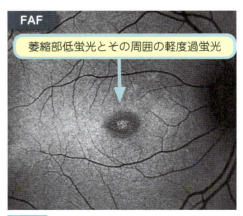

症例3 の FAF

中心窩温存例

ABCA4-retinopathy（広義Stargardt病）の範疇に含まれる．

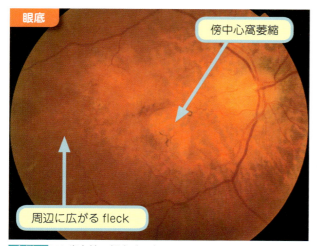

症例4　41歳女性：視力（0.4）

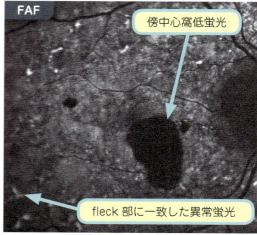

症例4のFAF

黄色斑眼底

黄色斑眼底が長期経過の中で黄斑萎縮をきたすものが報告されており，ABCA4-retinopathyの範疇に含まれる．

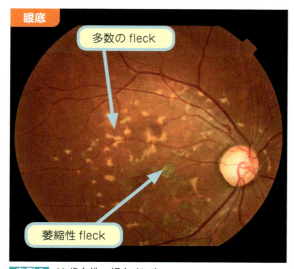

症例5　41歳女性：視力（0.4）

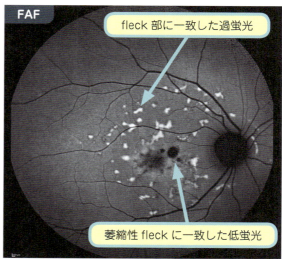

症例5のFAF

黄斑部限局型

背景低蛍光所見は萎縮が限局した症例の診断に有効である．

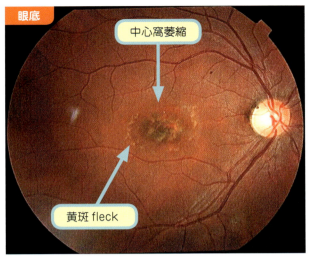

症例6 26歳女性：視力（0.1）

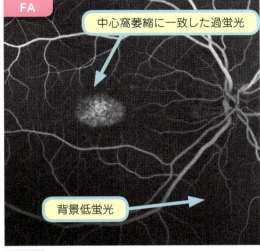

症例6 のFA

診断の極意
- 常染色体劣性の遺伝形式を疑わせる黄斑部萎縮を含む網膜ジストロフィをみたら本症を鑑別の一つに考える．
- FAFでの視神経周囲温存所見が診断の手助けとなる．
- 小児期症例はfleckが存在しない場合も多く，中心窩温存型では壮年期まで視力が温存されることもある．
- 遺伝子診断（両アレル *ABCA4* 遺伝子変異の確定）が最終確定診断に不可欠である．

治療
- 欧米で，薬物療法，遺伝子治療，再生細胞移植の治療が臨床治験中であるものの，現在国内では有効な治療は存在しない．

（藤波　芳）

III 遺伝性疾患

17 オカルト黄斑ジストロフィ（三宅病）
occult macular dystrophy (Miyake disease)

概要
- 黄斑ジストロフィのうち，検眼鏡的所見，FAF，FA で明らかな異常がみられないものを指す．全視野 ERG が正常であるため，弱視，視神経疾患，非器質性（心因性）視力障害などと誤診される例が非常に多い．
- 代表的な原因遺伝子として *RP1L1* が同定されており，本遺伝子を原因とする常染色体優性遺伝の症例は「三宅病」と呼ばれる．
- 自覚症状の出現時期は 10 歳頃から 60 歳以上までと幅がある．両眼の視力がゆっくりと低下し，しばしば羞明を自覚する．周辺視野に障害が及ぶことはなく，他の黄斑ジストロフィに比べて予後は良好である．

三宅病の眼底所見

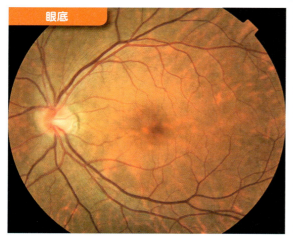
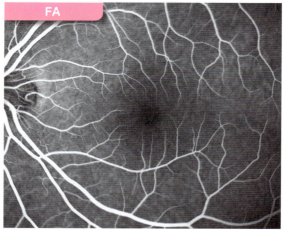
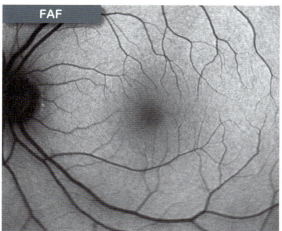

症例1 32歳女性：矯正視力 右（0.3），左（0.3） 三宅病（*RP1L1*，p.R45W）
眼底所見などに異常はみられない．

三宅病のERG所見

全視野ERG

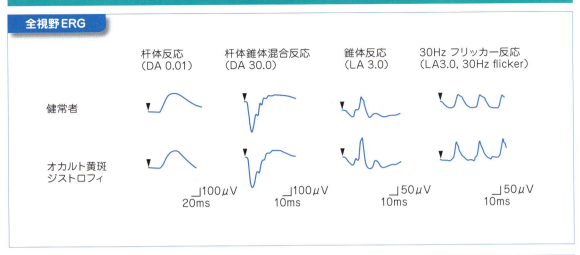

多局所ERG

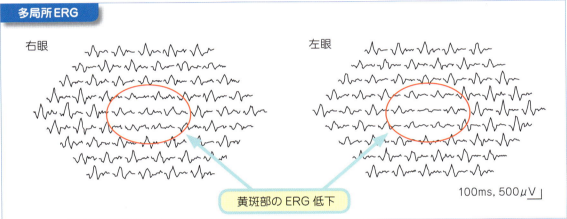

黄斑部局所ERG

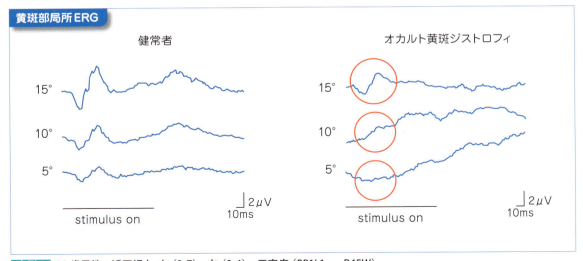

症例2 30歳男性：矯正視力 右（0.7），左（0.4） 三宅病（*RP1L1*, p.R45W）
全視野ERGでは杆体反応，錐体反応ともに正常である．多極所ERGでは中心部（赤円）の反応が局所的に低下しており，黄斑部局所ERGでは中心15°，10°，5°（赤円）いずれの反応も低下している．

オカルト黄斑ジストロフィ（三宅病）とオカルト黄斑症のOCT所見

OCT

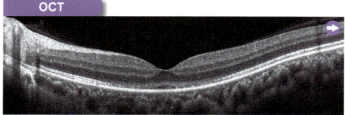
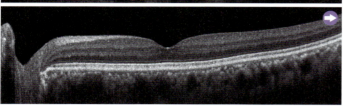

症例3 オカルト黄斑ジストロフィ（三宅病）とオカルト黄斑症との比較
上：三宅病（57歳女性），下：オカルト黄斑症（55歳男性）
三宅病では中心窩近傍におけるIZの消失，およびEZの不明瞭化がみられる．PREは正常である．
一方，オカルト黄斑症では中心窩のIZが不明瞭であるものの，EZは明瞭に観察されている．

図1 オカルト黄斑ジストロフィの分類
オカルト黄斑ジストロフィとは，遺伝的要因のある症例に対して用いられる名称であり，それ以外の症例はまとめてオカルト黄斑症と呼ばれる．
現在のところ，*RP1L1*以外にオカルト黄斑ジストロフィの原因遺伝子はみつかっていない．

診断の極意

- 全視野ERGは正常であるが，黄斑部局所ERGあるいは多局所ERGで黄斑部の反応が減弱している．
- 三宅病では特徴的なOCT所見が観察され，診断に非常に有用である．すなわち，初期から中期までは黄斑部におけるIZの消失，およびEZの不明瞭化がみられる．発症から長期間経過すると中心窩のEZは分断され，消失し，外顆粒層が次第に菲薄化していく．網膜色素上皮層は末期まで正常に保たれる．
- FAFは正常，もしくは中心窩にごく軽度の過蛍光がみられる程度である．
- 検眼鏡的所見は正常で，非遺伝性のものはオカルト黄斑症（occult maculopathy）と呼ばれ，OCTでEZが明瞭に観察されることが多い．

治療

- 現在のところ有効な治療法はない．
- 視力低下，羞明等に対するロービジョンケアを中心に，個々の患者に見合う対応を行う必要がある．

（角田和繁）

Ⅲ 遺伝性疾患

18 中心性輪紋状脈絡膜ジストロフィ

central areolar choroidal dystrophy：CACD

概要
- 遺伝性の黄斑ジストロフィの1つで，両眼の黄斑に境界明瞭な RPE の萎縮がみられ，RPE の萎縮が進行すると萎縮部位にオレンジ色の脈絡膜血管が透見できる．
- 主な症状は黄斑部の萎縮による視力低下で，40歳くらいまでに視力低下をきたすことが多い．
- 原因遺伝子としては *PRPH2* などが報告されているが，他にもいくつかの原因遺伝子が報告されている．
- 常染色体優性遺伝の報告が多いが，常染色体劣性遺伝のものもある．
- 病名は脈絡膜ジストロフィであるが，原因遺伝子は視細胞に発現しているものも多く，脈絡膜は二次的に障害されていると考えられている．

典型例

黄斑部に境界明瞭な萎縮病変

黄斑部に境界明瞭な萎縮病変

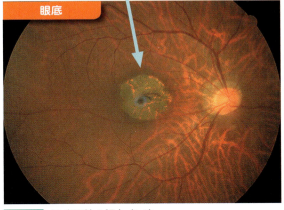

症例1　48歳男性：視力（0.1）

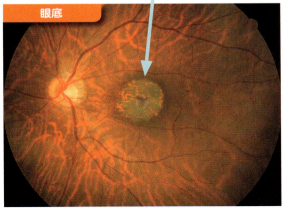

症例1 の右眼眼底写真

RPE の完全に萎縮した部位は低蛍光，最周辺部に過蛍光が典型例の右眼

病変の境界が明瞭で，境界より周辺部では EZ がほぼ正常

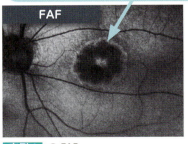

症例1 の FAF

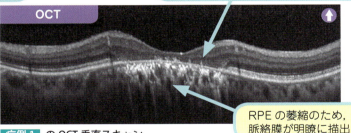

症例1 の OCT 垂直スキャン

RPE の萎縮のため，脈絡膜が明瞭に描出

早期の症例

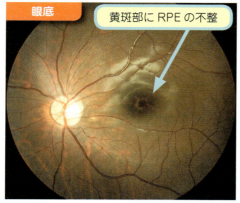

症例2 12歳女児：視力（1.0） 症例1の娘

黄斑部にRPEの不整

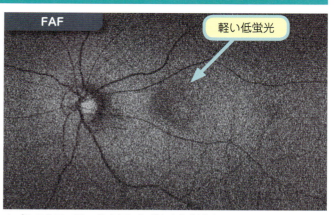

軽い低蛍光

オプトスFAFでは，黄斑部にわずかな低蛍光を認める．

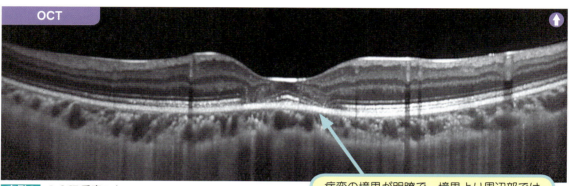

症例2 のOCT垂直スキャン
中心窩のEZが保たれているので，視力は良好．

病変の境界が明瞭で，境界より周辺部ではEZがほぼ正常

比較的進行した症例

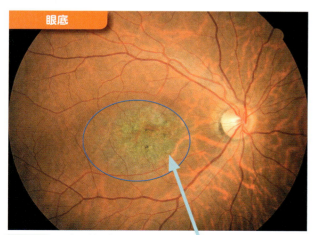

症例3 42歳男性：視力（0.08）

病変部が広く，その中心のRPEが萎縮

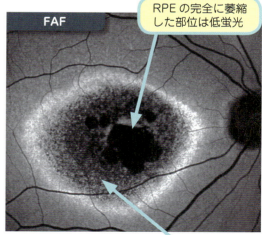

症例3 のFAF

RPEの完全に萎縮した部位は低蛍光

RPEの完全に萎縮した低蛍光部位の周囲に過蛍光のモザイク．RPEの障害が進行中

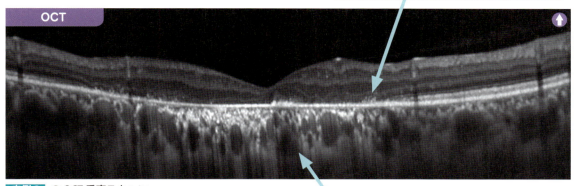

病変の境界が明瞭で，境界より周辺部では EZ がほぼ正常

RPE の萎縮のため，脈絡膜が明瞭に描出

症例3 の OCT 垂直スキャン
OCT で病変部の網膜外層の萎縮が著明に観察される．

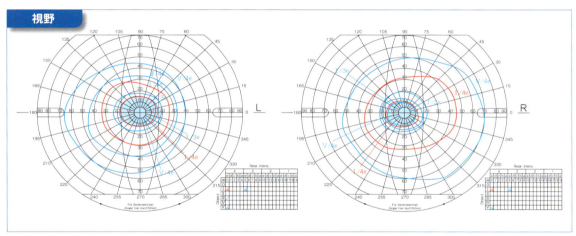

症例3 変性部位に一致した中心暗点

- 病変部とそれ以外の部位の境界が明瞭な疾患で，OCT で病変部位が把握しやすい．病巣部は EZ がなく網膜外層が菲薄化し，病巣以外は EZ が明瞭で，正常の網膜構造が観察される．
- FAF が病巣の把握に有用であり，RPE の完全な萎縮部が低蛍光，病変の最周辺部が過蛍光になり，その中間が過蛍光と低蛍光のモザイク状になる．RPE の萎縮が進行するとモザイク状の病変が低蛍光に変わっていく．
- 病初期は萎縮部位が FAF でわかりにくく，診断が難しい．OCT では初期から EZ の途絶がみられる．

治療
- 治療法はないが，中心窩の視細胞が障害されると視力低下が著しいため，適切な時期にロービジョンケアを勧める．

（上野真治）

III 遺伝性疾患

III 遺伝性疾患

19 先天網膜分離症

X-linked retinoschisis：XlRS

概要
- 遺伝性の黄斑ジストロフィの1つであり，発症率は約5,000〜10,000人に1人．若年男児に多い．X染色体劣性遺伝形式．
- 感覚網膜が主に網膜神経線維層で分離する先天性網膜変性疾患．
- 典型例は黄斑部中心窩から放射状ヒダ形成（車軸状変化）を特徴とする．
- 約半数に周辺部の網膜分離もみられる．下耳側に多く，時に網膜内層裂孔や，分離腔内出血，硝子体出血や，外層裂孔の合併による網膜剝離を生じることもある．
- 時に周辺部に小口病様の光沢のある反射を認める．
- フラッシュERGでは陰性型となる．

典型例

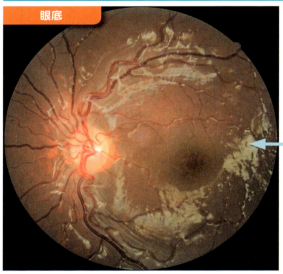

症例1 7歳男児：視力 両眼とも（0.7）

中心窩から放射状ヒダ形成（車軸状変化）

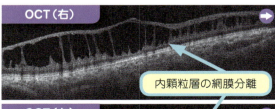
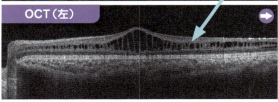

内顆粒層の網膜分離

症例1 のOCT水平スキャン

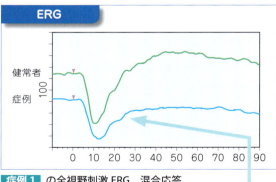

症例1 の全視野刺激ERG 混合応答

b/a比＜1.0の陰性型

分離腔内に出血を呈した症例

眼底

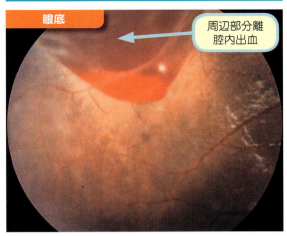

周辺部分離腔内出血

症例2 41歳男性：視力（0.4）

周辺部内層円孔を呈した症例

眼底

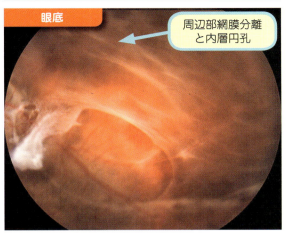

周辺部網膜分離と内層円孔

症例3 10歳男児：視力（0.5）

小口病様反射を呈した症例

症例4 6歳男児：視力（0.7）

小口病様のはげた金箔様反射

眼底

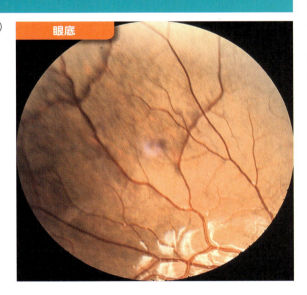

診断の極意

- 学童期，あるいは就学前の男児の視力不良で受診することが多い．
- 眼底検査で黄斑部に車軸状変化をみたら（多くは両眼），本症を疑う．
- OCTでは網膜神経線維層，内顆粒層などで分離がみられる．
- 確定診断はフラッシュERG（できれば光量が強いほうがよい）で陰性型を示すか，遺伝子診断（*RS1*遺伝子）．

治療

- 網膜剝離，遷延性の硝子体出血に対しては手術適応がある．
- 黄斑部の分離に対しては根本的な治療法はないが，近年，硝子体手術やcarbonic anhydrase inhibitorなどが奏効したという報告がある．

（篠田　啓）

Ⅲ 遺伝性疾患

20 家族性滲出性硝子体網膜症

familial exudative vitreoretinopathy：FEVR

概要
- 網膜血管の形成不全を特徴とする遺伝的に多様な網膜疾患である．常染色体優性遺伝が多い．
- 未熟児網膜症に似た眼底像を示すのが特徴．
- 年齢によって異なる病像を示す．
- 乳幼児では鎌状網膜ヒダや白色瞳孔（牽引性網膜剥離），網膜新生血管，硝子体出血がみられる．
- 若年者では裂孔原性網膜剥離が多い．

典型例1（新生血管を伴う症例）

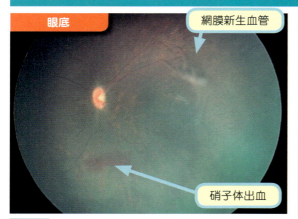

症例1　2歳女児：視力（0.1）（森実式）　Optosカラー眼底

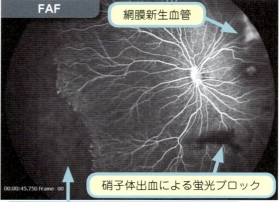

周辺部では網膜血管の多分岐や途絶が顕著

典型例2（鎌状網膜ヒダ）

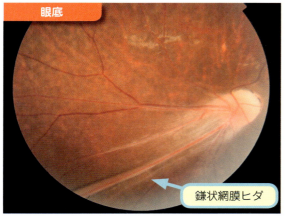

症例2　22歳女性：視力（0.05）（矯正不能）

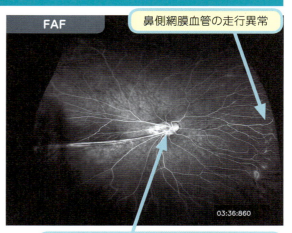

視神経乳頭の形態異常：網膜の牽引による

典型例3（耳側網膜無血管と走行異常）

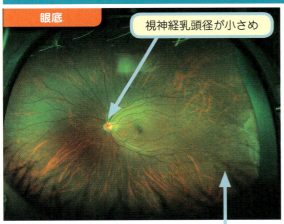

眼底

視神経乳頭径が小さめ

症例3　40歳女性：視力（1.2×−9.5D）
Optos カラー眼底

耳側網膜変性
血管走行異常

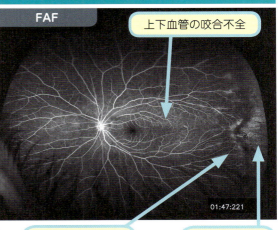

FAF

上下血管の咬合不全

血管の楔状彎入，
多分岐，直線化

周辺部無血管
帯の網膜変性

網膜萎縮と石灰化

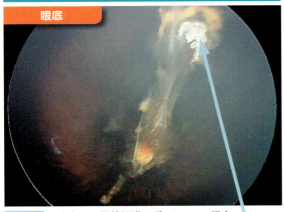

眼底

症例4　2歳女児　鎌状網膜ヒダ　Retcam 眼底

鎌状網膜ヒダに網膜変性
や石灰化を伴う

白色瞳孔症例

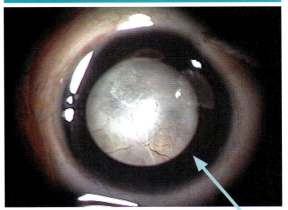

症例5　5ヵ月男児　白色瞳孔

白色瞳孔（牽引性網膜剥離），
両眼性のことは少ない

診断の極意
- 軽症例では網膜血管異常を見落としやすいが，FAを行うと周辺部の無血管や多分岐などの走行異常をみつけやすい．
- 左右差が大きいのも特徴である．
- 網膜血管は耳側周辺部での発達が悪く楔状を呈し，黄斑部の耳側は咬合不全がみられる．
- 視神経乳頭は低形成のことが多い．

治療
- 網膜剥離に対しては網膜復位術・硝子体手術を行う．
- 網膜と硝子体の癒着が強く，再剥離や再増殖に注意が必要である．
- 乳幼児で網膜血管の活動性の高い症例では，レーザー網膜光凝固を行う．

（近藤寛之）

III 遺伝性疾患

21 Stickler症候群

Stickler syndrome

概要
- 遺伝性の関節眼症である．基本的には常染色体優性遺伝．
- *COL2A1*遺伝子をはじめとするコラーゲン遺伝子の異常が原因である．
- 強度近視や裂孔原性網膜剝離が主所見である．
- 硝子体変性や血管に沿った網膜変性が特徴的である．
- 全身所見として口蓋裂，難聴，顔面形成不全，変形性関節症が特徴である．

典型例

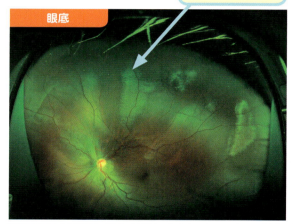

症例1 14歳男子：視力（1.2）（−4.5D） Optosカラー眼底

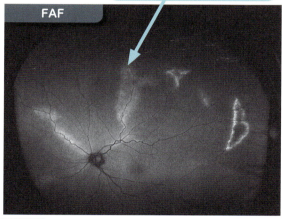

症例1 のFAF

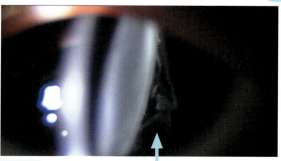

症例1 の細隙灯顕微鏡

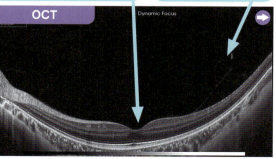

症例1 のOCT水平スキャン

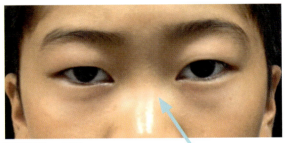

症例1 の顔面

顔面正中の低形成（鼻根部の平坦化）

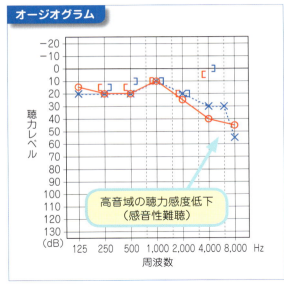

オージオグラム

高音域の聴力感度低下（感音性難聴）

症例1 のオージオグラム

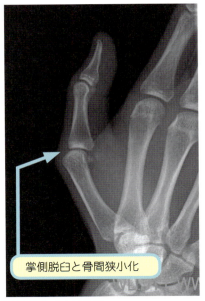

掌側脱臼と骨間狭小化

症例1 の右手X線

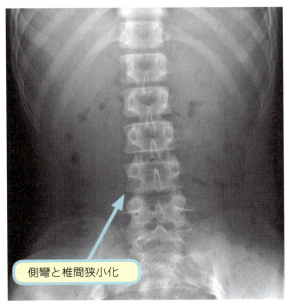

側彎と椎間狭小化

症例1 の脊椎X線

診断の極意
- 家族歴のある裂孔原性網膜剥離はまず本症を考える．
- 水晶体後面の硝子体変性を見逃してはならない．
- 傍血管網膜変性や硝子体ベールも診断に有用である．
- 全身症状を示さない眼限局型があることにも注意．

治療
- 網膜剥離に対しては網膜復位術・硝子体手術を行う．
- 早発性の白内障も手術の対象である．

（近藤寛之）

III 遺伝性疾患

22 コロイデレミア
choroideremia

概要
- 遺伝性の網膜疾患の1つで，発症率は5万人に1人，遺伝形式はX連鎖性をとる．
- 小児期に夜盲で発症し，進行性に視野障害が生じるが，中心視力は比較的晩期まで保たれる．
- 初期は輪状暗点を呈するが，徐々に進行し，求心性視野狭窄となる．
- 網膜色素上皮と脈絡膜の高度な萎縮がみられ，強膜が透見できる．正常網膜は島状に散在する．

典型例

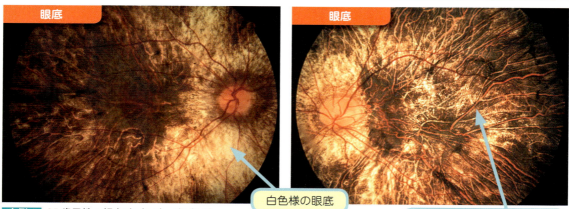

症例1 35歳男性：視力 右（0.6），左（0.5）
（右眼写真は堀田喜裕：日本の眼科69：1411-1415, 1998より引用）

白色様の眼底
脈絡膜と網膜の高度な萎縮

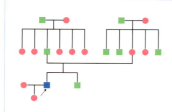

症例1 の家系図

孤発例であったが，発端者のCHM遺伝子に7塩基対の欠失を認めた．
■：正常男子　●：正常女子
■：罹患男子　矢印；発端者

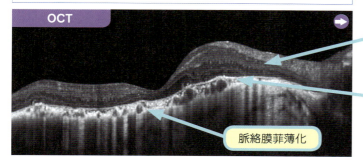

網膜外層の菲薄化
広範囲にわたって網膜色素上皮が消失
脈絡膜菲薄化

症例2 43歳男性：視力（0.6）　OCT水平スキャン

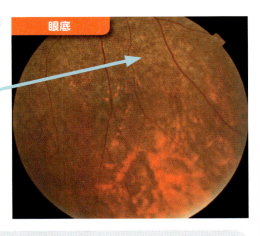

症例3 保因者のモザイク眼底
（近藤峰生先生のご厚意による）

斑状，顆粒状の脱色素

> **ポイント**
> ・網脈絡膜の萎縮が強い網膜色素変性症と鑑別が困難な場合がある．
> ・遺伝子診断が診断の決め手になることがある．

コロイデレミアと鑑別を要した網膜色素変性症

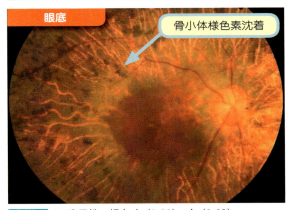

骨小体様色素沈着

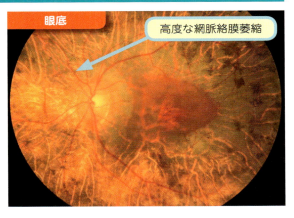

高度な網脈絡膜萎縮

症例4 74歳男性：視力 右（0.08），左（0.03）
網脈絡膜の萎縮が強く，眼底所見からは鑑別が困難であったが，遺伝子検査で網膜色素変性症の原因遺伝子の1つである *EYS* に異常を認めた．

診断の極意
- 強膜が透見できるほどの強い脈絡膜萎縮を認めたら，本症を疑う．
- 女性の保因者にも眼底に異常を認めるが，軽度であることが多い．
- 網膜電図（ERG）は病初期からすべての反応で著しい減弱または消失型を示す．
- OCTでは網膜の菲薄化を認め，色素上皮は高度の萎縮を示す．
- 原因遺伝子として *CHM* が報告されている．

治療
- 現在，有効な治療法はない．
- 個人差はあるが，多くの患者は50〜60歳までに視力が0.1以下になる．
- 遺伝子治療が臨床研究で行われている．*CHM* 遺伝子を搭載したアデノ随伴ウイルスベクターを黄斑部網膜下へ注入することで，視力改善が認められた．
- 今後，遺伝子治療が実用化された場合，正確な遺伝子診断が重要となる．

（倉田健太郎・堀田喜裕）

III 遺伝性疾患

23 クリスタリン網膜症

Bietti crystalline dystrophy：BCD

概要
- 進行性の網脈絡膜萎縮をきたす疾患であり，常染色体劣性遺伝．
- 網膜に微細な閃輝性・結晶状の沈着物が認められる．
- 20歳代前後に視力低下，夜盲，視野障害などの症状で発症．進行すると拡大し中心の視力も低下する．色覚異常を伴うこともある．
- 原因遺伝子：CYP4V2．
- 東アジア，中国，日本に比較的多い．

典型例

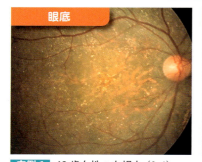

症例1 48歳女性：右視力（0.4）
後極部にクリスタリン沈着を認める．

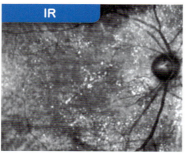

クリスタリン沈着は赤外線infrared radiation（IR）画像で描出しやすい．

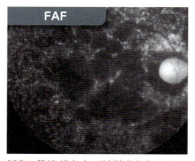

RPEの萎縮が高度で低蛍光となっている部分ではなく，まだRPEが残存する部位にクリスタリン沈着が存在する．

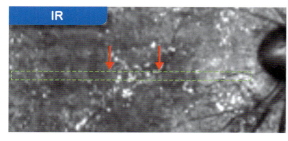

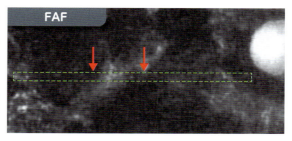

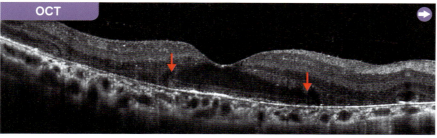

症例1 のIRとFAF，OCT水平スキャン画像の比較
RPE残存部位とクリスタリン沈着部位が一致していることがわかる．赤矢印の間はRPEを認める部分を示す．

クリスタリン沈着が目立たない症例

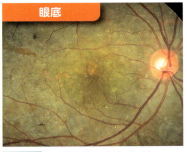
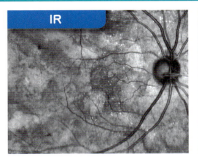
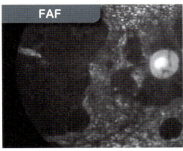

症例2 42歳女性：視力（1.0）
カラー眼底ではクリスタリン沈着が目立たないがIRで認めやすい．FAFでRPEの変性が進行した耳側部分はIR画像でクリスタリン沈着を認めていない．

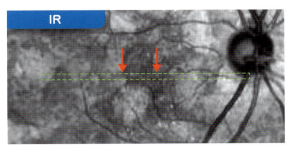
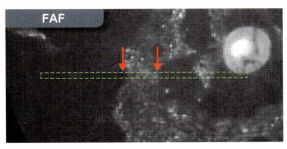

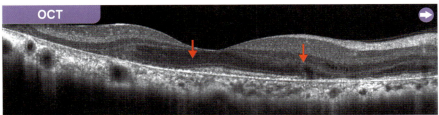

症例2 のIRとFAF，OCT水平スキャン画像の比較
RPE残存部位とクリスタリン沈着が一致していることがわかる．赤矢印の間はRPEを認める部分を示す．

診断の極意
- クリスタリン沈着は，網脈絡膜萎縮が高度に進行すると減少する．
- 赤外線 infrared（IR）画像は網膜のクリスタリン沈着を描出しやすい．
- FAFではRPE残存部分にクリスタリン沈着が存在する．
- 確定診断は，遺伝子診断（*CYP4V2*）．
- *CYP4V2* は脂質代謝に関わる遺伝子である．
- 角膜にクリスタリン沈着を認めることがある．

治療
- 根本的な治療法はまだない．
- 劣性疾患のため，将来的に遺伝子導入型の遺伝子治療による治療法の開発が期待される．

（後町清子）

III 遺伝性疾患

24 脳回転状網脈絡膜萎縮症

gyrate atrophy of choroid and retina

概要

- 極めてまれな網脈絡膜萎縮で，頻度が高いフィンランドで約50,000人に1人，常染色体劣性遺伝．
- 初発症状は夜盲で，幼児期に診断されることもあれば，30歳代に診断されることもある．
- 屈折は近視のことが多く，小児期から強度の近視を合併することもある．
- 特徴的な眼底所見を呈する．
- FAでは網膜色素上皮と，脈絡膜毛細血管板が萎縮し，低蛍光の中に脈絡膜血管が透見される．
- オルニチンアミノトランスフェラーゼ（ornithine aminotransferase；OAT）遺伝子異常による全身のOAT欠損が原因．

典型例

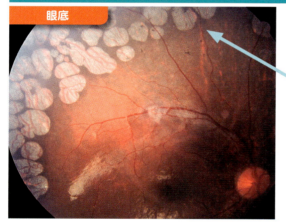

典型例では，円形もしくは斑状の網脈絡膜萎縮病巣が周辺部網膜に認められ，年齢が進むに従って病変は増大，増加して癒合し，その境界は鮮明で特徴的な脳回転状所見を呈する．

（林　孝彰先生のご厚意による）

診断の極意

- 進行するとびまん性萎縮性変化となり，他の網膜ジストロフィと眼底検査での鑑別は困難になることもあるが，血中のオルニチン高値を検出することによって診断が可能である．OAT遺伝子の異常を確認してもよい．

治療

- 一部の患者はビタミンB_6（200〜300mg/日）投与によって血中のオルニチンが低下することが知られている．ビタミンB_6の活性型であるピリドキサールリン酸は，OAT反応の補酵素である．残念ながらビタミンB_6に反応する患者の方が，反応しない患者に比べて少ない（5％以下といわれている）．
- ビタミンB_6に反応しない患者は，アルギニン制限食や，低蛋白質食が試みられている．成人でも小児でも，蛋白質の食事制限を行う場合，栄養の専門家の指導が必要である．試みられた症例数は少ないが，アルギニン制限食（蛋白質は3〜20g/日）や低蛋白質食（天然蛋白質を0.8g/日）は，血中オルニチン値を低下させ，網脈絡膜萎縮の進行を抑制するという．

（堀田喜裕）

IV．先天・発育異常，小児網膜疾患

IV 先天・発育異常，小児網膜疾患

1 網膜有髄神経線維
medullated nerve fiber

概要
- 篩板よりも眼内の網膜神経線維は本来無髄神経である．
- 何らかの原因で希突起膠細胞が篩板を超えて眼内に侵入し髄鞘を形成して，網膜有髄神経線維が生じる．
- 発生頻度は約1％で，ごく軽度のものは無症候性でしばしば遭遇する．
- 網膜有髄神経線維が広範囲に及ぶ症例では軸性近視，弱視，斜視等が合併する．
- 検眼鏡所見としては羽毛状の辺縁を持つ白色像を呈する．

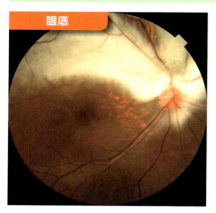
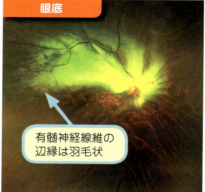

症例1（左）13歳男子：視力 0.2×−9.5D＝cyl−2.0DA170°
有髄神経線維が視神経乳頭から上方に広がっている．

症例1（右）のOptosカラー眼底

有髄神経線維の辺縁は羽毛状

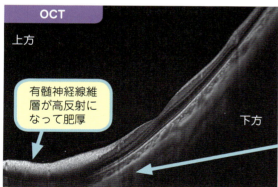

症例1のOCT垂直スキャン

有髄神経線維層が高反射になって肥厚

広範囲の有髄神経線維がある領域は眼底が後方に彎曲

診断の極意
- 神経線維の走行に沿った白色の羽毛状の病変をみたら本症を疑う．
- OCTで有髄神経線維のある部位では，神経線維層の反射が強く肥厚している．

治療
- 根本的な治療法はない．広範囲に網膜有髄神経線維があると軸性近視を合併することが多いので，視覚の発達期にある場合は積極的に屈折矯正を試みる．ただし，通常の屈折性弱視や不同視弱視に比して治療効果は得にくい．

（池田史子）

Ⅳ 先天・発育異常，小児網膜疾患

2 網膜色素上皮肥大
congenital hypertrophy of the retinal pigment epithelium：CHRPE

概要
- 網膜にみられる扁平な1～3乳頭径大の黒色色素斑．
- 先天的な良性の病変で網膜色素上皮細胞（RPE）の肥大と細胞内の色素顆粒の増加がある．
- 片眼性，孤立性のことが多いが，多発性にみられることもある．

孤立性CHRPE

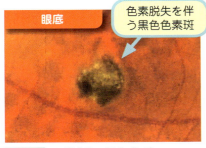

症例1 62歳女性：視力（1.0）

眼底／色素脱失を伴う黒色色素斑

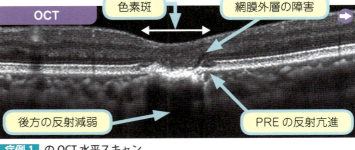

OCT／色素斑／網膜外層の障害／後方の反射減弱／PREの反射亢進

症例1のOCT水平スキャン

多発性CHRPE

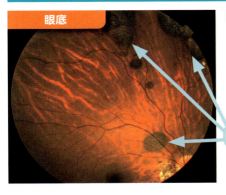

眼底／多発性（bear tracks様）

症例2 48歳女性：視力（1.2）

診断の極意
- 眼底に境界鮮明な円形～楕円形の黒色色素斑をみたら本症を疑う．
- 病変部辺縁に脱色素（halo），内部にも脱色素（lacuna）を伴うことがある．
- OCTでは，網膜外層障害とRPEの反射亢進がみられる．
- 両眼性や多発例では家族性大腸腺腫症の随伴病変も考慮し，家族歴聴取や消化器内科紹介を行う．

治療
- 不要．海外では悪性化の報告もあるので経過観察で増大しないことを確認すると安全．

（玉井一司）

IV 先天・発育異常，小児網膜疾患

3 先天網膜ひだ
congenital retinal fold

概要
- 網膜ひだは先天性あるいは乳幼児期の硝子体内増殖によって起こる特殊な牽引性網膜剥離である．
- 小児では増殖組織の収縮が非常に強く，一方で網膜は伸展性に富んでいるので，網膜が強く牽引され束ねられて，網膜ひだを形成する．
- 先天性あるいは乳幼児期の硝子体内増殖病変があれば起こり得る非特異的な病像である．
- 原因の代表的なものとして，胎生血管系遺残（persistent fetal vasculature；PFV），家族性滲出性硝子体網膜症（familial exudative vitreoretinopathy；FEVR）がある．
- その他に未熟児網膜症（retinopathy of prematurity；ROP），Norrie病，Bloch-Sulzberger症候群や先天性トキソプラズマ症などの増殖瘢痕でも網膜ひだが形成される
- PFVで認める網膜ひだは，硝子体血管本幹の遺残に沿って，乳頭付近から硝子体腔に向かって立ち上がるような形になることが多いが，周辺の遺残組織によって乳頭から周辺へ伸びるひだを形成することもある．
- FEVRは遺伝性（常染色体優性，伴性劣性）の網膜血管成長不全であり，それに伴って周辺部網膜における線維性増殖病変の収縮性変化により網膜牽引が生じ，一定範囲の網膜が束なってひだを形成する．
- 血管成長距離が長い耳側に増殖性病変が形成されることが多い．
- 黄斑部にひだが及ぶ場合には，視力は不良である．黄斑が形成されている場合は，その牽引の程度によって視力はさまざまであるが，1.0まで保持されることもある．

FEVRによる症例

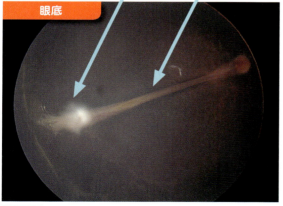

眼底

- 周辺部網膜に線維増殖膜
- 網膜ひだを形成し巻き込まれている黄斑

症例1　1歳男児：視力は計測できず

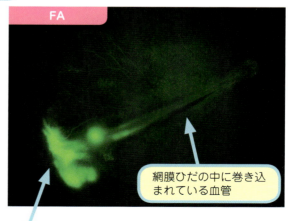

FA

- 網膜ひだの中に巻き込まれている血管
- 周辺部網膜に広汎な無血管領域 活動期において増殖組織から蛍光漏出

FEVRによる周辺部網膜ひだの症例

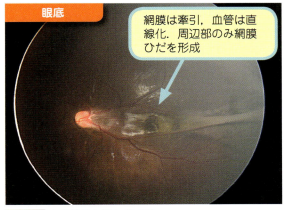

眼底

網膜は牽引，血管は直線化．周辺部のみ網膜ひだを形成

症例2　4歳男児：視力（0.02）

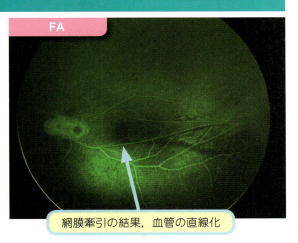

FA

網膜牽引の結果，血管の直線化

PFVに伴う症例

症例3　生後3週の男児：視力は計測できず

眼底

胎生血管系遺残に伴う網膜ひだ形成

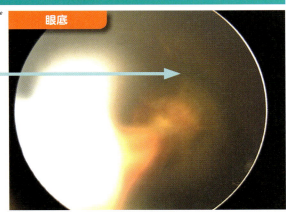

診断の極意

- 網膜ひだがあれば，原因となる増殖が存在する．
- 後極から周辺部まで眼底が観察できれば，その特徴的な所見から網膜ひだの診断は容易である．
- 細隙灯顕微鏡検査で，水晶体後面に線維性増殖膜を認めることがあり，診断の一助となる．
- FEVRやROPの牽引網膜（牽引乳頭）にみられる網膜血管の直線化や黄斑外方変異は，網膜ひだ形成の機転が軽微に起こったものである．
- 黄斑に及んでいるか否かで視力予後が大きく異なる．
- 斜視，眼振を認める場合は本疾患の鑑別が必要となる．
- 原因疾患の鑑別が必要である．
- 若年期の網膜裂孔形成，硝子体出血の家族歴などの聴取が重要である．

治療

- 多くは先天的に（正確には出生時にはすでに），網膜ひだを形成していることが多く，根本的な治療は難しい．しかしながら，観察期間中に進行所見を認めることがあり，その場合，網膜光凝固・網膜輪状締結術・網膜硝子体手術などを組み合わせ，治療を行う．

（片桐　聡）

IV 先天・発育異常，小児網膜疾患

4 風疹網膜症
rubella retinopathy

概要
- 母親が妊娠初期に風疹に罹患し，それが胎児に感染して生じる先天風疹症候群の症状の1つである．
- 眼底は色素脱失と色素集積が不規則にみられ，「ごま塩状（salt and pepper）眼底」と呼ばれる．
- 健診で眼底異常を指摘されて受診することが多いが，視力，視野，ERGなどの網膜機能は正常である．

典型例

眼底全体に，「ごま塩状」の不規則な色素ムラ

色素脱失部位は過蛍光，色素集積部位は低蛍光

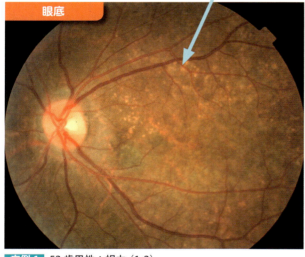

症例1 52歳男性：視力（1.2）

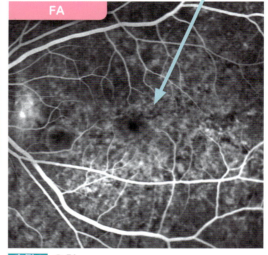

症例1 のFA

神経網膜の形態は正常．網膜色素上皮層の反射は不規則

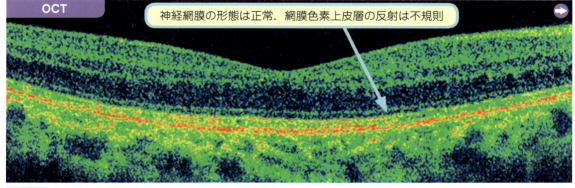

症例1 の右眼のOCT水平スキャン

網膜色素変性疑いで紹介されたが、風疹網膜症だった症例

症例2 49歳男性：視力（1.5）

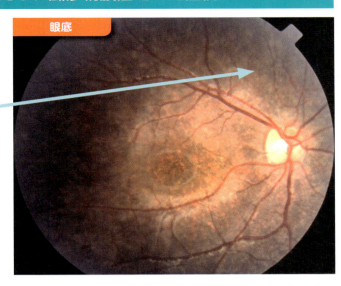

「ごま塩状」の不規則な色調異常

眼底

CNVを生じて黄斑下出血した症例

症例3 56歳男性：視力（1.2）

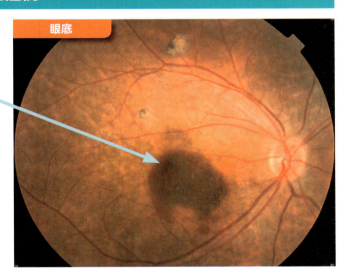

網膜下出血

眼底

診断と治療の極意

- 眼底の色調異常により，しばしば網膜色素変性と間違えられるが，視野もERGも正常であることで鑑別できる．
- まれに脈絡膜新生血管（CNV）を生じて黄斑下出血で受診するが，この場合は抗VEGF薬の硝子体内注射を行う．
- 妊婦に風疹の検査が行われるようになってから，風疹網膜症は減少してきている．

（近藤峰生）

Ⅳ 先天・発育異常，小児網膜疾患　5 母斑症

A　太田母斑
nevus of Ota

概要
- 片側の三叉神経第1枝，第2枝領域に生じる真皮メラノサイトの増生と表皮基底細胞のメラニン沈着．
- 約半数の症例で強膜メラノーシスとぶどう膜メラノーシスを伴う．
- 眼球のメラノーシスは，緑内障，ぶどう膜炎，および脈絡膜/眼窩/脳悪性黒色腫の危険因子．

典型例

症例1 78歳男性　左眼部太田母斑
a　左脈絡膜メラノーシスが左右比較すると明らか．

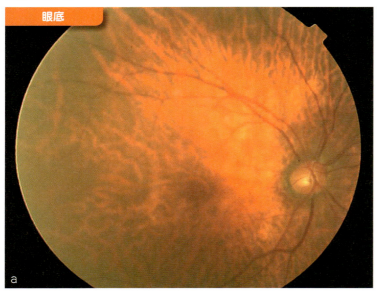

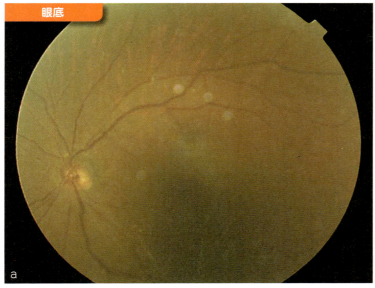

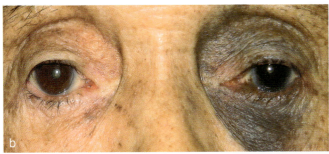
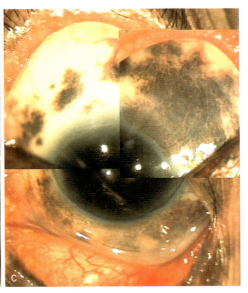
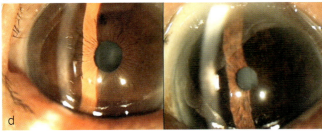

b　左三叉神経第1・第2枝領域の色素沈着
c　強膜色素沈着が著明．緑内障手術時はなるべくこの部を避けた方がよい．
d　左虹彩メラノーシスが左右比較すると明らか．

診断の極意
- 生下時からのメラノーシスが徐々に濃くなる場合と，思春期以後にメラノーシスが明らかになる場合とがある．
- 高度の虹彩色素沈着と脈絡膜色素沈着は，健側眼との対比で容易に判別可能．
- 眼球メラノーシスがある場合，緑内障 10％，ぶどう膜炎 2.6％，および脈絡膜/眼窩/脳悪性黒色腫は 0.5％の例に続発．Teekhasaenee C, et al：Arch Ophthalmol 1990
- 原因は不明であるが，虹彩悪性黒色腫の危険因子ではない．

治療
- 経験的に，皮膚科医からの紹介や自覚症状のない患者の能動的眼科受診はない．
- 眼球メラノーシスがある場合には，無自覚であっても 1〜2 年ごとに眼底検査を含めた一般眼科検査が必要である．
- 眼窩および脳病変は検査の希望や症状があった際に MRI を検討．
- 線維柱帯への色素散布により生じた緑内障は，薬物療法に抵抗性あり．
- 色素散布が多い場合，初回緑内障手術は，流出路手術を選択した方が無難．

（古田　実）

Ⅳ 先天・発育異常，小児網膜疾患　5 母斑症

B　神経線維腫症1型（von Recklinghausen病）

neurofibromatosis（von Recklinghausen disease）

概要
- 最も頻度の高い全身性遺伝性疾患の一つであり，発症率は約3千人に1人．
- 半分が常染色体優性遺伝で，半分が突然変異．遺伝子型の変化が表現型上の変化として現れる浸透率は100％であり，その表現型はさまざまである．
- 染色体17q11.2に位置するneurofibromin蛋白をコードする遺伝子異常であり，neurofibrominはRASシグナル伝達系に属する蛋白で癌発生に抑制的に働く．
- 検眼鏡的には眼底に変化はみられないが，近赤外光による観察では高輝度斑状脈絡膜病変の散在がみられる．これらは脈絡膜結節（choroidal nodules）とも呼ばれ，虹彩結節（Lish nodules）よりも高頻度にみられる．
- 高輝度斑状病変は後極部に多くみられ，年齢とともに増加する．

典型例

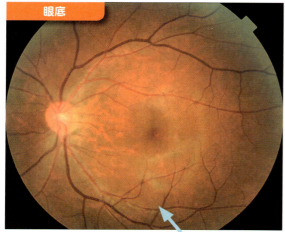

症例1　15歳女子：矯正視力（1.2）
著変なし

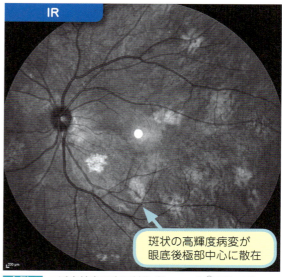

斑状の高輝度病変が眼底後極部中心に散在

症例1 の近赤外光眼底反射像（Spectralis®画角50°）

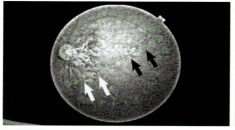

症例1 のOCT

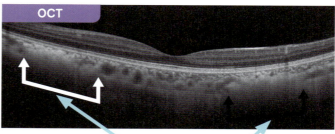

近赤外光による眼底反射像の高輝度病変に相当してOCTで高反射領域

166

眼底カメラで撮影した症例

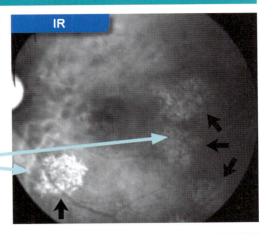

症例2 15歳男子
近赤外光眼底反射像

Spectralis®と同様に高輝度病変が散在

加齢により高輝度病変の増加のみられた症例

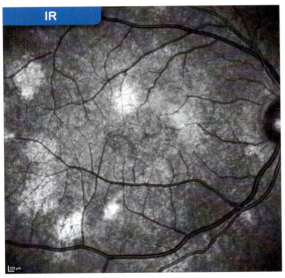
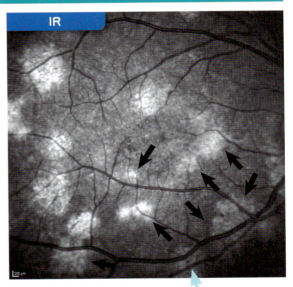

症例3 の近赤外光眼底反射像
11歳時（左）と20歳時（右）との比較．

9年間に眼底高輝度病変の増加

診断の極意
- 走査レーザー検眼鏡（Spectralis®など）での近赤外光（IR）眼底反射像やIA眼底造影用の眼底カメラでの近赤外光観察．
- 若年者，特に幼児では，虹彩結節がなくても高輝度斑状病変がみられる場合があり，複数あれば診断的価値が高い．
- 幼児では眼球が動きやすいので，散瞳した方が撮影しやすい．

治療
- 高輝度斑状病変の散在がみられても，視路に視神経膠腫などを有しない限り，視力を始めとする視機能は正常であり，治療の対象にはならない．

（白木邦彦）

Ⅳ 先天・発育異常，小児網膜疾患　5 母斑症

C 結節性硬化症（Bourneville-Pringle病）

tuberous sclerosis

概要
- 「難病の患者に対する医療等に関する法律（難病法）」による指定難病である．
- 全身疾患であり，皮膚，神経，腎，肺，骨などに過誤腫が生じる．
- 結節性硬化症の約 50% に網膜過誤腫が合併する．
- 原因遺伝子として腫瘍抑制遺伝子である TSC1 と TSC2 が同定されている常染色体優性遺伝の遺伝病であるが，孤発例も多い（約 60%）．

典型例

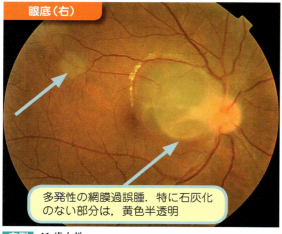

眼底（右）

多発性の網膜過誤腫．特に石灰化のない部分は，黄色半透明

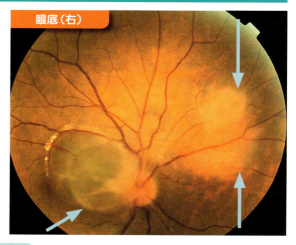

眼底（右）

症例 41歳女性

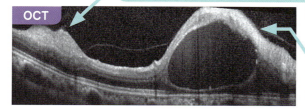

OCT

腫瘍は，神経線維層に限局し高反射

症例1 の OCT

ドーム状に隆起した大きな病変部位では，腫瘍組織の下に空胞

診断の極意
- 結節性硬化症の診断は，難病法の認定基準が参考になる．
- 頭部 MRI 検査など，他科と連携した全身検索が必要である．
- 遺伝学的診断基準と臨床的診断基準（大症状 2 または大症状 1＋小症状 2 で確定診断など）のいずれかを満たす必要があり，多発性網膜過誤腫は大症状の一つである．
- 腫瘍は石灰化のあるものも，ないものもあり，その検眼鏡的所見は多様である．

治療
- 根本的な治療法はなく対症療法となる．
- 網膜浮腫に対して，抗 VEGF 薬の硝子体内注射や，腫瘍本体の出血への光凝固治療を行ったという報告がある．

（生杉謙吾）

Ⅳ 先天・発育異常，小児網膜疾患　5 母斑症

D　von Hippel-Lindau 病

von Hippel-Lindau disease

概要
- 第3染色体短腕にある VHL（von Hippel-Lindau）遺伝子の異常で起こる常染色体優性遺伝である．
- 血管腫は小脳のほか延髄，橋，脊髄にみられるほか，腎囊胞や腎癌，褐色細胞腫，内耳のリンパ囊胞腺腫などを合併することがある．
- 眼底周辺部，特に耳側網膜に桃赤色から黄白色を呈する腫瘤で，この腫瘤に対して拡張・蛇行した流入・流出血管がみられる．
- FAでは拡張した流入動脈と流出静脈が順次，造影される．腫瘤は造影早期から過蛍光を呈する．

典型例

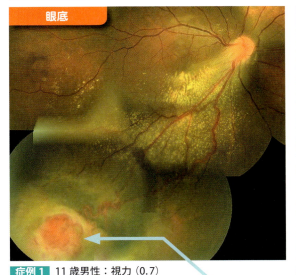

症例1　11歳男性：視力（0.7）

耳下側網膜周辺部に円形の腫瘤，拡張・蛇行した流入・流出血管　血管腫の周囲に滲出を伴う

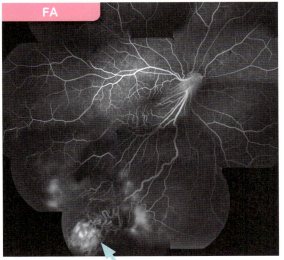

症例1 のFA

過蛍光を呈する血管腫と流入・流出血管

診断の極意
- 血管腫は周辺部網膜に多く，周辺部のものは流入・流出血管が拡張・蛇行する．
- 血管腫の周囲網膜に滲出性変化を伴うことがあり，黄斑部に滲出性変化を生じると，視力低下の原因となる．

治療
- 無症状の場合は経過観察のみでよい．
- 滲出性変化を生じてきた場合には網膜血管腫に対して直接レーザー網膜光凝固や冷凍凝固を行う．

（松下恵理子）

Ⅳ 先天・発育異常，小児網膜疾患　⑤ 母斑症

E Sturge-Weber 症候群
Sturge-Weber syndrome

概要
- 先天性の神経皮膚血管症候群，顔面および脳軟膜の血管腫を併発する．
- 三叉神経の支配領域に一致してポートワイン様の血管腫を生じ，脈絡膜の血管腫や緑内障を合併する．

典型例

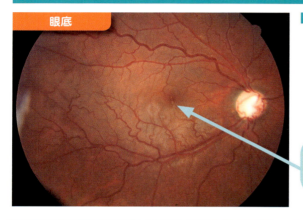

眼底

症例1 17歳女性

びまん性の脈絡膜血管腫により赤色を呈し，網膜血管の拡張・蛇行　併発する緑内障による視神経萎縮

黄斑浮腫を呈した症例

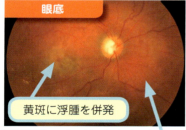

眼底

黄斑に浮腫を併発

症例2 27歳男性：視力（0.5）

びまん性の脈絡膜血管腫により赤色

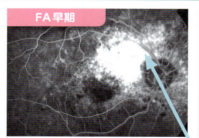

FA 早期

症例2 の FA

網膜色素上皮レベルの微細な点状過蛍光からはじまる蛍光漏出

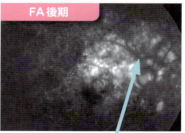

FA 後期

後期：びまん性の蛍光漏出

診断の極意
- 三叉神経支配領域のポートワイン様血管腫を特徴とし，顔面の海綿状血管腫が特徴的である．
- びまん性脈絡膜血管腫は眼底全体が赤色を呈し，トマトケチャップ状眼底と呼ばれる．

治療
- 滲出性変化により視力低下をきたす場合には治療の適応となる．
- レーザー網膜光凝固が行われてきたが，現在は放射線治療やPDTが報告されている．

（松下恵理子）

Ⅳ 先天・発育異常，小児網膜疾患　5 母斑症

F　Wyburn-Mason症候群
Wyburn-Mason syndrome

概要
- 網膜蔦状血管腫は片眼性の先天性網膜動静脈吻合であり，同側の眼窩，皮膚，脳にも動静脈奇形を合併したものを Wyburn-Mason 症候群と呼ぶ．
- Wyburn-Mason 症候群はきわめてまれな先天性血管異常であり，遺伝性は明らかではない．

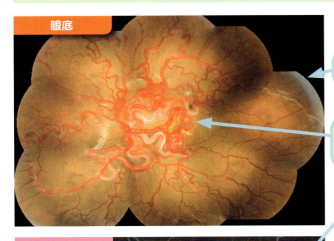

眼底

症例1　27歳女性：視力は光覚弁

外方の周辺部網膜には一部血管の白線化

視神経乳頭，後極部を中心に著明に拡張，蛇行した網膜血管を認め，視神経乳頭の位置もはっきりと確認できない

白線化血管に一致した造影遅延

造影早期から視神経乳頭，後極部を中心とした動静脈異常吻合血管が造影，異常血管からの蛍光色素の漏出はみられない

FA

症例1 のFA

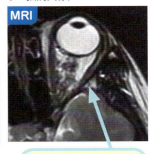

症例1 の眼窩・頭蓋内MRI（T2強調画像）

MRI

左眼窩内に動静脈奇形を表す無信号

診断の極意
- 一側の頭蓋内の動静脈奇形があり，同側の網膜の視神経乳頭，後極部を中心とした動静脈奇形がある．
- FAにて異常血管からの蛍光色素の漏出はほとんどみられない．

治療
- 根本的な治療法は確立されていない．
- 網膜蔦状血管腫をみた場合には脳血管病変を疑って頭蓋内精査を行う必要がある．
- 硝子体出血が遷延する場合は硝子体手術を行う．
- 虚血による虹彩ルベオーシスや虚血型の網膜中心静脈閉塞症を発症した場合は，網膜光凝固術の施行も考慮される．

（仁木昌徳・三田村佳典）

IV 先天・発育異常，小児網膜疾患

6 白皮症
albinism

概要
- 先天性の色素脱失症．
- 全身的に無（低）色素となる全身性の眼・皮膚白子症と眼に限局される眼白子症がある．
- チロシナーゼ欠損もしくは活性低下によるメラニン形成異常．
- チロシナーゼ欠損タイプの方が重症で視力障害も強い．
- 眼症状として，虹彩や眼底の無（低）色素，水平眼振，視力障害，屈折異常，黄斑低形成がある．
- 眼白子症はX染色体劣性遺伝と常染色体劣性遺伝の形式がある．

典型例

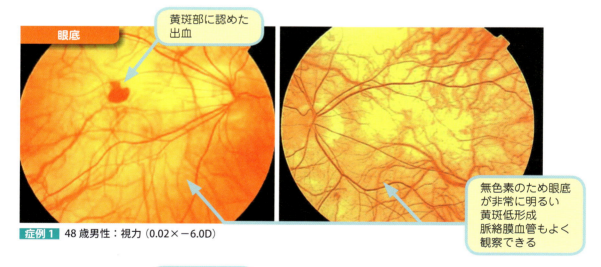

眼底　黄斑部に認めた出血

無色素のため眼底が非常に明るい
黄斑低形成
脈絡膜血管もよく観察できる

症例1　48歳男性：視力（0.02×-6.0D）

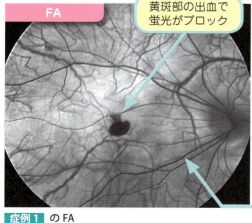
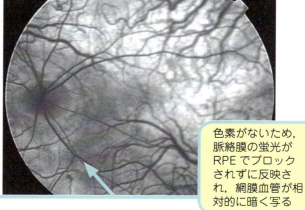

FA　黄斑部の出血で蛍光がブロック

色素がないため，脈絡膜の蛍光がRPEでブロックされずに反映され，網膜血管が相対的に暗く写る

症例1のFA

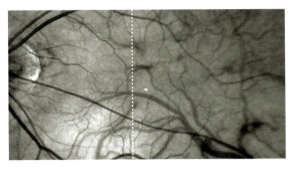

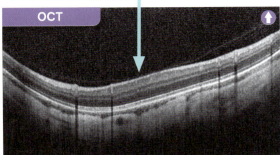

眼振があるため撮影がむずかしいが，黄斑部の正常の陥凹がなく黄斑の低形成がわかる

症例1 の左眼黄斑部のOCT垂直スキャン

症例1 眼・皮膚白子症 水平眼振あり

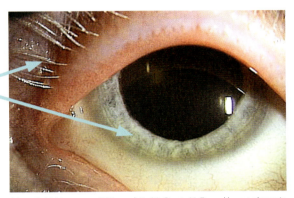

眉毛，睫毛，虹彩の無色素を認める

症例1の写真：(Copyright ©2014. Dove Medical Press. Reproduced from Masuda N, Hasegawa T, Yamashita M, Ogata N. Foveal hemorrhage in an eye with foveal hypoplasia associated with albinism. Clin Ophthalmol 8：1731–1734, 2014)

診断の極意

- 日本人の場合，出生時よりの低色素の皮膚，頭髪，眉毛，睫毛，虹彩により診断は容易である．
- 眼白子症では個人差があり，虹彩の色素だけでは判断しにくく，眼底の低色素および黄斑低形成で診断されることもある．

治療

- 根本的な治療法はない．
- 高度の屈折異常を伴う例が多い．弱視予防のために屈折矯正を行う．
- 羞明予防のため虹彩付きコンタクトレンズ，遮光レンズなどで対応する．

（緒方奈保子）

IV 先天・発育異常, 小児網膜疾患

7 未熟児網膜症

retinopathy of prematurity：ROP

概要

- 未熟児網膜症（retinopathy of prematurity；ROP）は，新生児壊死性腸炎，動脈管開存症や脳室周囲白質軟化症などの未熟児特有に発症する一連の疾患の中で，発育途上の網膜血管に起因する網膜症である．
- 発育途上の網膜が，急激に母体外の環境にさらされることで網膜血管の周辺への発育が阻害され，主に血管成長先端において，新生血管・線維血管増殖が生じることが疾患の本体である．
- 発症した場合には，時間経過とともに段階的に進行し，病期は国際分類（Stage 1～5）と厚生省分類（1～5 期）によって規定される．この病期に従わず急速に進行するものを国際分類では aggressive posterior ROP（AP-ROP），厚生省分類ではⅡ型としている．国際分類においてのみ眼底を Zone Ⅰ～Ⅲの区域によって分割している．
- 発症しても自然軽快するものも多いが，現在，治療は Early Treatment for ROP（ET-ROP）Study による基準に準じて行われる．血管の拡張・蛇行所見は網膜症の病勢を反映するため，網膜症の Stage とともに治療基準の重要な要素であり，二象限以上認めれば plus disease とする．AP-ROP は発症すれば直ちに治療が行われる．
- スクリーニング検査は，出生時在胎 26 週未満なら修正在胎 29 週から，出生時在胎 26 週以上なら生後 3 週から開始する．
- 通常の ROP（classic ROP）と AP-ROP では，発症様式，経過が大きく異なり，つぶさに観察し，分類することが非常に重要である．
- 網膜剝離発症が危惧される場合には，手術を行える専門施設に相談する．

Stage 1

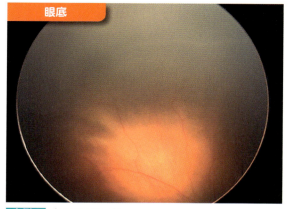

症例 1 demarcation line
血管前駆細胞の増殖．

Stage 2

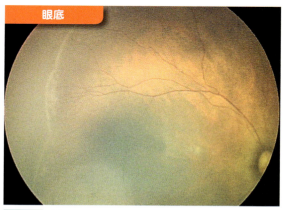

症例 2 ridge
血管前駆細胞の増殖の厚みが増し（ridge），硝子体中に進展（vascular tuft）．

Stage 3

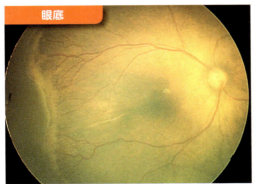

症例3 extraretinal fibrovascular proliferation
tuftsが帯状に融合し結合組織を産生，線維血管増殖となる．

Stage 4A（牽引軽度）

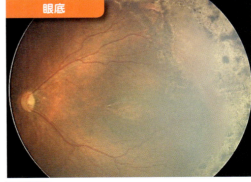

症例4
線維血管増殖の牽引によって網膜剥離が起こる．黄斑剥離はなく，後極網膜への牽引は軽度．

Stage 4A（牽引高度）

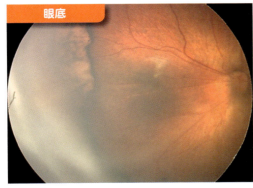

症例5
黄斑剥離はないが，後極網膜への牽引が高度．牽引乳頭を呈している．

Stage 4B

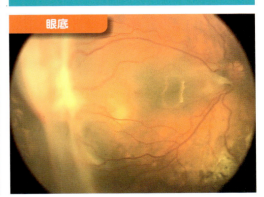

症例6
黄斑剥離が起こっている．

AP-ROP

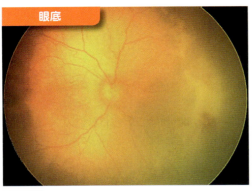

症例7
特に鼻側に，平坦で境界線上にない新生血管増殖がある．出血が散見される．血管の拡張・蛇行がある．

Zone I 網膜症（Stage 2）

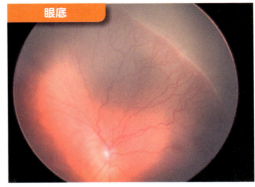

症例8
血管の拡張・蛇行があるが，血管増殖は明らかに境界線上で起こっており，AP-ROPとは区別できる．

Stage 4A

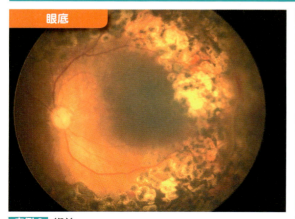

症例9 術前
耳側に2時間程度の牽引性網膜剥離を認める．

症例9 術後
硝子体手術によって網膜牽引を残さず治癒．

AP-ROP

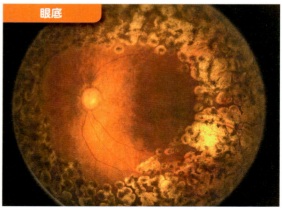

症例10 術前

症例10 術後
AP-ROP症例の大部分は硝子体手術により治療可能であるが，術後再増殖例もあり，これらの場合には視力予後不良となる．

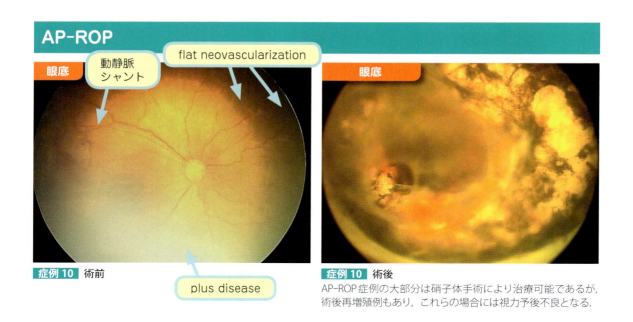

診断の極意

- 検査前の散瞳薬を1時間程度前から点眼する．水晶体血管膜や中間透光体の混濁で元来未熟児の眼底検査は難しく，十分な散瞳が必要である．散瞳が不十分であれば，点眼薬を追加し，しばらく待って診察することもためらわない．
- 倒像鏡の光は，あらかじめ中等度の大きさにしておくと瞳孔や角膜での反射が防げ，病変を捉えやすい．
- 病期のなかで，Stage 1病変は診察に習熟しなければ非常に捉えにくい．特に中間透光体の混濁がある場合などは，困難を極める．ただ，ET-ROPの治療基準では，Stage 1病変のみで治療となることはない．これに比べ，後極の血管はある程度捉えられるこ

Stage 5

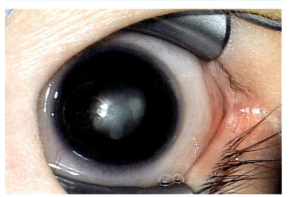

症例11 total retinal detachment
水晶体後面全体が線維血管増殖によって覆われている．網膜は全剥離している．

硝子体手術

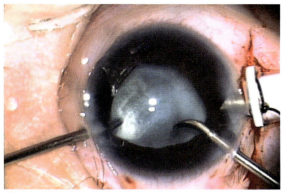

症例12
硝子体手術が可能であるが，網膜復位を得ても視力予後は不良である．

診断の極意（続き）

とが多い．plus-disease がないか，血管はどの Zone まで進展しているかを徹底的に捉えるようにする．Stage 2 病変は Stage 1 病変に比べ格段に捉えやすくなる．
- AP-ROP は特に出生体重 500 g 未満の児に多い．両眼性が多く，Zone I に多い．境界線上に起こる通常の Stage 1 から Stage 3 の進行を示さず，初期からの，血管の拡張と蛇行，多発する網膜出血，平坦な新生血管増殖（flat neovascularization），動静脈シャントなどの特徴がある．特に flat neovascularization は，有血管領域に通常認めない新生血管が生じたもので，本所見と，軽度でも血管の拡張・蛇行所見があれば AP-ROP と診断し対応する必要がある．

治療

- 基本的に，ET-ROP Study での Type 1 ROP（Zone I，any stage ROP with plus disease, Zone I, stage 3 ROP without plus disease, Zone II, stage 2 or 3 ROP with plus disease）もしくは，CRYO-ROP study で定義された threshold ROP（five continuous or eight total clock hours of stage 3 ROP in Zone I or II with plus disease）となれば治療を行う．AP-ROP においては，診断後直ちに行う．
- 網膜光凝固が確立された治療法であり，Zone I 網膜症や AP-ROP などの重症網膜症以外では，十分な治療によって多くが治癒する．
- 光凝固は，治療後早期の無呼吸や，治療後晩期の強度近視，視野狭窄，夜盲が問題であり，これを解決する手段として，抗 VEGF 薬の効果が期待されている．長期に及ぶ副作用などの研究報告は不十分で，現状では確立された治療法ではない．
- 光凝固によって進行を食い止めることができない Stage 3 ROP や，Stage 4 ROP は，早期に専門施設にコンサルトする．
- Stage 5 ROP（網膜剥離）も硝子体手術を行えるが，視力予後はおおむね不良である．
- 治療法が進歩した現在においても，網膜剥離に至る症例は散見され，特に重症網膜症では，厳しい視力予後となる場合があることを家族に説明しておくことが重要である．

（横井　匡）

Ⅳ 先天・発育異常，小児網膜疾患

8 色素失調症
incontinentia pigmenti

> **概要**
> - 色素失調症は，乳児期に体幹四肢を主体に発症する小紅斑を主症状とし，その他，歯牙，骨，中枢神経，眼に症状を引き起こす症候群であり，Bloch-Sulzberger 症候群とも呼ばれる．
> - X 染色体優性遺伝形式をとる遺伝性疾患であり，ごく稀な例を除いて女児に発症する．男児は胎生致死である．*IKBKG/NEMO* 遺伝子変異が細胞のアポトーシスを誘導することが原因と考えられている．
> - 約 35％の症例が眼症状を呈する．
> - 視力低下は，網膜動脈の閉塞によって周辺部網膜に無灌流域が形成されることによる二次的な新生血管の形成と，これによる牽引性網膜剥離によるものである．
> - 網膜動脈の蛇行，周辺部網膜の蒼白化，動静脈シャントが網膜症の兆候であり，蛍光眼底造影を行う必要がある．
> - 無血管野を認めた場合には，網膜光凝固や冷凍凝固の適応となる．網膜剥離に至れば予後不良で，十分な凝固により剥離を防ぐことが重要である．

軽症例

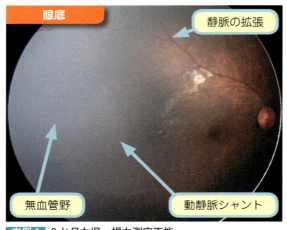
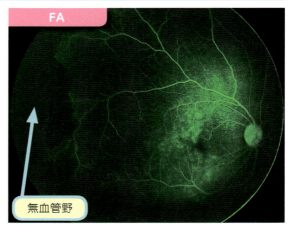

症例1 8 か月女児　視力測定不能
母が色素失調症．

重症例

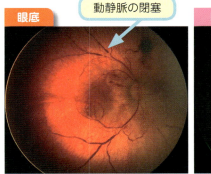

症例2　生後7日女児　視力測定不能
生後すぐに皮疹から診断された．

最重症例

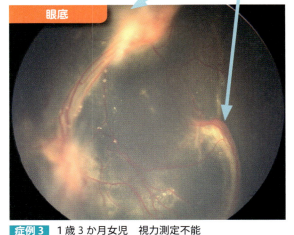

症例3　1歳3か月女児　視力測定不能
生後1か月時の皮疹から診断された．硝子体手術の適応となる．

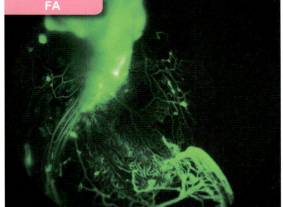

症例3のFA

診断の極意
- 主に，皮膚科や小児科から本症を疑われ紹介受診することが多いが，特に周辺部網膜まで開瞼器や未熟児鉤を用いて診察する．
- 無血管野，血管の拡張・蛇行，動静脈シャント，新生血管，線維血管増殖を認める場合には，直ちに全身麻酔下に蛍光眼底造影を行う．
- 確定診断は *IKBKG/NEMO* 遺伝子変異の同定．

治療
- 無血管野に対する光凝固．
- 進行例においては，硝子体手術．

（横井　匡）

IV 先天・発育異常，小児網膜疾患

9 ゆさぶられっ子症候群
shaken baby syndrome：SBS

概要
- ①網膜出血，②硬膜下血腫を認めるが，③体表への直接外傷を認めないことを3徴とした症候群．
- 生後～1歳前後の乳幼児を強く揺さぶることで加速 – 減速力が未熟な脳や眼球の網膜・視神経に伝わり神経障害や網膜血管の破綻による出血をきたす．
- 斑状・点状出血が，後極から周辺まで広範囲に及ぶことが多い．
- 網膜と硝子体との癒着が強い視神経乳頭部・後極血管周囲・硝子体基底部に出血を認めることが多い．
- 網膜表層のみならず内層・深層に出血を認めることもあり，網膜分離になることがある．
- 網膜出血は乳幼児虐待との一致性が高い．
- 心肺蘇生，頭蓋内圧の上昇では網膜出血は起こらない．

受傷早期のゆさぶられ眼底

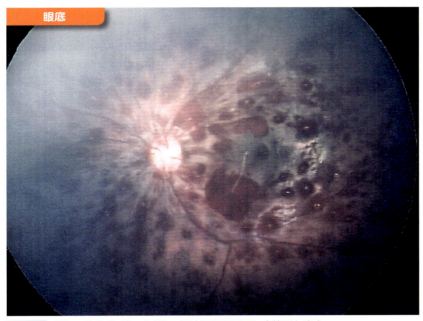

眼底

症例1 受傷2日後（0歳4か月） 視神経乳頭周囲に広範囲な出血

長期間経過した同症例のゆさぶられ眼底

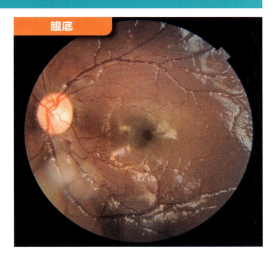

症例1 3歳11か月

眼底

揺さぶりによって生じたと考えられる硝子体膜の一部剥離

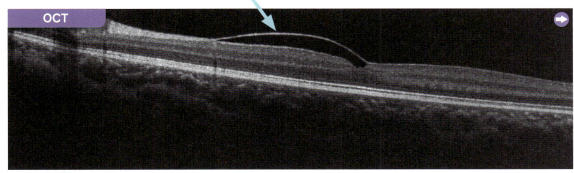

OCT

症例1 3歳11か月のOCT水平スキャン

診断の極意
- SBSの網膜出血は少量の場合，24時間以内に消退するので，できる限り早急に眼底検査することが望ましい．
- 網膜出血，硬膜下出血を認めても，虐待に伴うSBSと即座に診断するべきではない．
- 虐待が疑われる場合，患児保護が優先されるが，受傷時の状況，家族の説明，診察への立ち会いに矛盾や不自然さがないかなどから関係診療科，児童相談所とのCAP（Child Assault Prevention）委員会で総合的にSBSと診断することが重要である．単なる転倒外傷，兄弟による突き飛ばし外傷による硬膜下血腫，網膜出血の場合もある．

治療
- 眼科的に特に治療は無いが出血量が多い場合，挿管管理による仰臥位姿勢を続けると数ヵ月にわたり出血が黄斑部に残ることになるので側臥位姿勢を考慮する．
- 予後は網膜変性，特に黄斑部の変性が残るか，脳傷害（半盲など）が残るかによる．

（北澤憲孝）

V．網膜剝離

Ⅴ 網膜剝離

❶ 裂孔原性網膜剝離
rhegmatogenous retinal detachment

概要
- 網膜に裂孔ができることによって生じる網膜剝離である．網膜裂孔には近視眼に好発する格子状変性内の円孔と後部硝子体剝離に伴う弁状裂孔がある．
- 網膜剝離の発症年齢は2峰性を呈し，20歳代前後には格子状変性に伴う円孔による網膜剝離が多く，50歳から60歳代には後部硝子体剝離に伴う弁状裂孔による網膜剝離が多い．

格子状変性内の円孔による症例

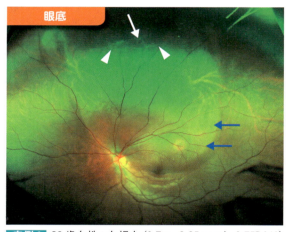

症例1 38歳女性：左視力（0.7×－2.25＝cyl－0.75DA10）
Optosカラー眼底
格子状変性（白矢頭）内に円孔（白矢印）がみられる．網膜剝離は周辺にプレシピテート（青矢印）があり陳旧性網膜剝離ではあるが黄斑部まで及んでいる．

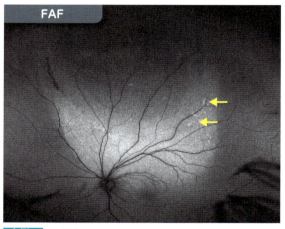

症例1 のFAF
網膜剝離部分は過蛍光でプレシピテートの部分（黄矢印）も過蛍光である．

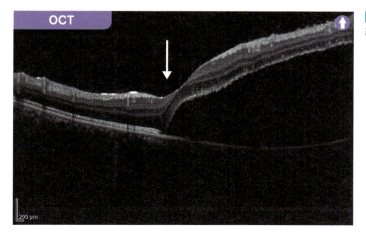

症例1 のOCT垂直スキャン
網膜剝離は黄斑部（白矢印）に及んでいる．

症例1 の術 2 週後での Optos カラー眼底
円孔を含んで格子状変性に冷凍凝固（白矢印）を行い，#506 シリコーンスポンジの局所バックル（白矢頭）を行った．網膜下液は減少している．左視力（1.0×−2.75D＝cyl−0.5DA180）．

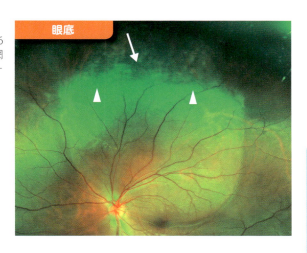

多発する格子状変性内円孔による症例

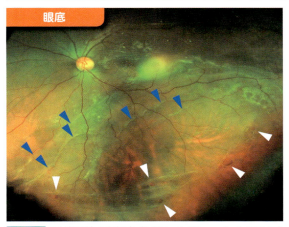

症例2 28 歳男性：左視力（1.2×−1.0D＝cyl−1.75DA5）Optos カラー眼底
下方に格子状変性内円孔（白矢頭）が多発している．デマルケーションライン（青矢頭）があり網膜剥離が段階的に拡大していることが示される．

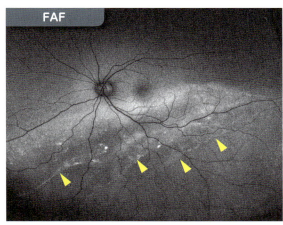

症例2 の FAF
デマルケーションラインの網膜下索状物（黄矢頭）は過蛍光になっている．

症例2 の術 1 年後の Optos カラー眼底
円孔を含んで格子状変性に冷凍凝固（白矢頭）を行い，#506 シリコーンスポンジの局所バックルを行った．網膜は復位している．左視力（1.0×−2.0D＝cyl−2.0DA25）

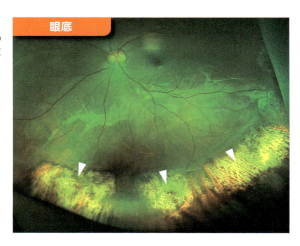

弁状裂孔による症例

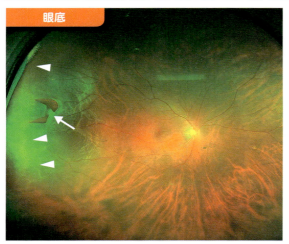

症例3 49歳男性　Optosカラー眼底

耳側の弁状裂孔（白矢印）から網膜剥離が広がっている．視力は右（1.2×−4.5D＝cyl−1.25DA180）．弁状裂孔の周辺には網膜周辺部変性（白矢頭）がある．

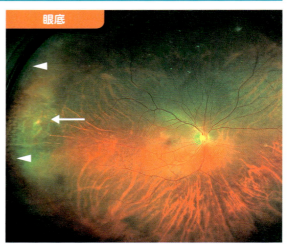

症例3 の術2か月後のOptosカラー眼底

白内障手術併用硝子体手術を行った．耳側の弁状裂孔周囲（白矢印）と周辺部変性（白矢頭）には光凝固斑がある．視力は（1.2×−3.0D＝cyl−1.25DA150）．

格子状変性縁の弁状裂孔による症例

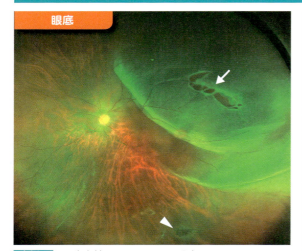

症例4 32歳女性　Optosカラー眼底

黄斑部を含んで網膜剥離がみられる．左視力は（0.06×−12.0D）．網膜血管に沿った格子状変性（白矢印）の後方縁が弁状裂孔となり胞状の網膜剥離となっている．下方にも別の弁状裂孔（白矢頭）が併発している．

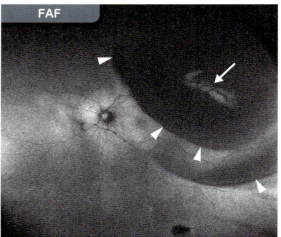

症例4 のFAF

網膜剥離の丈が高い部分は低蛍光（白矢頭），網膜裂孔部分（白矢印）は網膜色素上皮の過蛍光が透けてみえる．

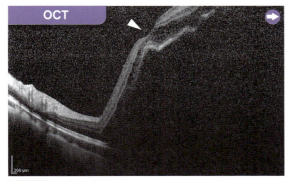

症例4 の OCT 水平スキャン
網膜剥離は黄斑部（白矢頭）に及んでいる．

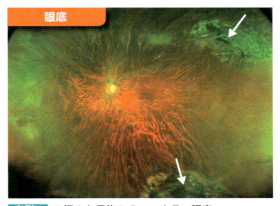

症例4 の術 2 か月後の Optos カラー眼底
網膜は復位している．視力は（0.7×−13.5D＝cyl−1.0DA75）．
網膜裂孔（白矢印）周囲に光凝固斑がある．

アトピー性皮膚炎に伴う症例

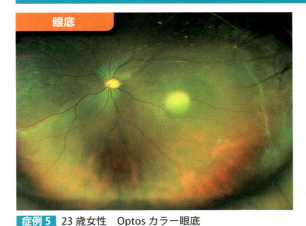

症例5　23 歳女性　Optos カラー眼底
白内障手術を受けたが術翌日に網膜剥離を指摘され受診した．視力は（0.09）で黄斑部を含んで網膜剥離がみられる．8時，10時の毛様体皺襞部に裂孔があった．視神経乳頭陥凹もみられる．

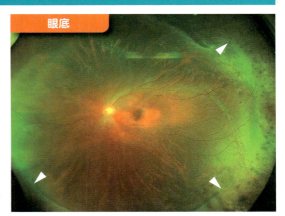

症例5 の術 1 年後の Optos カラー眼底
冷凍凝固，#287 で輪状締結を行った．再剥離したため硝子体手術も行っている．輪状締結による内陥（白矢頭）とバックル上に光凝固斑がある．網膜は復位している．視力は（0.5）．

診断の極意
- 診断，治療共に網膜裂孔の検出がポイントとなる．
- 網膜剥離の範囲と網膜裂孔の位置にはある一定の法則があるが，無水晶体眼や白内障手術時に後嚢破損が生じた症例では上方の小さな弁状裂孔が多い．
- 網膜裂孔がみられず体位によって網膜下液が移動すれば，漿液性網膜剥離の可能性も考える．

治療
- 手術療法を行う．網膜裂孔周囲に冷凍凝固やジアテルミー凝固を行い強膜にシリコーン材質のバックルを縫着する強膜バックリングと眼内から網膜を牽引している硝子体を切除し，裂孔に光凝固や冷凍凝固，ガスタンポナーデを行う硝子体手術がある．
- 病状によっては両者を組み合わせる．
- 硝子体手術後に核白内障が進行することがあるので，場合によっては白内障手術を併用する．

（井上　真）

Ⅴ 網膜剝離

2 周辺部変性
peripheral choroidal degeneration

概要
- 網膜周辺部が変性して菲薄化し網膜剝離などの病変に結びつきやすい病変である．
- 代表的なものは網膜格子状変性である．近視眼の約10％に合併し，眼底の12時と6時の赤道部に好発する．
- その他にwhite without pressure，敷石状変性，snail track変性，老人性周辺部網膜分離などがある．

周辺部のwhite without pressure

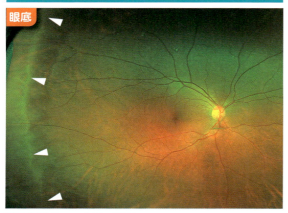

症例1 Optosカラー眼底
近視眼の周辺部が帯状に白くみられる．周辺部は圧迫すると白いことがあるがこの変性は圧迫しなくても白い．

周辺部のwhite without pressure

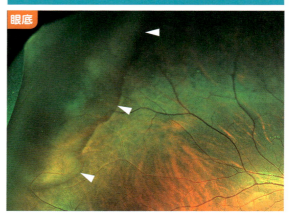

症例2 Optosカラー眼底
この症例では帯状ではなく限局性の病変である．

網膜格子状変性

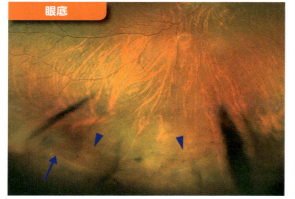

症例3 Optosカラー眼底
近視眼の下方に網膜格子状変性（青矢頭）がみられる．格子状変性内には円孔（青矢印）がみられる．

色素沈着を伴った網膜格子状変性

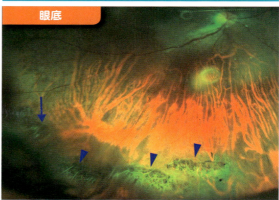

症例4 Optosカラー眼底
格子状変性には経年的変化で色素沈着（青矢頭）がみられる．格子状変性の後方には裂孔（青矢印）がみられる．

網膜格子状変性

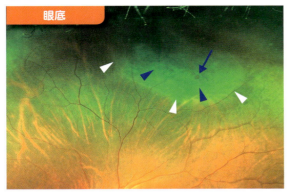

症例5 Optos カラー眼底
網膜格子状変性（青矢頭）内に円孔（青矢印）がみられる．格子状変性の周囲には網膜剥離（白矢頭）がある．

雪片変性（snail tack変性の一種）による網膜剥離

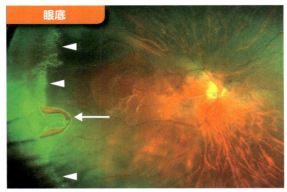

症例6 Optos カラー眼底
耳側野周辺部にカタツムリが這ったようなきらきらした変性がみられ，その後方縁に弁状裂孔を生じて網膜剥離となっている．

網膜剥離の自然復位による網脈絡膜萎縮

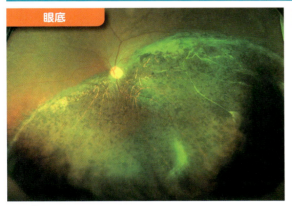

症例7 Optos カラー眼底
下方の裂孔による網膜剥離が復位した範囲に網脈絡膜萎縮がある．白色の網膜下索状物がある．

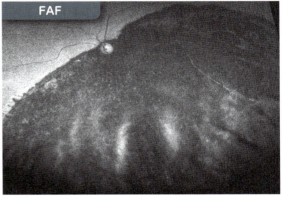

症例7 の FAF
下方の網脈絡膜萎縮は低蛍光で網膜下索状物は線状の過蛍光としてみられる．

診断の極意
- 眼底周辺部の観察を行う．
- 倒像鏡による眼底検査で眼底を隈なく観察するが，必要に応じて前置レンズを用いた細隙灯顕微鏡検査で詳細に検査を行う．
- 再周辺部の検査には接触型の Goldmann 三面鏡や Volk 社の TransEquator® などの広角前置レンズを使用する．

治療
- 網膜周辺部変性のみでは治療の対象とはならない．
- 周辺部変性の近傍に網膜裂孔を伴う場合にはすべての周辺部変性は光凝固や冷凍凝固などの治療を行う．
- 僚眼が網膜剥離になっていれば通常よりも網膜剥離になる可能性が高く周辺部変性に対しても光凝固を行う．
- 巨大裂孔網膜剥離になった僚眼の snail track 変性は予防的光凝固を行う．

（井上　真）

Ⅴ 網膜剝離

③ 増殖硝子体網膜症

proliferative vitreoretinopathy：PVR

概要
- 網膜剝離の重症例は増殖硝子体網膜症（PVR）と呼ばれ，剝離した網膜上に増殖膜が形成された難治性の網膜剝離の状態である．
- 増殖膜は網膜上に形成される場合と網膜下に形成される場合がある．
- 増殖が赤道部より後方が主体の場合には後部 PVR，前方に増殖がある場合には前部 PVR と分類する．
- 増殖には固定皺襞を伴う focal type とびまん性の増殖である diffuse type がある．

網膜前，網膜下増殖を合併する症例

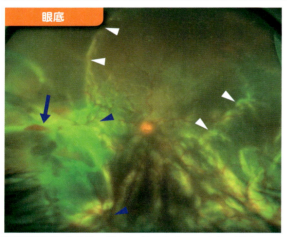

症例1 52歳男性：視力左（0.01）Optos カラー眼底
1か月前から視野欠損が出現していた．8時，9時に網膜裂孔（青矢印）があり，その後方には固定皺襞（青矢頭）がある．網膜下索状物（白矢頭）もみられる．

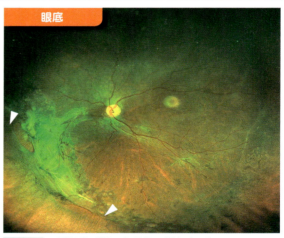

症例1 の硝子体手術6か月後：視力（0.3）
網膜は復位している．輪状締結による内陥（白矢頭）がみられる．

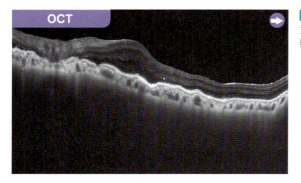

症例1 の硝子体手術6か月後の OCT 水平スキャン
黄斑部の水平スキャンで網膜は復位しているが脈絡膜の皺襞が残存している．

網膜下増殖が主体の症例

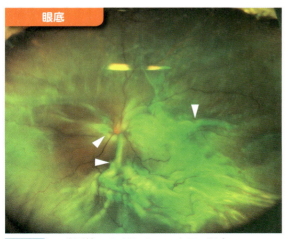

症例2 57歳男性　IOL眼　Optos カラー眼底
1年前からの視力低下があったが放置していた．網膜は全剥離しているが網膜下の増殖が主体であり視神経乳頭近傍を含んで網膜下索状物（白矢頭）がみられる．

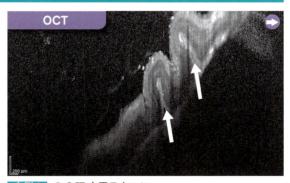

症例2 の OCT 水平スキャン
黄斑部の水平断で網膜下索状物（白矢印）がみられる．

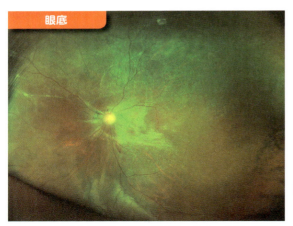

症例2 の術6か月後：視力（0.01）　Optos カラー眼底
網膜は復位している．術後高眼圧となり濾過手術を行った．

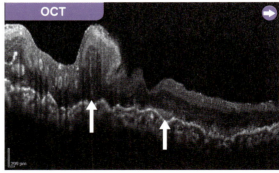

症例2 の OCT 水平スキャン
網膜は復位しているが網膜下索状物（白矢印）がみられる．

V 網膜剥離

診断の極意
- 原因となる網膜裂孔が剥離網膜の谷間となり，わかりにくい場合がある．
- PVR の初期は硝子体混濁が生じる．これは網膜裂孔から硝子体中に拡散した網膜色素上皮細胞に由来する．
- 硝子体中に拡散した網膜色素上皮細胞は網膜上に増殖膜を形成する．剥離網膜に固定皺襞がみられると，PVR の特徴的な所見である．
- 網膜下の増殖では網膜下索状物（subretinal band）を形成する．
- 網膜下索状物は FAF で過蛍光となる．

外傷後に発症した症例

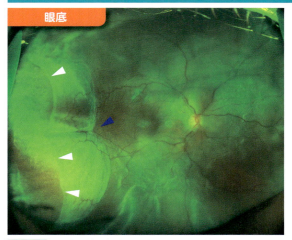

症例3 59歳男性：視力(0.5)　鉄片異物摘出術後のOptosカラー眼底

鉄片異物により6年前に白内障手術，硝子体手術を施行された．経過は良好であったが1か月前から徐々に見づらくなった．眼圧は5mmHgで広い範囲で網膜剥離がある．耳側の鋸状縁裂孔（白矢頭）は脈絡膜剥離で盛り上がっている．固定皺襞（青矢頭）もある．

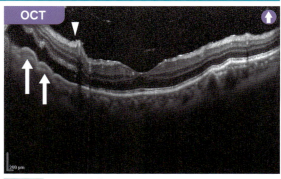

症例3 のOCT垂直スキャン

黄斑近傍まで網膜剥離がある．一部に黄斑前膜（白矢頭）と脈絡膜剥離（白矢印）がある．

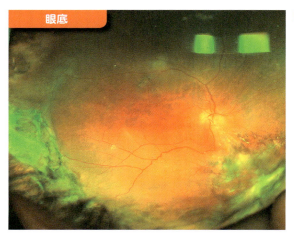

症例3 の術1年後のOptosカラー眼底

術後に再剥離したため輪状締結を追加した．網膜は復位したが視力は(0.3)に低下した．

治療
- 増殖膜を除去するため硝子体手術を行う．
- 網膜前の増殖膜はできるだけ剥離，除去する．網膜下の増殖は液空気置換で網膜が復位するようであれば，必ずしもすべて除去しなくても良い．
- 黄斑を横切る場合や視神経乳頭周囲にnapkin ringを形成している場合には除去する．
- 前部PVRは硝子体基底部の硝子体が収縮して周辺部網膜を水晶体の方に向かって前方偏位させる．この部分の増殖膜を除去するには水晶体を除去しなくてはならない．
- 増殖膜をできるだけ除去しても術後の再増殖は必ず起こる．
- 輪状締結を併用することは再増殖による牽引を軽減できるため，多くのPVR症例では幅広のシリコーンタイヤで輪状締結を行う．
- 必要に応じて長期停留ガスやシリコーンオイルをタンポナーデとして用いる．

（井上　真）

V 網膜剥離

4 老人性網膜分離症

senile retinoschisis

概要
- 加齢などの変化で最周辺部の網膜に網膜嚢胞や網膜分離が生じる．周辺部類嚢胞様変性や網膜分離症変性とも呼ばれる．網膜分離症変性には周辺部類嚢胞様変性が先行すると考えられているが，両者を明確には区別できない．周辺部類嚢胞様変性は網状変性とも分類される．
- 定型的な類嚢胞様変性は左右対称であることが多い．類嚢胞様変性は鋸状縁の歯状突起基部で始まり，円周方向と後方に広がる．
- 類嚢胞様変性では網膜内層と外層が支柱により分離された嚢胞腔で分離した構造となり，しばしば内層に有窓構造があるが，全層の円孔になっていることはまれである．
- まれに網膜外層円孔を伴い，網膜剥離に進展することがある．X染色体劣性遺伝の先天網膜分離症とは異なる．

周辺部類嚢胞様変性

症例1
硝子体手術中の圧迫時の周辺部眼底所見で類嚢胞様変性（白矢頭）がみられる．

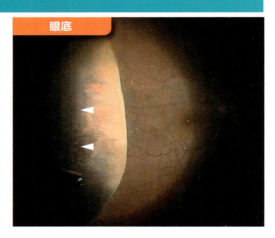
眼底

歯状突起

症例2
硝子体手術中の圧迫時の周辺部眼底所見で歯状突起（白矢頭）がみられる．

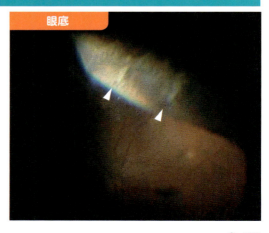
眼底

周辺部類嚢胞様変性

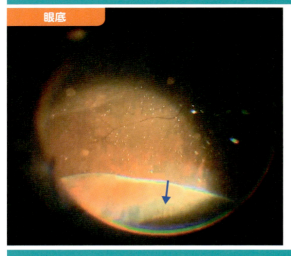
眼底

症例3
硝子体手術中の圧迫時の周辺部眼底所見で類嚢胞様変性（青矢印）がみられる．

老人性網膜分離

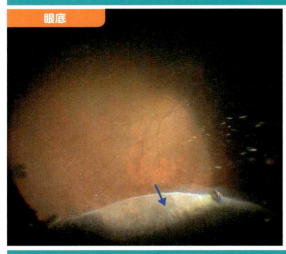
眼底

症例4
硝子体手術中の圧迫時の周辺部眼底所見で類嚢胞様変性と網膜分離（青矢印）がみられる．網膜裂孔は伴っていないので治療は必要としない．

先天網膜分離症

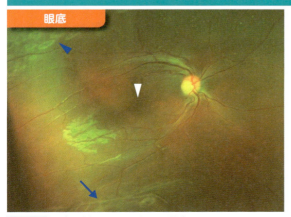
眼底

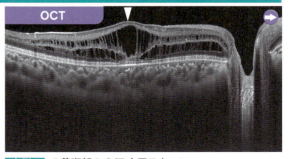
OCT

症例5 の黄斑部のOCT水平スキャン
黄斑部（白矢頭）近傍には網膜分離がある．

症例5 5歳男児のOptosカラー眼底
耳側，下方に網膜分離（青矢印）がある．上方には光凝固斑が見られる黄斑部（白矢頭）は車軸状にみえ網膜分離がある．

網膜分離症による網膜剥離

症例6 43歳女性

飛蚊症のため近医を受診したところ網膜分離を伴う網膜剥離と診断された．明らかな外傷の既往はなかった．他眼は正常である．複数の内層裂孔と外層裂孔（白矢頭）を伴う網膜分離症と後極血管アーケードにせまる網膜剥離（青矢頭）がみられる．また黄斑部上方に黄斑パッカーを形成している．黄斑前膜もあり硝子体手術を行った．

（栗原俊英ほか：黄斑パッカーと後天性網膜分離症を合併した網膜剥離の1例．眼臨 98：205-208，2004 より引用）

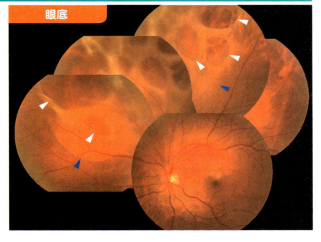

眼底

症例6 の術後眼底所見

一部網膜分離症が残存しているが網膜復位が得られている．網膜外層円孔に凝固を行っている．網膜前膜，黄斑皺襞もみられない．

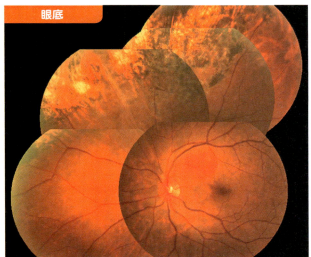

眼底

診断の極意

- 双眼倒像鏡で最周辺部網膜を圧迫して観察するか，接触型の前置レンズを用いて細隙灯顕微鏡で観察する．
- 周辺部類嚢胞から網膜剥離になることは少ないが稀に網膜裂孔を合併していることがあり，注意して観察する．

治療

- 老人性網膜分離症そのものを治療することはない．
- 硝子体手術中に観察されたときには周辺部網膜剥離との鑑別が重要である．
- 網膜剥離を合併した場合には手術が必要になる．
- 網膜内層裂孔か外層裂孔のどちらかを閉鎖すれば良いが，内層裂孔は周囲に癒着を作りにくいので外層裂孔を閉鎖させる．
- 硝子体手術を行う場合は分離した網膜と硝子体の癒着が強いため，部分的な網膜切除となるが，網膜分離した部位は絶対暗点になるので，機能的障害は少ない．

（井上　真）

Ⅴ 網膜剥離

5 脈絡膜剥離
choroidal detachment

概要
- 裂孔原性網膜剥離が広範に広がると眼圧が低下して，眼房水の流れが硝子体腔中ではなく脈絡膜に流れてしまうと脈絡膜剥離が生じる．
- 脈絡膜剥離が生じると網膜剥離の丈が低くみえてあたかも網膜が復位しているようにみられるが，実際は復位していない．
- 脈絡膜剥離がある網膜剥離では網膜剥離の丈が低くても，網膜はほとんど全剥離になっていることが多い．患眼では暗くみえている症状がはっきりしている．

脈絡膜剥離を伴った症例

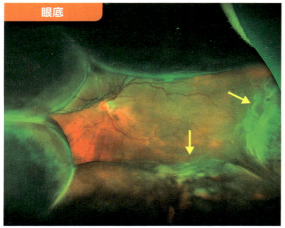

症例1 64歳男性：視力（0.05） Optos カラー眼底
1か月前からの視力低下があり，全周に脈絡膜剥離があるが後極部網膜は浅く剥離している．脈絡膜剥離の後方に網膜下液（黄矢印）が多い．上方の網膜裂孔が疑われた．

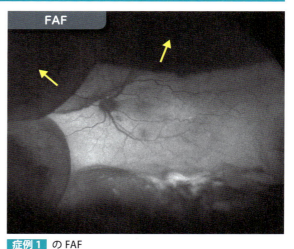

症例1 の FAF
脈絡膜剥離がある部分は低蛍光（黄矢印）である．

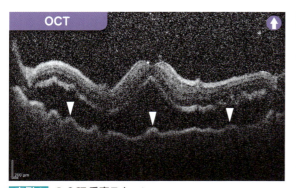

症例1 の OCT 垂直スキャン
網膜は剥離しているが脈絡膜面も皺襞（白矢頭）がある．

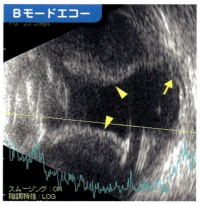

症例1 の B モードエコー
低輝度の脈絡膜剥離（黄矢頭）と後方に網膜剥離（黄矢頭）がみられる．

196

脈絡膜剥離を伴った症例

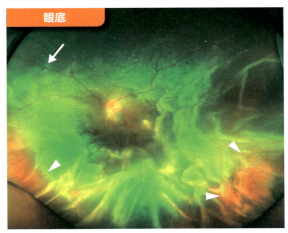

症例2 60歳男性　Optos カラー眼底
近医で黄斑前膜にて経過観察されていた．視力は(0.1)であったが2週間前からさらに視力が低下．視力は手動弁，眼圧は5mmHg．鼻側上方に網膜裂孔（白矢印）があり網膜は全剥離している．耳側と下方に脈絡膜剥離（白矢頭）がある．

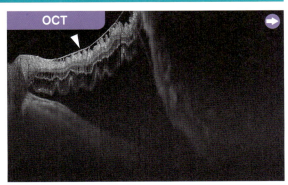

症例2 のOCT水平スキャン
黄斑部の水平断では黄斑部は剥離している．黄斑前膜（白矢頭）もある．

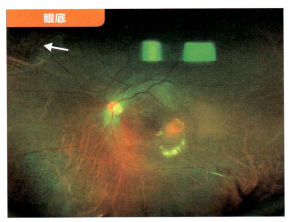

症例2 の術6か月後のOptos カラー眼底
網膜は復位している．視力は(0.4)に改善．網膜裂孔周囲に光凝固斑（白矢印）がある．下方の白線化した網膜血管周囲にも光凝固を行っている．

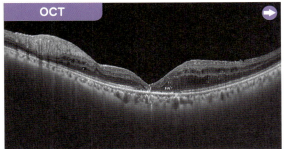

症例2 の術6か月後のOCT水平スキャン
黄斑部の水平断では網膜は復位している．

診断の極意
- 網膜裂孔が観察されると裂孔原性網膜剥離の決め手になるが，脈絡膜剥離の狭間となり観察されないことが多い．
- 網膜裂孔があれば，裂孔原性網膜剥離による脈絡膜剥離であると診断される．
- 網膜裂孔がみられなくても，硝子体中のtabacco dust（硝子体中の色素）signがあれば網膜裂孔の存在を強く疑う．
- 脈絡膜剥離は脈絡膜出血との鑑別が必要である．脈絡膜出血はBモードエコーで高輝度に描出され，脈絡膜剥離は低輝度になる．
- 脈絡膜出血は外傷，手術中や手術後などの低眼圧や痛み，いきみなどで誘発される．
- 強度近視や緑内障は脈絡膜出血のリスクファクターである．

治療

- 網膜剥離で脈絡膜剥離を合併した場合には網膜剥離の治療を行う．
- 脈絡膜剥離を伴えば血液網膜柵（blood-retinal barrier）が破綻していて，増殖硝子体網膜症に移行しやすい．
- 通常通りに硝子体手術のポートを作成すると，硝子体腔には穿孔せず眼内灌流液が網膜下に流れる網膜下灌流になりやすい．
- まず脈絡膜液を排出してから，確実に硝子体腔に繋がるポートを作成してから硝子体手術を行う．
- バリアがすでに破綻しているため輪状締結を併用した方が良い．場合によっては水晶体切除も行う．水晶体は脈絡膜剥離のため donesis がある．
- 術後はステロイド薬の内服などを併用しで消炎に心がける．

（井上　真）

VI．強度近視

VI 強度近視

1 近視性網脈絡膜萎縮
myopic retinochoroidal atrophy

概要
- 近視性網脈絡膜萎縮には，びまん性萎縮病変と限局性萎縮病変がある．
- びまん性萎縮病変は境界不鮮明な黄色の萎縮病巣として観察される．
- 限局性萎縮病変は白色の境界明瞭な病変として観察され，脈絡膜の大血管が透見される．
- びまん性病変のみの場合には視力が良好に保たれている．
- 限局性萎縮病変は，同部位は視野検査で絶対暗点となり，FAFは黒くなっている．

びまん性萎縮症例

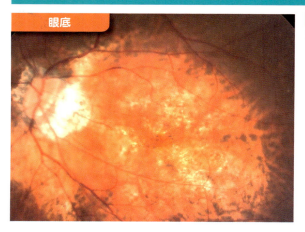

眼底

症例1 50歳女性：視力（1.2）
黄斑部にびまん性の萎縮変化．

限局性萎縮症例

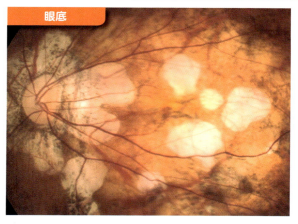

眼底

症例2 65歳女性：視力（0.8）
境界明瞭な白色変化．

限局性萎縮症例

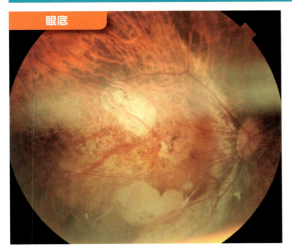

症例3 68歳女性：視力 (0.3)
中心窩やアーケード血管沿いにも白色変化あり．

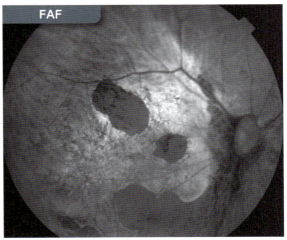

症例3 の FAF
限局性萎縮病変の自発蛍光は黒くなっている．

症例3 の OCT 水平スキャン
網膜内層が強膜と接するようにみえる．

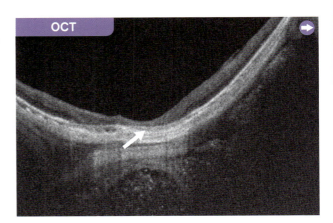

Ⅵ 強度近視

診断の極意
- 強度近視の黄斑部にびまん性または面状の黄白色病変をみつけたら，近視性網脈絡膜萎縮または新生血管関連萎縮（Fuchs 斑）を考える．
- びまん性萎縮病変の診断は，その典型的な眼底変化から行う．
- 限局性萎縮病変と新生血管関連萎縮の鑑別はときにむずかしく，限局性萎縮病変には瘢痕化した脈絡膜新生血管がないことが決め手となる．
- 限局性萎縮病変の OCT では脈絡膜全層，網膜外層，網膜色素上皮が消失して網膜内層が直接強膜に接しているような状態となり，脈絡膜新生血管の瘢痕は認めない．

治療
- 根本的な治療法はない．

（島田典明）

VI 強度近視

2 ラッカークラック
lacquer crack lesion

概要
- 強度近視眼底にみられる線状の黄色病変である．
- 眼軸延長や後部ぶどう腫の形成に伴った網膜色素上皮（RPE）・ブルッフ膜・脈絡膜毛細血管板複合体の機械的な断裂とされている．
- 単純型黄斑出血や近視性脈絡膜新生血管を合併することがある．
- 限局性萎縮病変に発展しうる．
- 線状黄色病変の部位はFAFで黒く，FAで過蛍光となる．

典型例

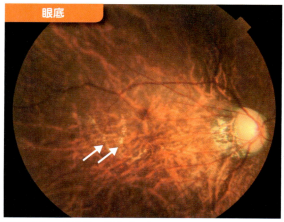

症例1 19歳女性：視力（1.2）
黄斑部に線状の黄色病変．

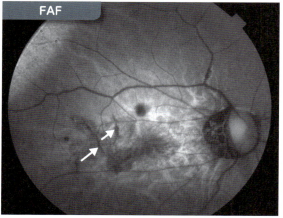

症例1 のFAF
病変は黒くなる．

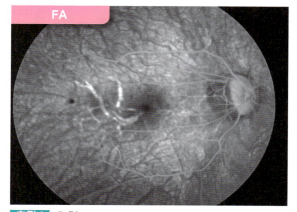

症例1 のFA
病変は白くなる．

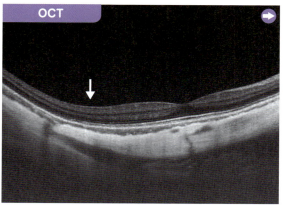

症例1 のOCT水平スキャン
病変は色素上皮より下方の輝度上昇として観察される．

まだら〜線状を呈する症例

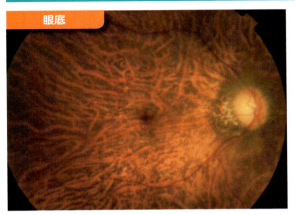

症例2 40歳女性：視力（1.0）
線状の黄色病変ははっきりとしない．

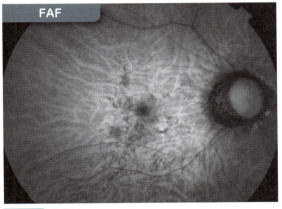

症例2 のFAF
黒い病変はまだら〜線状を呈する．

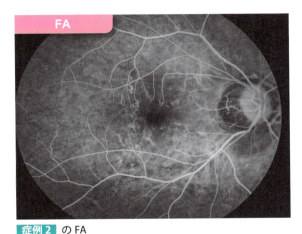

症例2 のFA
白い病変は同様にまだら〜線状を呈する．

診断の極意

- 強度近視の黄斑部に線状の黄色病変をみつけたら，ラッカークラックを考える．
- 病変は，はっきりした線状の変化とならないことも多い．
- 単純型黄斑出血や近視性脈絡膜新生血管がある眼では，その存在を疑うことが重要である．
- 小さい近視性脈絡膜新生血管を合併することもあり注意が必要である．

治療

- 根本的な治療はない．近視性脈絡膜新生血管を合併した場合，抗VEGF薬の硝子体内注射を行う．

（島田典明）

VI 強度近視

3 近視性脈絡膜新生血管
myopic choroidal neovascularization

概要
- 屈折度−8Dまたは眼軸長26.5mm以上を超える近視眼に生じた脈絡膜新生血管（CNV）を原則的に近視性脈絡膜新生血管としている．
- 自然経過では，活動期，瘢痕期，萎縮期という経過をたどる．
- 新生血管関連萎縮が生じると永続的な視力低下を招く．
- 単純型黄斑部出血との鑑別はFAやOCTにより行う．

活動期の症例

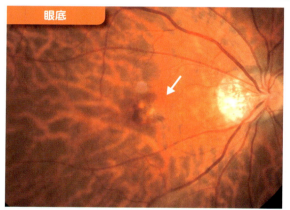

症例1 41歳女性：視力（0.7）
黄斑部に出血とその中に灰白色の新生血管あり．

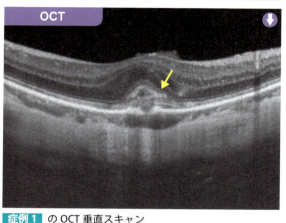

症例1 のOCT垂直スキャン
不均一な新生血管周囲．わずかな網膜浮腫や網膜剥離．

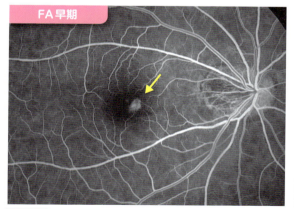

症例1 のFA早期
新生血管に一致する境界明瞭な過蛍光．

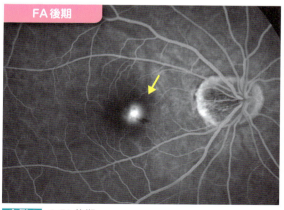

症例1 のFA後期
新生血管からの旺盛な色素漏出．

萎縮期の症例

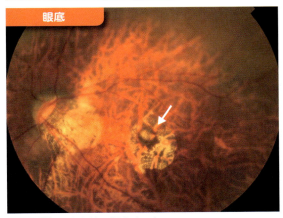

症例2 58歳女性：視力(0.1)
瘢痕化した近視性脈絡膜新生血管周囲に新生血管関連萎縮がある．

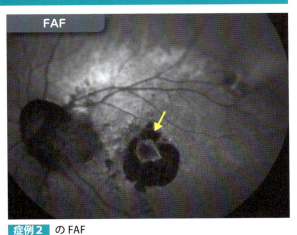

症例2 のFAF
新生血管関連萎縮部位は黒くなる．

Ⅵ 強度近視

診断の極意
- 強度近視の急な視力低下や歪視の自覚ではまず近視性脈絡膜新生血管を念頭に置く．
- 通常の眼底倒像鏡では見過ごされることもあり，前置レンズを用いた眼底検査か，眼底写真を拡大してチェックする必要がある．
- 強度近視眼に黄斑部出血を確認した場合，近視性脈絡膜新生血管と単純型出血の2つをまず考えなければならない．
- OCTでは，活動期に網膜浮腫や漿液性網膜剥離を認めることもあるが，概して滲出性変化は軽微である．
- FAでの色素漏出が最終的な決め手となる症例がある．

治療
- 活動期の近視性脈絡膜新生血管に対して，抗VEGF薬の硝子体内注射が行われている．

（島田典明）

VI 強度近視

4 単純型黄斑出血
submacular hemorrhage

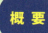
概要
- ラッカークラックが生じた際に，脈絡膜毛細血管の損傷とともに認められる出血をいう．
- 無治療で自然に吸収し，視力がある程度回復することが多い．
- 出血時に，OCTで出血が外境界膜を超えて網膜内層に及ぶような症例では，出血吸収後にも視細胞層の損傷が残存し，視力予後が不良である．

典型例

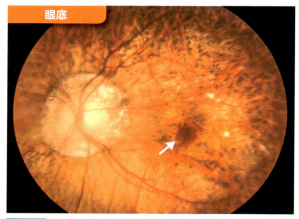

症例1 31歳女性：視力（0.7）
中心窩に網膜出血を認める．

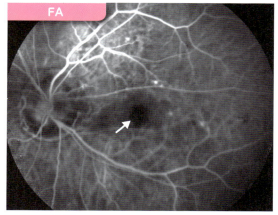

症例1 のFA
出血によるブロックのみで新生血管を示唆する漏出はない．

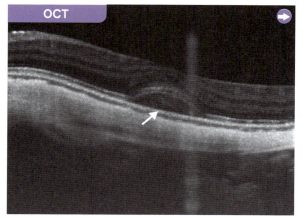

症例1 のOCT水平スキャン
網膜下に比較的均一な病変を認め，網膜内への出血ははっきりしない．

出血が網膜内層に及ぶ症例

症例2 36歳女性：視力（0.6）
網膜出血は網膜内の比較的浅層に及んでいる．

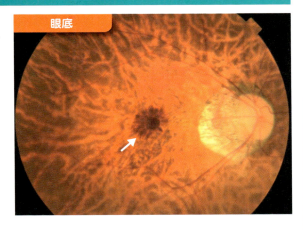

眼底

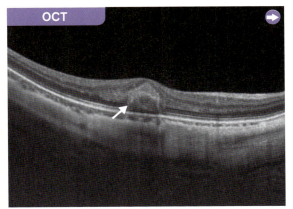

症例2 のOCT水平スキャン
網膜下〜網膜内に比較的均一な病変を認める．

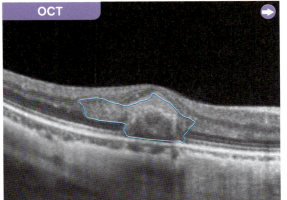

症例2 左図のOCTの拡大
出血は網膜下〜網膜内の比較的浅層（線で囲った部位）に及んでいる．

診断の極意
- 強度近視眼に黄斑部出血を確認した場合，近視性脈絡膜新生血管と単純型出血の2つをまず考えなければならない．
- 単純型出血は近視性脈絡膜新生血管（近視性CNV）よりやや若年者に発症しやすい．
- OCTでは，出血は網膜下〜網膜内に比較的均一に存在し，網膜色素上皮（RPE）の変化は軽微である．
- FAでの色素漏出がないことが最終的な決め手となる症例がある．

治療
- 根本的な治療法はない．

（島田典明）

Ⅵ 強度近視

5 近視性牽引黄斑

myopic traction maculopathy

概要
- 病的近視の状態では生理的に内境界膜，網膜血管が網膜を前方に牽引している．
- 網膜前膜，硝子体黄斑牽引が加わると黄斑分離，黄斑円孔網膜剥離などが起きやすくなる．
- 病的近視の症例ではOCTによるスクリーニング検査を行い，上述の変化がある場合は，定期フォローが望ましい．
- 緑内障の合併も多いため，視野検査も行っておくとよい．さらに経過観察中に近視性脈絡膜新生血管が発生することもある．

典型例

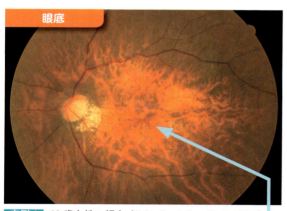

症例1 69歳女性：視力（0.6×S−6.0 ＝ C−2.5A90）

萎縮性眼底のため検眼鏡的には詳細な評価は困難

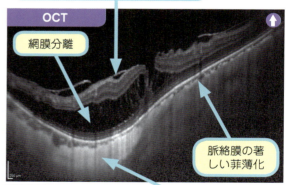

網膜前膜（＋）
（−）のケースよりも進行しやすい

網膜分離

脈絡膜の著しい菲薄化

症例1 のOCT垂直スキャン

後部ぶどう腫

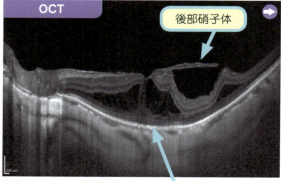

後部硝子体

症例1 のOCT水平スキャン

中心窩剥離（−）

近視性網膜分離の進行がみられた症例

萎縮性眼底

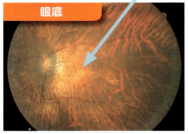

症例2　65歳女性：視力（1.0×S-14）

中心窩剥離（-）
剥離が起きなければ視力低下の進行は起きないことが多い

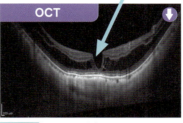

症例2 の OCT 垂直スキャン

網膜分離の進行（+）
手術について検討が必要

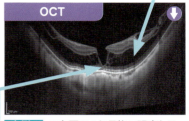

症例2 の左図の1か月後の眼底トラッキングによるフォローアップスキャン

中心窩のみ網膜分離がないタイプであるが，周囲の分離が進めばいずれ剥離に進行する

中心窩剥離を伴った近視性網膜分離の症例

後部ぶどう腫

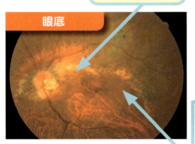

症例3　76歳女性：視力（0.8×S-6.5＝C-0.5A160）

中心窩の状態は検眼鏡的には詳細不明

部分的後部硝子体剥離

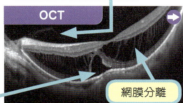

網膜分離

症例3 の OCT 水平スキャン

中心窩剥離（+）
症例によりいったん剥離が発生すると短期間で拡大がみられることもあるため手術について早めに検討する

部分的後部硝子体剥離

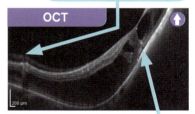

症例3 の OCT 垂直スキャン

中心窩剥離（+）であるが眼底の傾斜が強く縦スキャンでは剥離の評価は困難である．多方向からのスキャンにより全体像を把握するようにする

診断の極意

- 病的近視の萎縮性眼底の状態ではこれらの状態を検眼鏡的に早期発見することは極めて困難．
- OCT で定期的にフォローし，進行例では手術適応について検討する必要がある．
- スキャンは多方向から撮影することで眼底全体の評価が容易になる．
- フォロー時，眼底トラッキング機能のある OCT で評価するとその進行の有無の判断が容易になる．

治療

- 牽引性網膜剥離が出ている症例，網膜前膜・硝子体牽引により明らかに視機能低下が生じている例は手術適応と考えられるが，網脈絡膜萎縮や緑内障による視野障害，視力障害などを考慮に入れて適応を検討する．

（伊藤逸毅）

VI 強度近視

6 黄斑円孔網膜剥離

highly myopic macular hole retinal detachment

概要
- 後部ぶどう腫のある眼では生理的に内境界膜，網膜血管が網膜を前方に牽引した状態である．
- この状態で硝子体や網膜前膜の牽引などにより黄斑円孔が形成されると黄斑部網膜分離，さらには黄斑円孔網膜剥離が発生する．
- 網膜剥離が後部ぶどう腫外に進行すると網膜全剥離へと進行する．

典型例

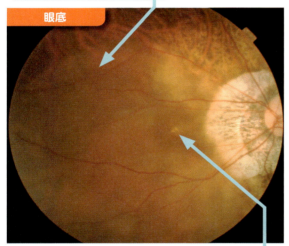

症例1　65歳女性：視力（0.25）　眼軸長：30.0mm

後部ぶどう腫内の網膜剥離

検眼鏡的に黄斑円孔（＋）が確認できる

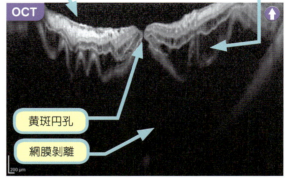

網膜前膜

網膜浮腫（＋）

黄斑円孔

網膜剥離

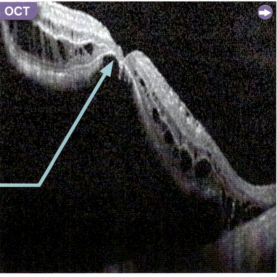

症例1 の OCT

最初の横スキャンでは円孔をはずしていた．小さな円孔では高密度にスキャンしないとみつからないこともある

黄斑円孔がみつかりにくかった症例

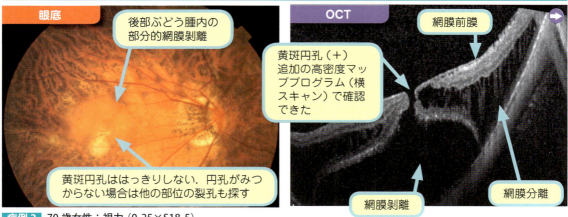

症例2 70歳女性：視力（0.25×S18.5）

症例2 のOCT水平スキャン

黄斑円孔網膜剥離から全剥離に進行した症例

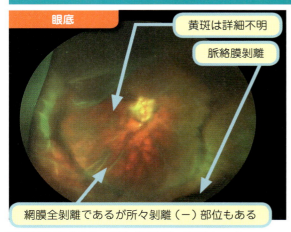
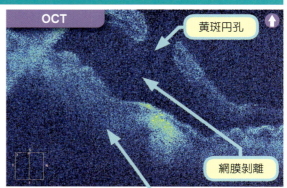

症例3 73歳女性：視力（手動弁）　眼圧4mmHg

病的近視眼，眼内レンズ挿入眼で黄斑円孔網膜剥離が全剥離に進行すると眼圧が大きく下がり脈絡膜剥離が出現することがある．

診断の極意
- 黄斑円孔が検眼鏡的に判別しにくいときは，OCTで黄斑部を高密度でスキャンすることで極小の円孔でも発見しやすくなる．
- 黄斑円孔網膜剥離と同様の網膜剥離で黄斑円孔（−）の場合は，アーケード血管のすぐ横にできやすい傍血管裂孔のチェックが必要．

治療
- 硝子体手術を行う．
- 黄斑円孔が残存することが多く，また長期的には網脈絡膜萎縮が生じることが多く，視力予後は不良である．
- しかし，最近は内境界膜染色，fovea sparing内境界膜剥離などのさまざまな手術手技の進歩，工夫により黄斑円孔の閉鎖率も徐々に向上してきている．

（伊藤逸毅）

Ⅵ 強度近視

7 dome-shaped macula

dome-shaped macula

概要
- 強度近視の約10〜20％にみられる黄斑下強膜のドーム状隆起．
- OCTでは，縦スキャンのみでドーム状にみえるものが多いが（77％），横スキャンのみでドーム状にみえるもの（2％），縦横両方のスキャンでドーム状にみえるもの（20％）もあると報告されている．
- 脈絡膜の循環不全により滲出性網膜剥離をきたすことがある．
- 脈絡膜新生血管が発生する症例もみられる．

典型例

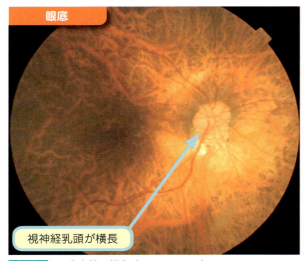

症例1 61歳女性：視力（0.6×S−12.5）

視神経乳頭が横長

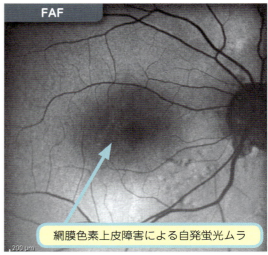

症例1 のFAF

網膜色素上皮障害による自発蛍光ムラ

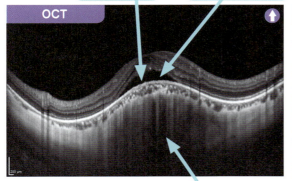

症例1 のOCT 垂直スキャン

RPEの不整／漿液性網膜剥離／黄斑下強膜のドーム状隆起

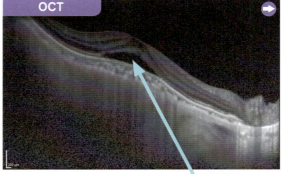

症例1 のOCT 水平スキャン

漿液性網膜剥離

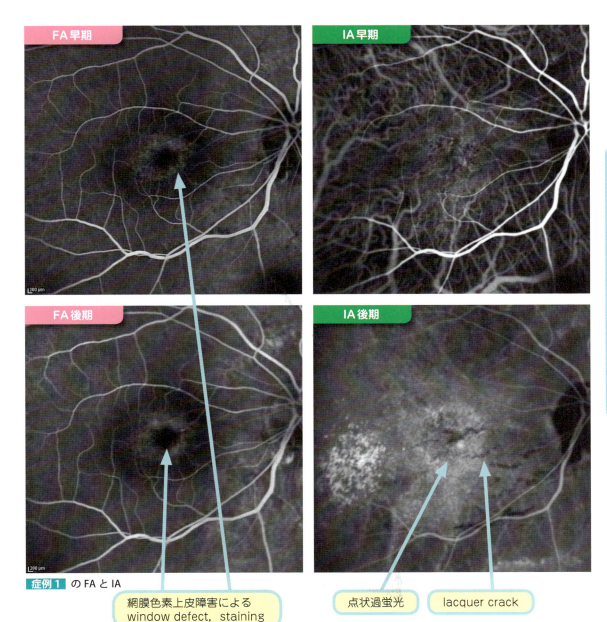

 のFAとIA

網膜色素上皮障害による window defect, staining

点状過蛍光

lacquer crack

診断の極意	・OCTで縦横，多方向で撮影することで全体の形が判断しやすくなる． ・漿液性網膜剥離，脈絡膜新生血管の発生に注意する．

治療	・dome-shaped macula 自体に特に治療法はない． ・dome-shaped macula に漿液性網膜剥離が起きても確立された治療法はない．しかし，幸い急激な視力低下が起きることは通常はない． ・脈絡膜新生血管の治療には，抗VEGF療法が行われる．

（伊藤逸毅）

VI 強度近視

8 傾斜乳頭症候群
tilted disc syndrome

概要
- 眼杯裂の閉鎖不全による先天異常.
- 視野欠損を生ずることもある.
- 視神経乳頭の傾斜, 視神経乳頭部網膜血管走行 situs inversus (逆位), 下方コーヌス, 近視性乱視, 下方ぶどう腫を伴うことが多い.
- ぶどう腫の edge では脈絡膜循環不全, 網膜色素上皮異常が生じる. さらにそこから漿液性網膜剥離や脈絡膜新生血管が発生することがある.

典型例

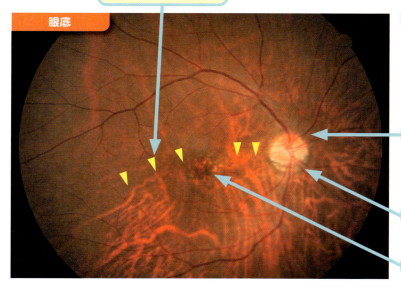

後部ぶどう腫の境界

眼底

症例1 65歳女性：視力 (0.13×S−2.5＝C−1.5A90)

乳頭が下方に傾斜

下方にコーヌス

黄斑部に RPE の変性

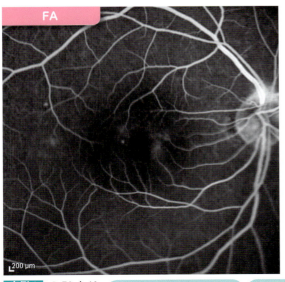
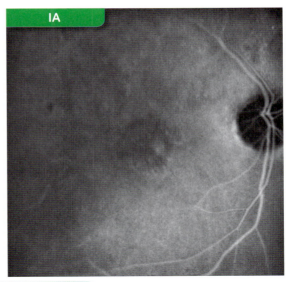

症例1 のFAとIA　脈絡膜新生血管（−）　軽度の staining のみ

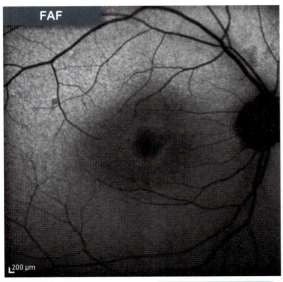

症例1 のFAF　自発蛍光の軽度亢進

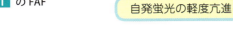

後部ぶどう腫の境界に漿液性網膜剥離

症例1 のOCT垂直スキャン

VI 強度近視

診断の極意

- 下方ぶどう腫の edge が黄斑部を横切っている場合は，本症による視機能障害，滲出性変化を考える．

治療

- 漿液性網膜剥離に対しては確立された治療法はない．
- 脈絡膜新生血管に対しては抗 VEGF 療法が行われる．

（伊藤逸毅）

VI 強度近視

9 intrachoroidal cavitation

intrachoroidal cavitation

概要
- 強度近視眼の視神経乳頭下方から周囲の黄色〜オレンジ色の変化である．
- OCT で脈絡膜の洞様変化を呈する．
- intrachoroidal cavitation の縁で網膜欠損を伴っていることがある．
- 緑内障様視野変化を 60〜70％に合併する．
- ピット黄斑症候群に類似した黄斑部網膜剥離が生じることがある．

典型例（剥離のないもの）

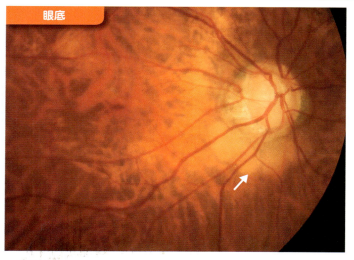

症例1 51歳女性：視力（1.0）

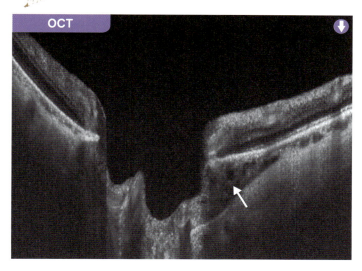

症例1 の乳頭 OCT 垂直スキャン
乳頭下方周囲には intrachoroidal cavitation（脈絡膜洞様変化）を認める．

黄斑部網膜剥離のある症例

症例2 57歳女性：視力（0.7）
乳頭下方に黄色の変化を認める．

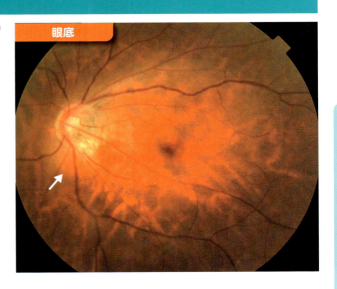

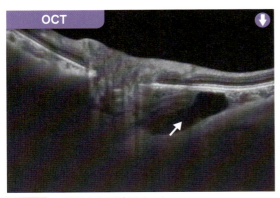

症例2 の乳頭OCT垂直スキャン
乳頭下方周囲にはintrachoroidal cavitation（脈絡膜洞様変化）を認める．

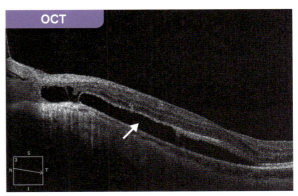

症例2 の乳頭中心窩OCT
この症例ではピット黄斑症候群類似の漿液性網膜剥離を認める．

診断の極意
- 強度近視眼の視神経乳頭の下方〜全周に黄色〜オレンジ色の変化を呈する病変をみたらintrachoroidal cavitationを考える．
- 乳頭コーヌスとは色調が異なる．
- 乳頭周囲萎縮との鑑別にはOCTを用いる．

治療
- intrachoroidal cavitation自体に対しては根本的な治療法はない．
- 緑内障様視野には念のため緑内障として加療を行う．
- ピット黄斑症候群に類似した黄斑部網膜剥離に対しては硝子体手術が行われる．

（島田典明）

paravascular micro hole

　傍血管微小裂孔paravascular micro holeは強度近視眼の裂孔原性網膜剥離の原因となりうる病変であり，後極部の傍血管微小裂孔を伴って裂孔原性網膜剥離が生じた際には，周囲の網膜血管の可塑性の低下から，治療後も再剥離しやすいため，難治性となる．

　強度近視眼の血管アーケードを含んだ後極部の主要な網膜血管周囲をOCTで検索すると，約半数に傍血管網膜囊胞paravascular retinal cyst（図1）が存在し，またその中の約半数に，上方の網膜組織が硝子体牽引や水平方向の牽引により離開して生じる傍血管分層円孔paravascular lamellar hole（図2）を認める．

　眼底観察ではこれらの病変の多くは確認しづらく，強度近視眼ではOCTによる網膜血管周囲のスクリーニングも重要である．また，これらの病変が存在する眼では硝子体網膜界面の増殖変化を高頻度に合併しており，近視性牽引黄斑症の発症・増悪の要因となることや，傍血管微小裂孔paravascular micro hole（図3）の前駆病変となると推定される．

（島田典明）

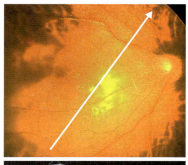
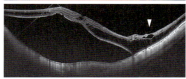

図1　傍血管網膜囊胞
網膜血管の側下方に網膜囊胞（矢頭）を認める．

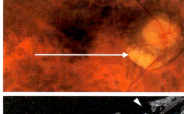
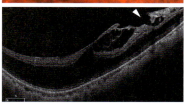

図2　傍血管分層裂孔
中心窩鼻下側の網膜血管の側方に（内層）分層裂孔（矢頭）を認める．

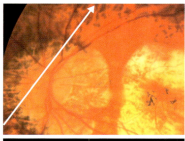
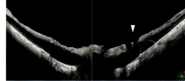

図3　傍血管微小裂孔　疑い例
乳頭耳上側にほぼ全層の網膜欠損（矢頭）を認め，周囲にわずかな網膜剥離を認める．

Ⅶ．急性炎症性疾患

Ⅶ 急性炎症性疾患

1 急性帯状潜在性網膜外層症

acute zonal occult outer retinopathy：AZOOR

概要
- 初期に眼底に異常を示さない原因不明の網膜外層症．
- 若年女性の近視眼に好発．
- 急性の区域性暗点を自覚し，しばしば光視症を伴う．
- 視野異常部位に一致してSD-OCTで網膜外層障害，多局所網膜電図で応答低下を示す．
- FAFでは，病変部位は自発過蛍光を示す．
- 経過中，病変部位は帯状の網膜変性を示すことがある．

典型例

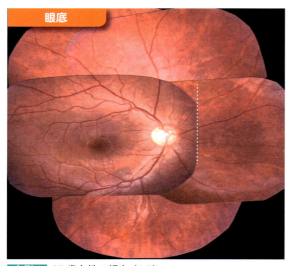

症例1 27歳女性：視力（1.5）
網膜は正常である．

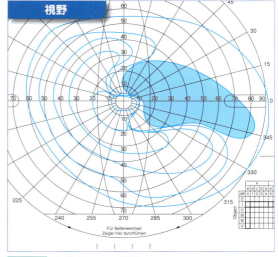

症例1 のGoldmann視野
大きなMariotte盲点の拡大がある．

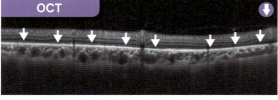

症例1 の病変部OCT垂直スキャン（眼底写真の破線）
EZがびまん性に欠損している（矢印）．

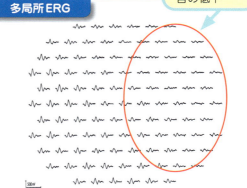

視野異常部位に一致した応答の低下

症例1 の多局所網膜電図

遅発性網膜変性を示した症例

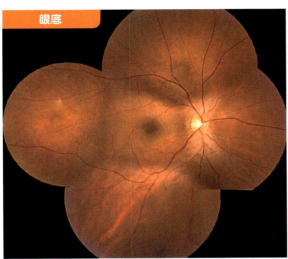

症例2 36歳男性：初診時視力（0.01）

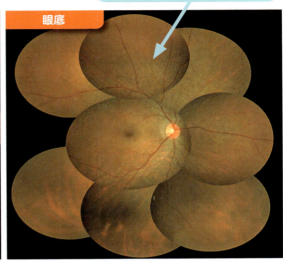

症例2 の5年後の眼底　視力（1.0）

視野異常部位に一致して帯状の網脈絡膜萎縮病巣が出現

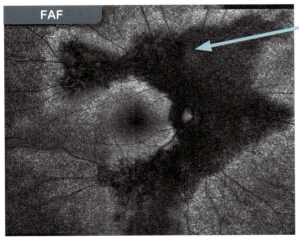

症例2 の5年後のFAF

初診5年後に帯状の網脈絡膜萎縮病巣が出現し，自発低蛍光

診断の極意
- 若年者が急性の暗点を訴えたら，眼底が正常でも視野検査とOCTを行い，OCTで視野異常部位の網膜外層形態に異常がないか確認する．
- さらに多局所網膜電図を行い（なければある施設に紹介する），視野異常部位に応答低下がないか確認する（フラッシュERGでは，応答が正常を示すことがある）．
- RAPDが陽性になることがあり，球後視神経炎と誤診されることがある．

治療
- 多くの症例は自然治癒傾向を示すので，進行性の視力低下がなければ経過観察．
- 進行性に視力が低下する症例にはステロイド全身投与が有効という報告あり．

（齋藤　航）

Ⅶ 急性炎症性疾患

2 多発消失性白点症候群

multiple evanescent white dot syndrome：MEWDS

概要
- 20歳代から40歳代の近視眼の若年女性に好発．
- 片眼の急激な視野欠損あるいは視力低下．光視症を伴うことが多い．
- 病因は不明だが感冒様症状を伴うことがあり，ウイルス感染や自己免疫の関与が疑われている．
- 眼底には多数の黄白色の白斑が出現し，硝子体中にも軽度の炎症細胞がみられる．
- この黄色斑は一過性であり1か月程度でほぼ消失する．
- OCTでは，急性期に視野欠損の部位に一致してinterdigitation zone（IZ）やellipsoid zone（EZ）が消失・不連続となる．
- IZやEZは1か月程度でほぼ修復されるが不整な部分が残存することもある．

典型例

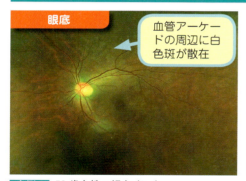

眼底：血管アーケードの周辺に白色斑が散在

OCT：ELMとEZの途絶／硝子体混濁／EZの消失／不鮮明なELM／ONLの消失／視細胞外節の崩壊産物の凝集と思われる中等度反射斑

症例1 53歳女性：視力（0.4）
症例1 のOCT水平スキャン

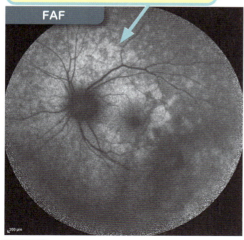

FAF：白斑に一致した過蛍光斑，一部癒合

症例1 のFAF

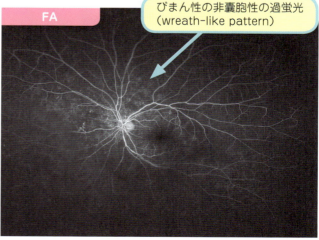

FA：びまん性の非嚢胞性の過蛍光（wreath-like pattern）

症例1 のFA

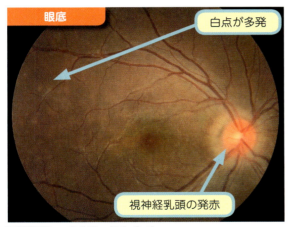

症例2 28歳女性：視力（1.2）

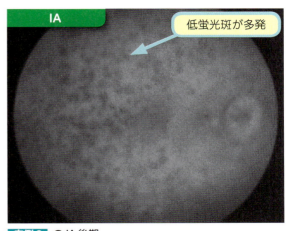

症例2 のIA後期
白色斑に一致した低蛍光斑．

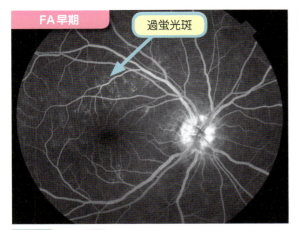

症例2 のFA早期
白斑は過蛍光．

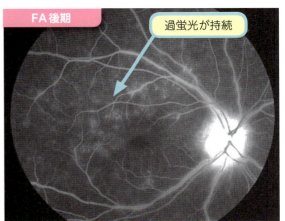

症例2 のFA後期
白斑は過蛍光が続く．

診断の極意
- 若年女性に光視症を伴う急激な視力低下，あるいは視野欠損をみたら，眼底に多数の白斑がないか入念に観察する．
- 視野検査で感度低下のある病変部位に，OCTで網膜外層の異常がないか確認する．
- 網膜外層はELM＜EZ＜IDZの順に障害されやすい（より後方の物が障害されやすい）．
- 白斑はFAで早期過蛍光，後期も過蛍光，IA後期で眼底所見の白斑より多い，低蛍光斑が特徴的．
- FAFが有用で，眼底写真にも写らない白点が過蛍光にみえる．
- OPLの菲薄化した部位は回復する見込みが低い．

治療
- 根本的な治療法はなく，自然軽快例も多い．
- 重篤な視野障害例や視力障害例には，網膜外層の炎症の改善を期待してステロイド薬の全身投与を行う．

（松井良諭・石龍鉄樹）

VII 急性炎症性疾患

3 点状脈絡膜内層症
punctate inner choroidopathy：PIC

概要
- 眼底後極部に点状の網膜下レベルの黄白色病巣が散在．
- 病変は時間とともに一部色素沈着を伴う瘢痕病巣となる．
- 前房炎症を伴わず，硝子体中の炎症はあっても軽度．
- 若年女性の近視眼に好発．
- 急性の中心／傍中心暗点を自覚し，光視症を伴うこともある．
- 病巣部はFAで初期から過蛍光で後期に蛍光漏出を伴う．IAで早期から低蛍光を示す．
- OCTではRPE−視細胞レベルにかけ結節状の高輝度を示す．
- 脈絡膜新生血管（CNV）を高率に合併する．

典型例

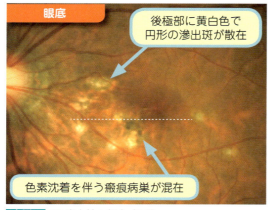

症例1　19歳女性：視力（0.9）

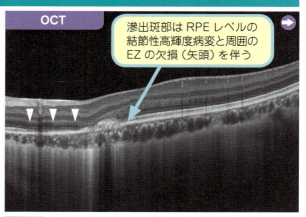

症例1のOCT水平スキャン（眼底写真の破線に一致）

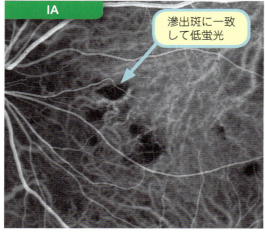

症例1のIA早期

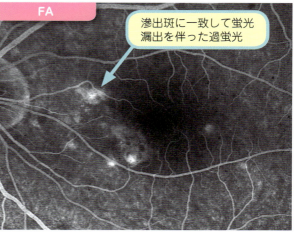

症例1のFA後期

CNVを生じた症例

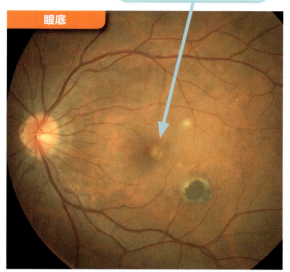

中心窩耳側に2型CNV

眼底

症例2 39歳女性：視力（0.8）

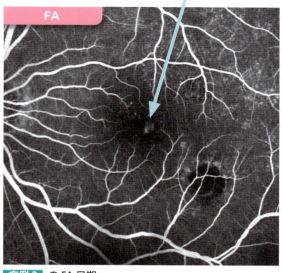

2型CNVは早期から明瞭な過蛍光

FA

症例2 のFA早期

診断の極意
- この病気を疑った時，他の白点症候群（MEWDS，APMPPEなど）を鑑別するために，FA，IA，OCTを行い，滲出斑の性状，蛍光眼底造影所見のパターン，OCT所見を確認し他疾患を鑑別するべき．
- 白点症候群の他疾患と比べ，白点の性状は小さく，境界鮮明で黄色がかっている．分布も後極中心で，時間の経過とともに瘢痕病巣になるのが特徴．
- OCTアンジオグラフィは，合併したCNVの検出に有用．

治療
- 急性期にステロイド薬全身投与（PSL30 mg/日から漸減）を行う．
- CNV併発時，抗VEGF抗体薬の硝子体内注射を行う．

（齋藤　航）

VII 急性炎症性疾患

4 多巣性脈絡膜炎

multifocal choroiditis：MFC

概要
- 20〜30歳代の若い女性に好発し，両眼性あるいは片眼性に突然の視力低下，霧視，変視症を自覚する．
- 眼底後極部から周辺部にかけて広範囲に白色滲出斑が多発する．滲出斑は50〜200μmと比較的小型で，網膜色素上皮から内脈絡膜にみられる．
- 前房および硝子体に炎症細胞がみられ，10〜40%に囊胞様黄斑浮腫（CME）を伴う．
- 約30%に脈絡膜新生血管（CNV）が発生し，しばしば網膜下増殖を起こす．再発が比較的多い．

典型例

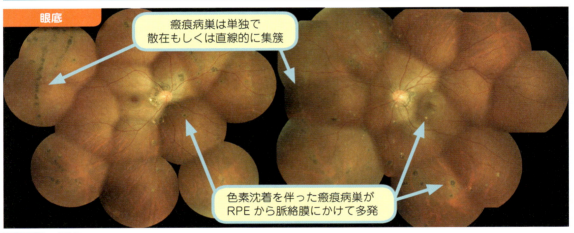

眼底：瘢痕病巣は単独で散在もしくは直線的に集簇／色素沈着を伴った瘢痕病巣がRPEから脈絡膜にかけて多発

症例1 の眼底

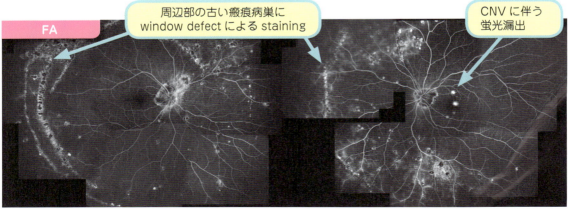

FA：周辺部の古い瘢痕病巣にwindow defectによるstaining／CNVに伴う蛍光漏出

症例1 のFA

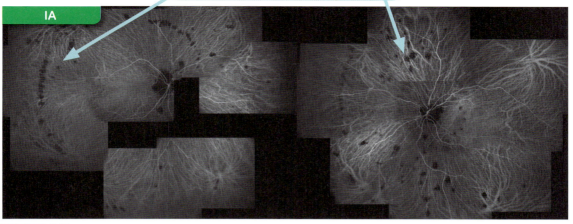

脈絡膜の背景蛍光を遮断する病変が多発

症例1 のIA

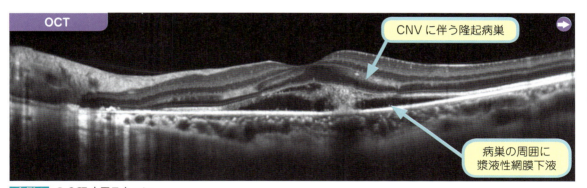

CNVに伴う隆起病巣

病巣の周囲に漿液性網膜下液

症例1 のOCT水平スキャン

診断の極意

- 若い近視の女性に好発する.
- 多くは両眼性に発症する. その病巣の局在は単独もしくは直線的に集簇し, 左右で非対称である.
- 前房および硝子体に炎症細胞がみられる.
- 散在する滲出斑は, FAでは早期で低蛍光, 後期で過蛍光となる. IAでは多発する低蛍光斑がみられる.
- 診断にあたっては類似した眼所見を呈する他の眼疾患 (acute posterior multifocal placoid pigment epitheliopathy；APMPPE, serpiginous choroiditis；SC, punctate inner choroidopathy；PIC, サルコイドーシス, birdshot chorioretinopathy など) がないことを確認する必要がある.

治療

- 無治療で自然治癒する症例もあるが, 特に黄斑部付近に病巣がある場合, ステロイド薬の内服治療を行う.
- プレドニゾロン内服で30〜40mg/日から漸減する.

（岩田大樹）

VII 急性炎症性疾患

5 急性後部多発性斑状色素上皮症

acute posterior multifocal placoid pigment epitheliopathy：APMPPE

概要
- 発症年齢は10〜30歳代が多い．
- 霧視，飛蚊症，中心暗点などを自覚する．
- 感冒様症状が先行することが多い．
- 他の眼疾患や，全身疾患を合併することがある．
- 約半数の症例で硝子体中に細胞を認める．
- 多発性の黄白色の斑状病変がみられる．
- 病因に関しては議論が分かれる．脈絡膜毛細管板，網膜色素上皮における虚血あるいは炎症性変化の関与が考えられている．

典型例

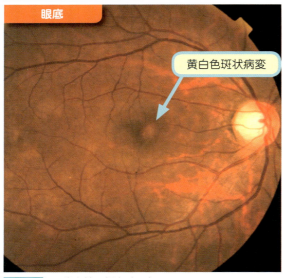

症例1 29歳女性：視力（1.5）

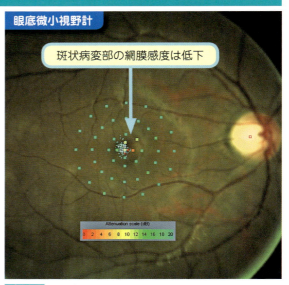

症例1 のMP-1

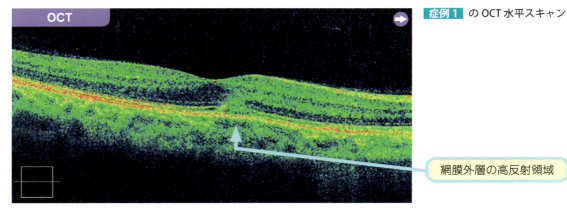

症例1 のOCT水平スキャン

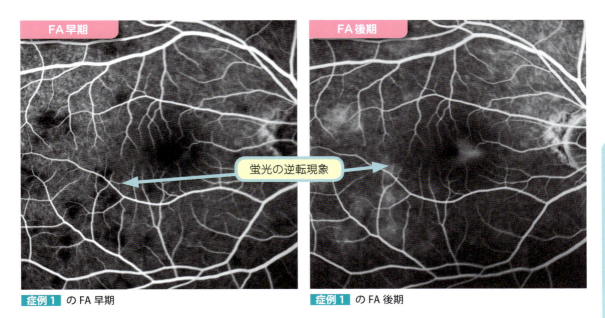

症例1のFA早期 / 症例1のFA後期
蛍光の逆転現象

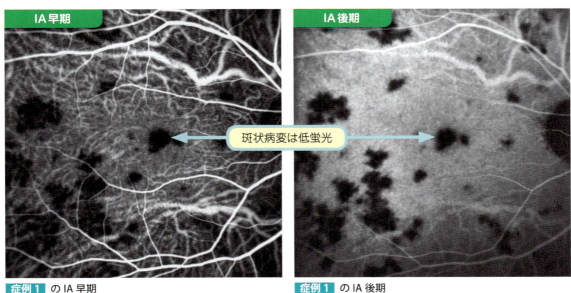

症例1のIA早期 / 症例1のIA後期
斑状病変は低蛍光

| 診断の極意 | ・FAで認められる蛍光の逆転現象が典型的所見．
・IAでは斑状病変に一致した部位は，早期，後期ともに低蛍光になる．
・FAFでは斑状病変に一致して低蛍光となるが，周囲には過蛍光を伴う．
・OCTでは発症早期には網膜外層に高反射領域がみられる．所見の回復に伴い高反射域は消失するが，EZの断裂を伴うことがある． |

| 治療 | ・自然治癒することが多いので，無治療でよい．
・病期の短縮のため，ステロイドが使われることもある． |

（平野佳男）

VII 急性炎症性疾患

6 急性網膜色素上皮炎

acute retinal pigment epitheliitis：ARPE

概要
- 急性網膜色素上皮炎は，若年者の片眼に急性に変視症や霧視を生じて発症することが多い，比較的まれな原因不明の疾患である．
- 眼底黄斑部の網膜深層に多数の小さく淡い滲出斑が散在し，滲出斑の中央は灰白色を呈して周囲に黄白色の輪状斑を伴うことが多い．
- 発症から数週間で自然寛解し視力予後は良好なことが多いが，時に瘢痕を残すことがある．

典型例　初診時

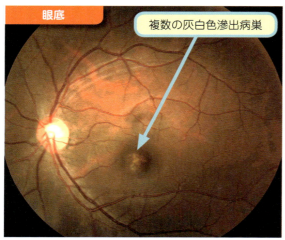

症例1　32歳女性：左眼視力（0.4）

眼底：複数の灰白色滲出病巣

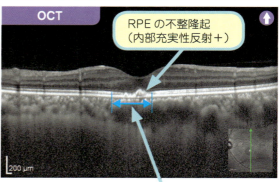

症例1のOCT垂直スキャン

OCT：RPEの不整隆起（内部充実性反射＋）、IZ，EZ不鮮明化

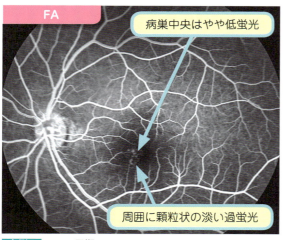

症例1のFA早期

FA：病巣中央はやや低蛍光、周囲に顆粒状の淡い過蛍光

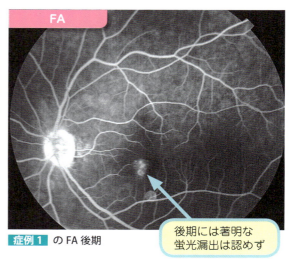

症例1のFA後期

FA：後期には著明な蛍光漏出は認めず

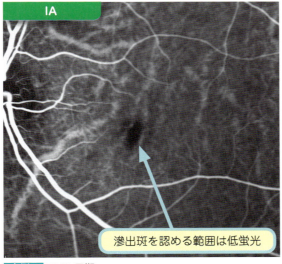

IA	IA
滲出斑を認める範囲は低蛍光	病巣中央部は晩期まで低蛍光 / 病巣周辺部もやや低蛍光

症例1 の IA 早期　　　症例1 の IA 晩期

典型例　初診から1か月後

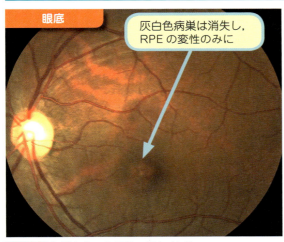

眼底 — 灰白色病巣は消失し，RPE の変性のみに

症例1　初診から1か月後　視力（1.0）

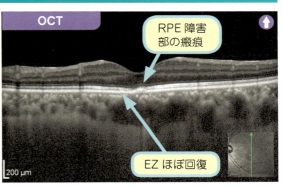

OCT — RPE障害部の瘢痕 / EZ ほぼ回復

症例1　初診から1か月後の OCT 垂直スキャン

診断の極意

- 若年者の片眼性で急性の変視症や霧視，視力障害を認めたらこの疾患の可能性も疑う．
- 急性後極部多発性斑状色素上皮症（acute posterior multifocal placoid pigment epitheliopathy；APMPPE），多発性消失性白点症候群（multiple evanescent white dot syndrome；MEWDS），散弾状網脈絡膜症（birdshot chorioretinopathy）などの白点症候群との鑑別が重要である．
- 自然経過で回復し視力予後は良好なことが多い．
- 特徴的な眼底所見と，FA での滲出斑中央の低蛍光と周囲黄白色輪の過蛍光を示すことが多いことが特徴である．

治療
- 積極的な加療を行わずとも自然経過で回復することが多い．

（永井由巳）

VII 急性炎症性疾患

7 AIM（UAIMを含む）

(unilateral) acute idiopathic maculoptahy：(U)AIM

概要
- acute idiopathic maculopathy；AIM（急性特発性黄斑症）は，若年，成人の健常な眼球黄斑部に急激な視力低下や中心暗点，変視症などを生じる．
- 片側性で発症することが多い（unilateral acute idiopathic maculoptahy；UAIM）
- 感冒様症状が先行することが多く，何らかの感染が原因と考えられている．
- 数週間から数か月で自然寛解し視力予後は良好なことが多い．
- 急性期には黄斑部に灰白色や黄色の滲出を伴う網膜色素上皮（RPE）の肥厚や漿液性網膜剥離，網膜内出血を，回復期には bull's eye を認める．

典型例　初診時

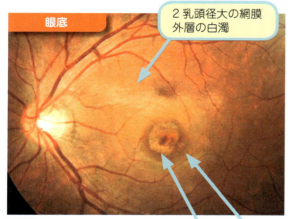

眼底
2 乳頭径大の網膜外層の白濁
症例1　30歳女性：左眼視力（0.2）
1 乳頭径大の RPE の色素脱失
褐色輪

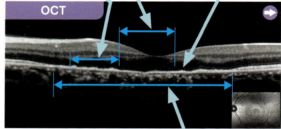

RPE の肥厚と不整
RPE 菲薄化
外境界膜（ELM）不明瞭
OCT
症例1 の OCT 水平スキャン
COST ライン消失
IS/OS ライン消失

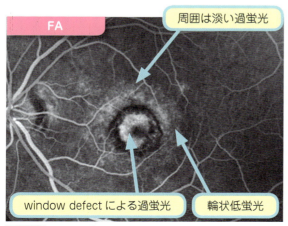

FA
周囲は淡い過蛍光
window defect による過蛍光
輪状低蛍光
症例1 の FA 早期

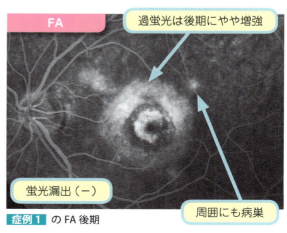

FA
過蛍光は後期にやや増強
蛍光漏出（−）
周囲にも病巣
症例1 の FA 後期

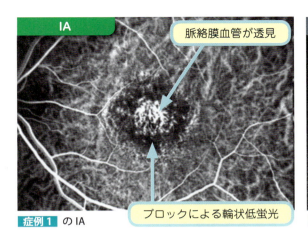

症例1 のIA

- 脈絡膜血管が透見
- ブロックによる輪状低蛍光

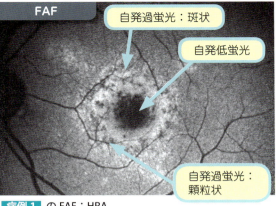

症例1 のFAF：HRA

- 自発過蛍光：斑状
- 自発低蛍光
- 自発過蛍光：顆粒状

典型例　初診から4か月後

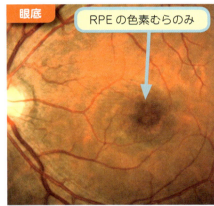

症例1 初診から4か月後 視力（1.0）

- RPEの色素むらのみ

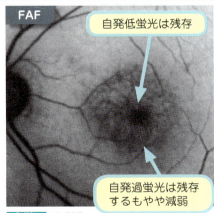

症例1 のFAF

- 自発低蛍光は残存
- 自発過蛍光は残存するもやや減弱

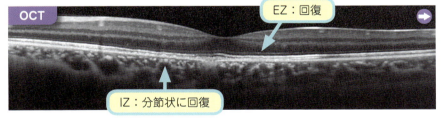

症例1 のOCT水平スキャン

- EZ：回復
- IZ：分節状に回復

診断の極意
- 成人で急激な視力低下や変視症，中心暗点を認め，黄斑部にRPEの異常を認めたら本症も疑う．
- 自然寛解し視力予後は良好なことが多いが，眼底はbull's eyeを呈する．
- 感染，特にコクサッキーウイルスによる感冒様症状が先行した症例の報告が多いが，感冒様症状を認めずに発症する症例もある．
- OCT，FAFによりRPEの障害から回復期の萎縮や過形成の過程を観察できる．

治療
- 自然経過で回復することが多く，積極的加療を行わないことも多い．
- ステロイド薬の内服投与を行うこともある．

（永井由巳）

VII 急性炎症性疾患

8 AMN

acute macular neuroretinopathy：AMN

概要
- acute macular neuroretinopathy；AMN は 1975 年に Bos らによって初めて報告された稀な疾患.
- 急激な視力低下や傍中心暗点で発症し，中心窩周囲に楔状の黄白色や褐色の病変を呈する.
- 患者の大多数が 20〜40 歳代の女性.
- 発症機序は不明だが，ホルモン的素因，経口避妊薬内服，循環障害，ウイルス感染，最近ではデング熱後の発症が報告されている.

典型例

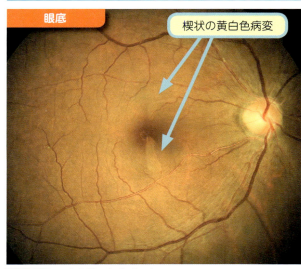
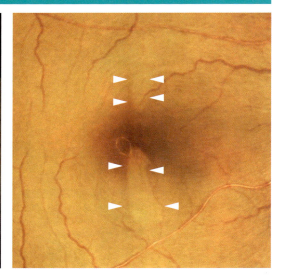

症例1 54 歳女性：視力（1.2）
突然の視野障害を自覚.

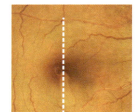
症例1 の OCT 垂直スキャン

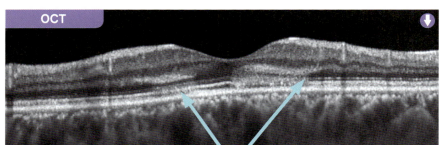
外網状層から EZ にかけて高反射

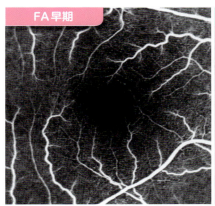

症例1 の FA 早期・IA 早期
異常所見はみられない．

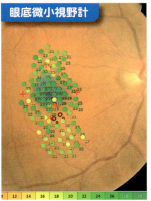

症例1 の microperimeter（眼底微小視野計）
病変部位に一致して網膜感度が低下している．

典型例　初診から1年後

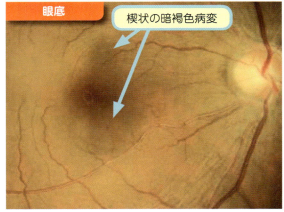

楔状の暗褐色病変

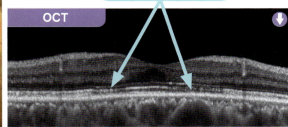

外顆粒層が菲薄化し，EZ が不明瞭

症例1 の1年後のOCT垂直スキャン

診断の極意
- FA，IA は正常．
- OCT では外網状層から病変が始まり，視細胞外節を含む網膜外層まで広がっていく．
- 近年，Sarraf らによって AMN を2つのタイプに分類することが提唱されている．
  ① OCT にて内顆粒層レベルで高反射を呈する．
    ⇒ paracentral acute middle maculopathy（AMN Type 1）
  ② OCT にて外網状層〜視細胞層レベルで高反射を呈する．
    ⇒ 従来の acute macular neuroretinopathy（AMN Type 2）

治療
- 視力予後は良好であるが，傍中心暗点は残存する．
- 有効な治療法はない．

（長谷川泰司）

VII 急性炎症性疾患

9 地図状脈絡膜炎
geographic choroiditis

概要
- 両眼性が多く進行性で，後極部網膜に虫食い状に進行する滲出斑を伴った萎縮性病変を呈する．
- 病態として，脈絡膜毛細血管板への導入血管が炎症性に閉塞するために発症すると考えられている．
- FAで病巣は，造影早期に脈絡膜背景蛍光の減弱があり，造影後期には強い過蛍光となる．
- IAでは早期から後期にかけて病変部は低蛍光となる．

典型例

症例1

眼底：虫食い様の萎縮巣に隣接する薄い黄白色の滲出斑／陳旧化した病巣はまだら状の色素沈着で全体的には地図状に後極部眼底に広がる

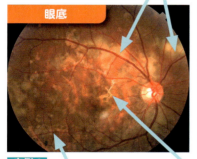

FA早期：滲出斑の部を中心に脈絡膜の充盈遅延もあり低蛍光に描出／黄斑部には網膜下に線維性瘢痕が形成／陳旧化病巣はwindow defectにより過蛍光

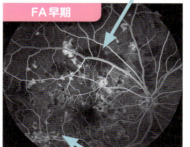

FA後期：滲出斑の部は過蛍光となり蛍光色素の漏出（＋）

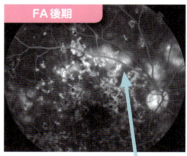

IA後期：滲出斑の部は低蛍光／陳旧化病巣はやや低蛍光

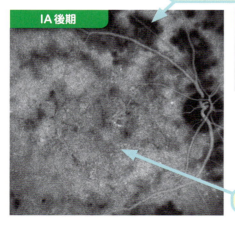

OCT：脈絡膜厚肥厚，脈絡膜毛細血管の不明瞭化，脈絡膜中大血管の拡張

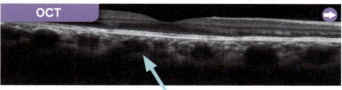

ステロイド治療を行った症例

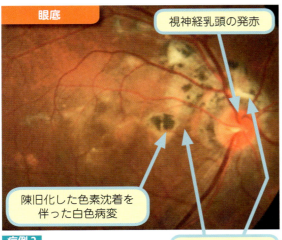

眼底
- 視神経乳頭の発赤
- 陳旧化した色素沈着を伴った白色病変
- 虫食い状の病変

症例2

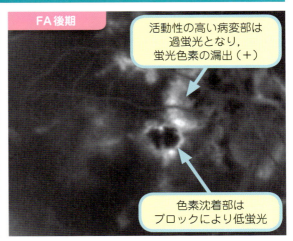

FA後期
- 活動性の高い病変部は過蛍光となり，蛍光色素の漏出（＋）
- 色素沈着部はブロックにより低蛍光

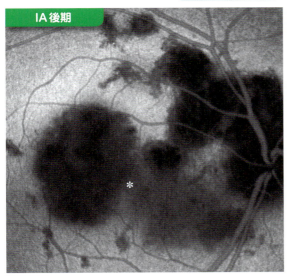

IA後期

症例2　ステロイド治療前

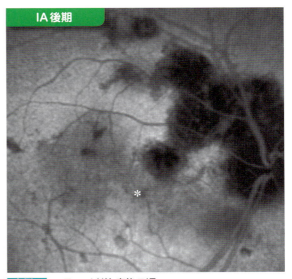

IA後期

症例2　ステロイド治療後7週

ステロイド内服治療により，黄斑部から耳下側に広がる比較的広範囲の低蛍光（＊）は著明に改善．

診断の極意
- 鑑別疾患として，APMPPE，結核，トキソプラスモーシス，後部強膜炎，脈絡膜転移性腫瘍がある．
- ぶどう膜炎関連疾患に対する血液検査等で感染性疾患を除外し，FA，IAの画像所見を読み解けば鑑別は可能である．

治療
- 萎縮性の病変を残し自然消退する．
- 黄斑部に病変が及び，視力低下を招くならステロイドやシクロスポリンなどの免疫抑制薬を使用する．

（山田晴彦）

VIII. ぶどう膜炎

Ⅷ ぶどう膜炎

1 Behçet病
Behçet's disease

> **概要**
> - 口腔粘膜の再発性アフタ性潰瘍，皮膚症状，眼症状，外陰部潰瘍を4主症状とする膠原病類縁疾患．
> - 発作的に虹彩毛様体炎・網膜ぶどう膜炎が出現する．
> - HLA-B51もしくは-A26が陽性のことが多い．
> - 指定難病疾患である．

典型例

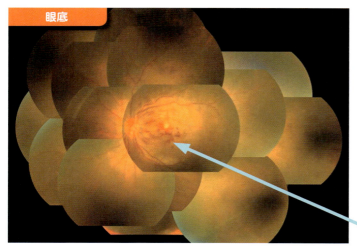

症例1　29歳男性：視力（0.04）

黄斑部に網膜出血と軟性白斑
視神経乳頭の発赤

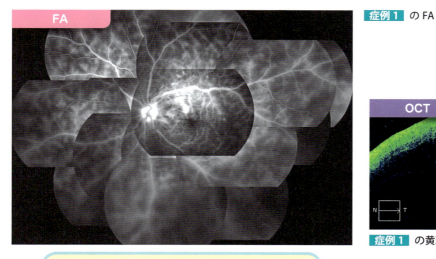

症例1のFA

黄斑部網膜血管および視神経乳頭からの色素漏出
網膜全体にシダ状の蛍光漏出

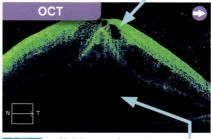

症例1の黄斑部OCT水平スキャン

黄斑浮腫

高度な漿液性網膜剥離

典型例　治療 5 か月後

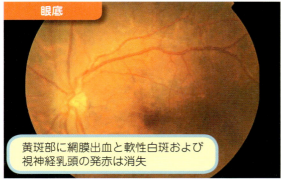

黄斑部に網膜出血と軟性白斑および視神経乳頭の発赤は消失

症例1　治療後 5 か月：視力（1.0）

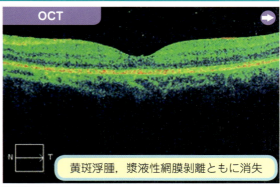

黄斑浮腫，漿液性網膜剥離ともに消失

症例1　治療後 5 か月の OCT 水平スキャン

硝子体混濁の強い症例

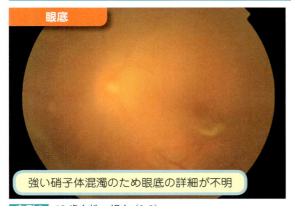

強い硝子体混濁のため眼底の詳細が不明

症例2　48 歳女性：視力（0.2）

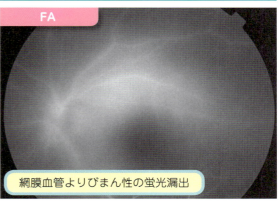

網膜血管よりびまん性の蛍光漏出

症例2 の FA

急性期の派手な症例

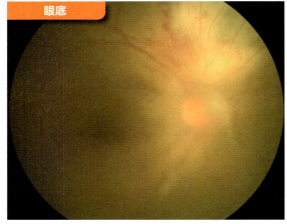

症例3
硝子体混濁に加え，網膜出血，白色滲出病巣を認める．
（岩田大樹先生のご厚意による）

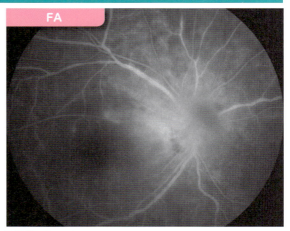

症例3 の FA
網膜血管よりの旺盛な蛍光漏出あり．
（岩田大樹先生のご厚意による）

陳旧例

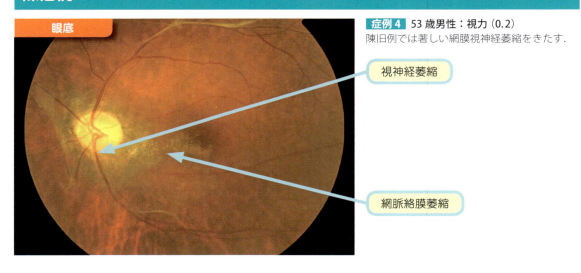

症例4 53歳男性：視力（0.2）
陳旧例では著しい網膜視神経萎縮をきたす．

視神経萎縮
網脈絡膜萎縮

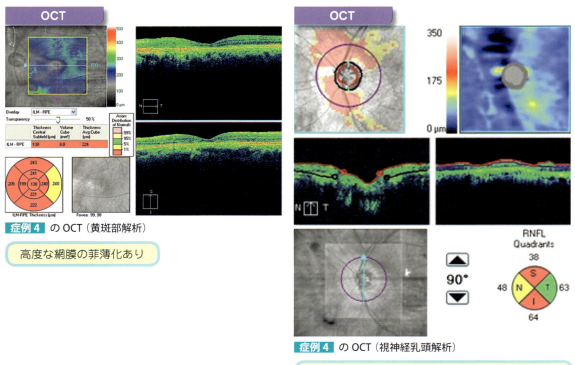

症例4 のOCT（黄斑部解析）

高度な網膜の菲薄化あり

症例4 のOCT（視神経乳頭解析）

高度な視神経乳頭周囲網膜神経線維の菲薄化あり

末期の散瞳不良例

症例5 43歳男性：視力は手動弁
散瞳不良例では未散瞳眼底カメラやOCTが眼底の評価に有用.

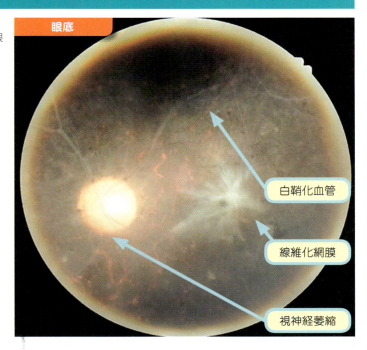

症例5 のOCT水平スキャン

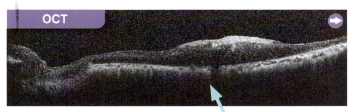

診断の極意
- 発作性の網膜ぶどう膜炎では，まず本症を疑う.
- 眼炎症の寛解期では眼所見に乏しいことが多い.
- 繰り返す眼発作や過去の眼外症状の有無を丁寧に問診.
- FAのシダ状蛍光漏出は重要な参考所見.
- 全身症状が出現せず確定診断に数年以上を要することも多い.

治療
- 眼炎症発作時にはただちにステロイド（トリアムシノロンなど）の眼局所投与を行う.
- 眼炎症発作予防目的でコルヒチン内服，シクロスポリン内服，インフリキシマブ治療など.

（楠原仙太郎）

Ⅷ ぶどう膜炎

2 サルコイドーシス
sarcoidosis

概要
- 全身の肉芽腫性炎症疾患で，眼症状を契機に発見されることが多く，わが国で最も多いぶどう膜炎である．
- 女性に多くみられ，発症年齢は女性で20歳代後半と60歳代後半の二峰性，男性で20歳代後半に一峰性のピークを呈する．
- 汎ぶどう膜炎の形態をとる場合が多く，前眼部中間透光体に豚脂様角膜後面沈着物，虹彩結節，隅角結節，テント状周辺虹彩前癒着，雪玉状硝子体混濁など特徴的な所見がみられる．
- 眼底においては，網膜血管周囲炎，血管周囲結節，網脈絡膜滲出斑，光凝固斑様の網脈絡膜萎縮病巣，視神経乳頭や脈絡膜に肉芽腫を呈する．
- 合併症として，併発白内障，続発緑内障，黄斑浮腫，網膜前膜があげられる．

典型例

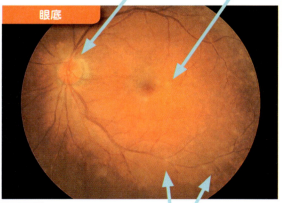

眼底 — 視神経乳頭の軽度発赤／網膜前膜／網膜静脈走行に沿った分節状の白鞘形成

FA — 視神経乳頭からの蛍光漏出／網膜静脈周囲炎による血管壁の色素染色と蛍光漏出／網膜静脈周囲炎による血管壁の色素染と蛍光漏出／CMEによる花弁状過蛍光

症例1　73歳女性：視力（0.4）
症例1のFA

244

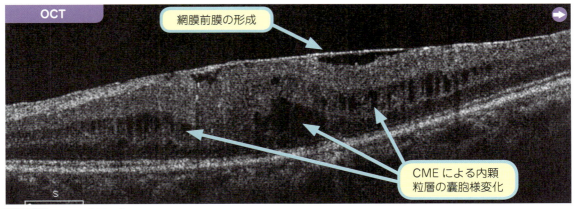

症例1 のOCT水平スキャン

- 網膜前膜の形成
- CMEによる内顆粒層の囊胞様変化

周辺部の網脈絡膜に萎縮病巣のある症例

症例2 66歳女性：視力（0.8）

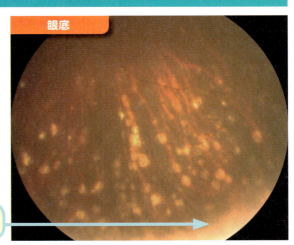

周辺網膜に光凝固斑様の網脈絡膜萎縮病巣

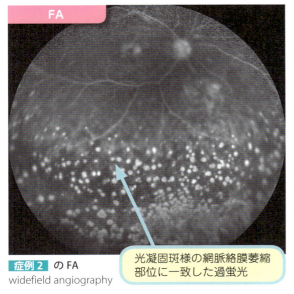

症例2 のFA
widefield angiography

光凝固斑様の網脈絡膜萎縮部位に一致した過蛍光

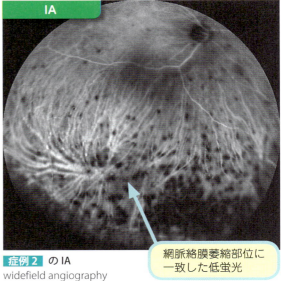

症例2 のIA
widefield angiography

網脈絡膜萎縮部位に一致した低蛍光

脈絡膜肉芽腫のある症例

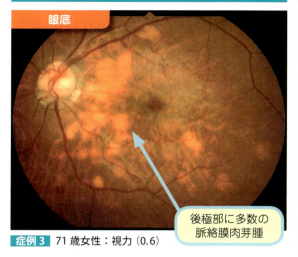

眼底

後極部に多数の脈絡膜肉芽腫

症例3 71歳女性：視力（0.6）

硝子体混濁のある症例

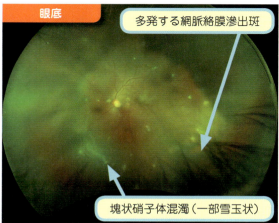

眼底

多発する網脈絡膜滲出斑

塊状硝子体混濁（一部雪玉状）

症例4 38歳男性：視力（0.6）　超広角走査レーザ検眼鏡

真珠の首飾り状硝子体混濁と雪土手状硝子体混濁

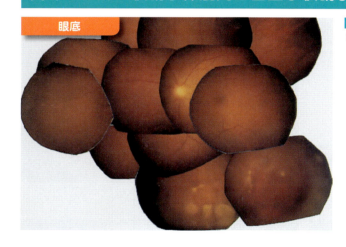

眼底

症例5
（石原麻美：眼科プラクティス 12, p.218）

診断の極意

- 両眼性の肉芽腫性ぶどう膜炎を認めたら，本症を疑い検査を進める．
- 網膜静脈周囲炎は，網膜静脈走行に沿った分節状の白鞘形成を呈する．FAで同部位からの色素漏出と血管壁の色素染が認められる．
- 網脈絡膜萎縮病巣は，周辺網膜にみられ，光凝固斑様の萎縮像を呈する．FAでwindow defectによる過蛍光，IAで低蛍光となる．
- 嚢胞様黄斑浮腫（CME）は，FAで内顆粒層に生じた嚢胞腔に蛍光色素の貯留を反映した花弁状の過蛍光として，OCTで同部位に嚢胞様の低反射領域として認められる．

治療

- ステロイドを用いた治療を行う．
- 局所治療として，前眼部炎症には点眼や結膜下注射，後眼部炎症にはテノン嚢下注射を施行する．
- 局所治療で消炎できない場合は，全身投与を行う．
- 合併するCMEや網膜前膜に対しては硝子体手術を選択することがある．

（鴨居功樹）

VIII ぶどう膜炎

3 原田病

Vogt-Koyanagi-Harada disease：VKH

概要
- 原田病は，全身のメラノサイトに対する自己免疫疾患であり，眼病変としては汎ぶどう膜炎を生じる．
- 急性期には漿液性網膜剥離を認めることが多く，FA では多数の点状過蛍光，また造影後期での網膜剥離部分に一致した造影剤貯留や視神経乳頭の過蛍光が認められる．
- IA では，造影早期の脈絡膜充盈遅延，脈絡膜血管不鮮明，中後期には，散在する斑状低蛍光（filling-patchy-delay），網膜下色素漏出などが観察される．
- 急性期には，EDI 法や SS-OCT により炎症の主体である脈絡膜の肥厚がみられる．

典型例 1

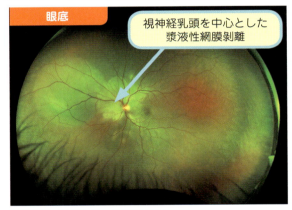

症例1　43歳女性　典型的 VKH

（眼底）視神経乳頭を中心とした漿液性網膜剥離

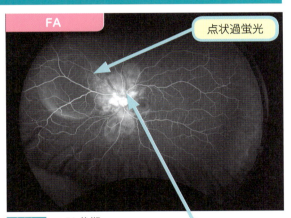

症例1 の FA 後期

（FA）点状過蛍光／視神経乳頭過蛍光と漿液性剥離部分の造影剤貯留

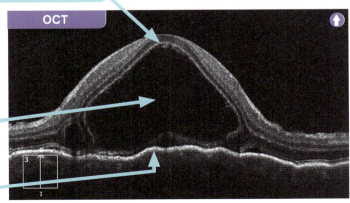

症例1 の黄斑 OCT 垂直スキャン

（OCT）フィブリンと推察されている不定形反射／外顆粒層内にみられる嚢胞様腔／脈絡膜肥厚を意味する RPE の皺襞

247

典型例2

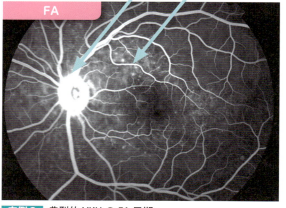

視神経乳頭過蛍光
点状過蛍光

症例2 典型的 VKH の FA 早期

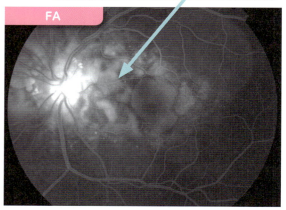

広範な漿液性剥離に一致した造影剤貯留

症例2 の FA 後期

典型例3

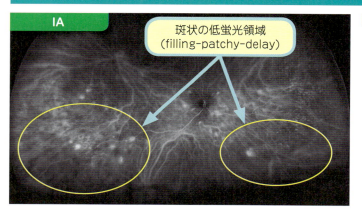

斑状の低蛍光領域（filling-patchy-delay）

症例3 典型的 VKH の IA

乳頭浮腫型の症例

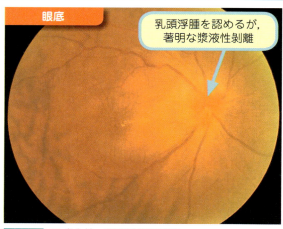

乳頭浮腫を認めるが，著明な漿液性剥離

症例4 65歳女性　乳頭浮腫型 VKH

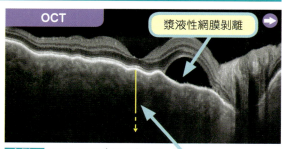

漿液性網膜剥離

症例4 の SS-OCT 水平スキャン

著明な脈絡膜の肥厚

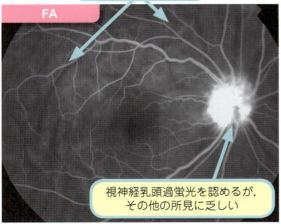

FA — 多数の低蛍光ライン
視神経乳頭過蛍光を認めるが、その他の所見に乏しい

IA

症例4 の FA　　　症例4 の IA

回復期の症例

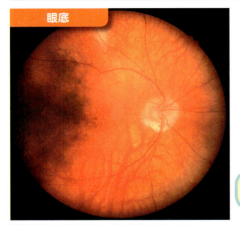

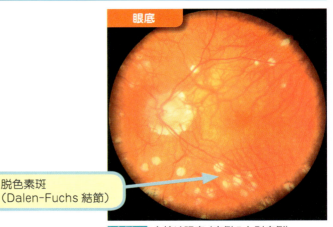

脱色素斑（Dalen-Fuchs 結節）

症例5 夕焼け眼底（治療開始後1年）
脈絡膜色素消失により、眼底が赤みを帯びている．

症例6 夕焼け眼底（症例5と別症例）
脈絡膜色素消失により、脈絡膜血管を観察することができる．

診断の極意
- 典型 VKH は FA，IA，OCT を行えば、診断は難しくない（EDI 法や SS-OCT を用いた脈絡膜観察は有用である）．
- 乳頭浮腫型 VKH は所見に乏しいことがあり、初期対応が遅れる場合がある．さまざまな検査を組み合わせて、総合的に判断することが重要である．
- 感冒様症状、皮膚の違和感など問診から得られる情報は多く、画像所見と合わせて判断することが求められる．

治療
- 原則的には副腎皮質ステロイドパルス治療を行った後、ステロイド内服治療を行う．内服ステロイドの漸減は緩やかに行うことが重要である．
- 脈絡膜厚は炎症の再燃と一致して肥厚するため、外来ごとに脈絡膜厚を測定することは有用であると考える．

（坪井孝太郎・中井　慶）

Ⅷ ぶどう膜炎

4 強膜炎

scleritis

概要
- 強膜（浅層から深層にかけて幅広く）に炎症を起こす疾患．
- 激しい痛みを伴い，眼球運動痛で受診することがある．
- 充血は毛様充血が主体で，血管収縮薬でも充血は改善しない．
- 上・後部・びまん性・結節性・壊死性のタイプがある．
- 虹彩毛様体炎を合併し，ぶどう膜炎と診断されることがある．

典型例　後部強膜炎

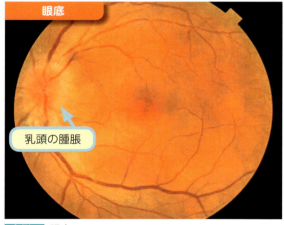

症例1　眼底（乳頭の腫脹）

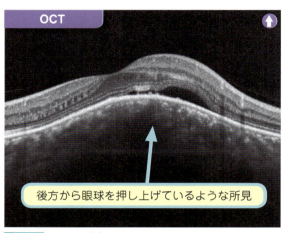

症例1 の OCT 垂直スキャン（後方から眼球を押し上げているような所見）

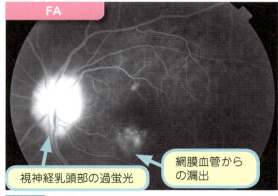

症例1 の FA（視神経乳頭部の過蛍光／網膜血管からの漏出）

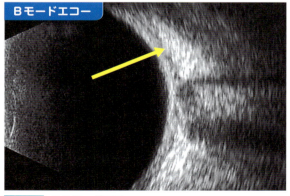

症例1 の B モードエコー

びまん性強膜炎

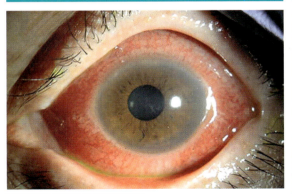

症例2 典型的な強膜炎所見
毛様充血が認められ，虹彩炎も合併している．

壊死性強膜炎

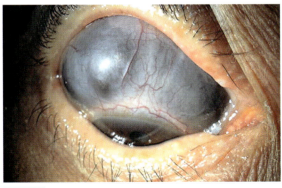

症例3
強膜が菲薄化して，脈絡膜組織が透けてみえる．

結節性強膜炎

症例4
検査結果より結核菌による強膜炎と判明した．

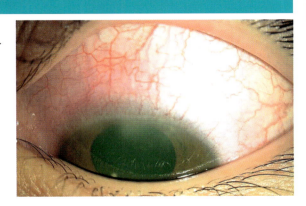

診断の極意
- 毛様充血が強く眼脂がなく，眼球を動かすと痛みがあるときは本症を疑う．
- 壊死性の場合は病状の進行が急速であるため，早急に治療が必要である．
- リウマチや自己免疫性血管炎に合併することがあるので採血検査は必須である．

治療
- 基本的にはステロイドの全身・局所投与．非ステロイド系抗炎症薬を使用することもある．
- 免疫抑制薬（シクロスポリン製剤など）を使用することもある．
- 近年では生物学的製剤の導入も海外では行われている．

（丸山和一）

VIII ぶどう膜炎

5 梅毒

syphilis

概要
- 梅毒は *Treponema pallidum* による性感染症である．
- 近年は再び増加傾向にあり，特に後天性免疫不全症候群（AIDS）と合併しやすい．
- 梅毒性ぶどう膜炎は，20～60歳代の男性に多く，我が国のぶどう膜炎の0.4％を占める．
- 眼病変は第2期以降に発症し，虹彩毛様体炎，網脈絡膜炎，視神経炎，網膜色素上皮炎，網膜血管炎など多彩な所見を起こすが，特徴的な所見はない．
- 診断した場合，7日以内に最寄りの保健所に届出なければならない．

典型例

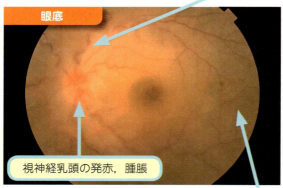

症例1 48歳男性：視力（矯正 0.7）

網膜静脈の蛇行，怒張
視神経乳頭の発赤，腫脹
硝子体混濁

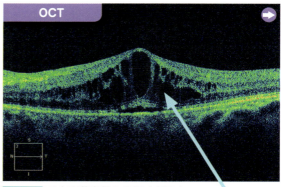

症例1 の左眼黄斑部の OCT 水平スキャン

CMEと漿液性網膜剥離

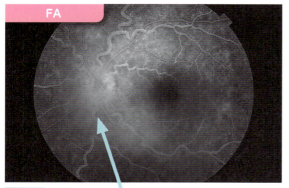

症例1 の FA

視神経乳頭の過蛍光および血管からの蛍光漏出

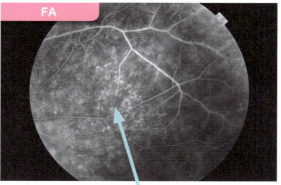

症例1 の FA

網膜色素上皮炎による顆粒状過蛍光

先天梅毒にみられるごま塩状眼底

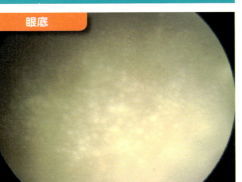

症例2　中間周辺部から周辺部に認められることが多い．

梅毒性網膜血管炎

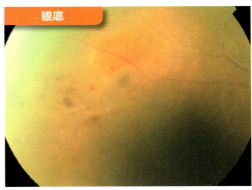

症例3

後天梅毒のplacoid状黄白色混濁病巣

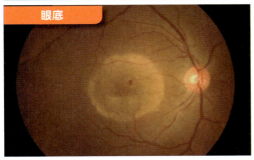

症例4　黄白色混濁病巣を黄斑部に認め，漿液性網膜剥離を伴う．

血清学的検査

STS	TPHA	結果の解釈
−	−	非梅毒，ごく初期の梅毒
＋	−	初期梅毒，生物学的偽陽性（膠原病，妊娠など）
＋	＋	梅毒感染
−	＋	治癒後梅毒，TPHAの偽陽性（歯槽膿漏，伝染性単核球症）

STS：serologic test for syphilis
TPHA：*Treponema pallidum* hemagglutination test

（症例2〜4は竹内　大：眼科プラクティス12，p.241-242）

診断の極意
- 副腎皮質ステロイド薬に抵抗性の虹彩炎や網脈絡膜炎，説明のつかない瞳孔異常や視神経炎，視神経萎縮，網膜色素変性様眼底では，梅毒を疑う．
- ぶどう膜炎検査の中に，梅毒血清検査をルーチンに入れておく．AIDSの合併症例が増えているため，HIV検査も必ず行う．
- 血清学的検査陽性（定量検査でSTS：16倍以上，TPHA：1,280倍以上）が唯一の診断根拠．
- 皮膚科や神経内科など他科による診察も診断に重要．
- 性感染症であるので，患者のプライバシーや説明の仕方に注意が必要．

治療
- ペニシリン系抗生物質投与が第一選択．
[処方例] 神経梅毒に準じて，ベンジルペニシリンカリウム（ペニシリンG）1,200万〜2,400万単位/日を2週間点滴静注
- ペニシリンアレルギーの場合は，マクロライド系（エリスロマイシン），テトラサイクリン系（塩酸ミノサイクリン）を投与．
- 治療開始数時間後に発熱と発疹の増悪，眼炎症の悪化を起こすことがあり（Jarish-Herxheimer反応：死滅した*Treponema*に対する過敏反応），通常は24時間以内に消失する．
- 眼局所には副腎皮質ステロイド薬の点眼，結膜下注射，テノン嚢下注射，散瞳薬による瞳孔管理を行う．

（金子　優）

Ⅷ ぶどう膜炎

6 結核
tuberculosis

概要
- ぶどう膜炎・強膜炎など多彩な所見を呈する．
- 結核の後眼部病変は，脈絡膜粟粒結核・結核腫・網膜静脈炎の3つのタイプがある．
- 結核性ぶどう膜炎では閉塞性静脈炎所見（斑状の出血・白鞘形成）を呈する．
- 胸部X線・ツベルクリン反応・T-スポット試験などの検査が診断に有効である．

典型例

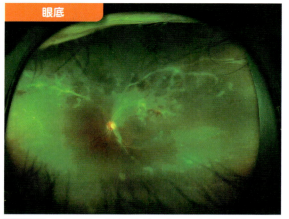

症例1　43歳男性：視力（0.2）　Optosカラー眼底
静脈に沿った白鞘形成．

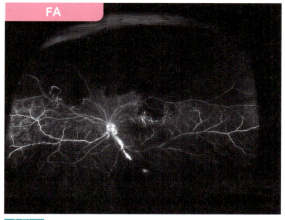

症例1のFA
閉塞性血管炎を認める．増殖膜の中に新生血管が確認できる．

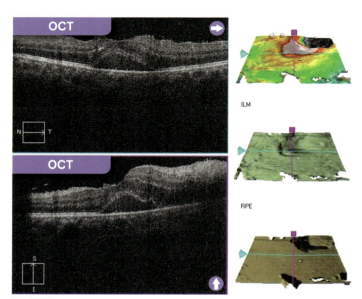

症例1　黄斑部の網膜下液と黄斑浮腫

肉芽腫を認める結核性ぶどう膜炎

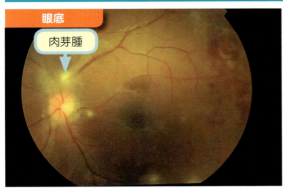

症例2 28歳女性：視力（1.2） 治療前

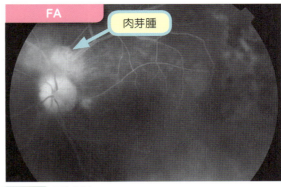

症例2 の治療前

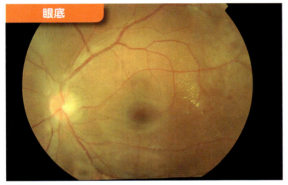

症例2 の治療後

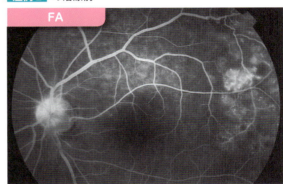

症例2 の治療後

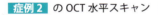

症例2 の OCT 水平スキャン

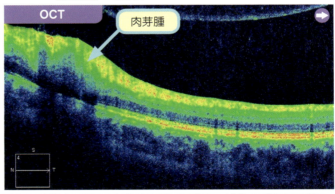

診断の極意
- ツベルクリン反応は結核感染を確認するために重要な検査である．強陽性所見なら，結核菌に対する特異的な T 細胞の産生する IFN-γ を確認する T-spot が必要となる．
- FA が重要であり，閉塞性血管炎を認める．
- 難治性の強膜炎の場合は結核性強膜炎も考慮する．

治療
- 閉塞性血管炎に対してはレーザー治療を行うが，ステロイド内服も併用する．抗結核薬は必要に応じて投与するが，排菌していないときでも予防的に投与を行う．
- 黄斑浮腫を合併する場合はステロイドテノン囊下注射も考慮する
- 抗結核薬とステロイド内服を併用して治療する．

（丸山和一）

VIII ぶどう膜炎

7 真菌性眼内炎
fungal endophthalmitis

概要
- 外傷，内眼手術後や角膜潰瘍後に起きる外因性と，血行性に眼内に浸潤する内因性（転移性）に分けられる．
- 免疫能が低下している高齢者，コントロール不良な糖尿病罹患患者，免疫抑制薬や副腎皮質ステロイド薬の長期投与患者，中心静脈栄養法（intravenous hyperalimentation；IVH）やカテーテルやバルーンを留置している患者，悪性腫瘍に対する化学療法や外科手術後，など病歴の詳細な聴取が重要．
- 原因としてカンジダが最も多い．
- 片眼性であることが内因性眼内炎の特徴であるが，内因性真菌性眼内炎は両眼性であることも多い．
- 内因性真菌性眼内炎は，細菌性眼内炎と比較すると症状の進行が緩徐であるため原因不明のぶどう膜炎として診断されるケースもある．

典型例

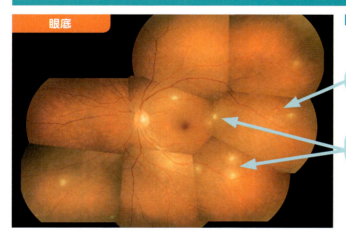

眼底

症例1 58歳女性：視力（0.5）

- 網膜出血
- 散在性に類円形の黄白色滲出病巣

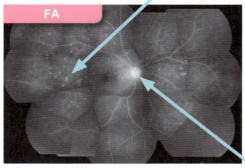

FA

黄白色滲出病巣に一致した過蛍光

視神経乳頭の過蛍光

症例2 71歳女性：視力（0.3）

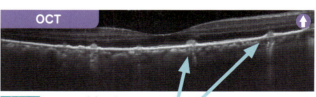

OCT

症例2 のOCT垂直スキャン

黄白色滲出病巣はRPEを穿破し，隆起

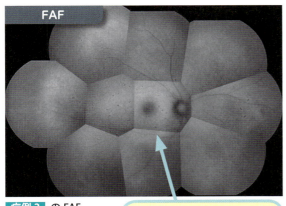

症例2 のFAF

黄白色滲出病巣の部位はRPEの障害により低蛍光

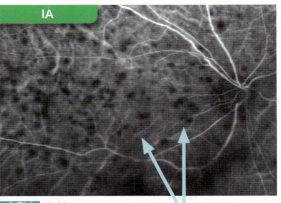

症例2 のIA

散在性に低蛍光

塊状の硝子体混濁を呈した症例

びまん性の高度な硝子体混濁を呈した症例

塊状の硝子体混濁

びまん性の高度な硝子体混濁で眼底透見不能

多数の菌体

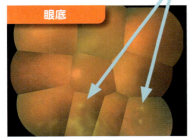

症例3 68歳男性：視力（0.01）

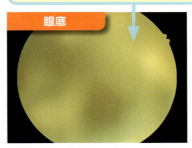

症例4 71歳男性：視力 手動弁

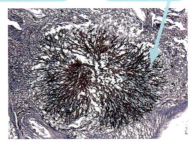

症例4 の硝子体生検時のグロコット染色

診断の極意

- 全身的背景や病歴聴取，血液検査（末梢血中の白血球数，C反応性蛋白（CRP），赤沈）の異常から内因性真菌性眼内炎を疑った場合，血清中あるいは硝子体液中の真菌抗原（β-D-グルカン）の測定が重要．
- 発症早期の硝子体混濁が軽度な時期は，網膜に類円形の散在性黄白色滲出病巣がみられる．
- びまん性および塊状の硝子体混濁がみられる．
- 確定診断は，眼内から真菌を検出すること．しかし，術前の抗真菌薬投与などにより，眼内から真菌を分離・培養できなかった場合は，真菌DNAの検出や硝子体液中β-D-グルカン値が診断の補助になる．硝子体手術をする際は，必ず硝子体液を検査する．（真菌性眼内炎を疑って手術しないと，検査されないことが多い）
- 今後は感染病原体の網羅的PCR検査により診断率が向上することが期待される．

治療

- まずは抗真菌薬の全身投与を行う．改善がなければ，抗真菌薬の硝子体内投与あるいは硝子体手術を行う．
- 炎症の程度により適宜，ステロイド薬も追加する．

（臼井嘉彦）

Ⅷ ぶどう膜炎

8 猫ひっかき病
cat scratch disease

概要
- 猫を終宿主とするグラム陰性桿菌 *Bartonella henselae* による人畜共通感染症で，眼科領域では片眼（時に両眼）の視神経網膜炎を生じる．
- 急性期は視神経乳頭浮腫，傍乳頭部の滲出斑や肉芽腫の形成，網膜動脈炎，漿液性網膜剥離がみられる．重症例では硝子体混濁も呈する．
- 典型例では回復期に黄斑を放射状に取り囲む星芒状白斑がみられる．白斑は時間経過で徐々に吸収され消失する．
- 無治療でも予後は比較的良好であるが，症例に応じて抗生物質やステロイドによる加療を選択する．

典型例

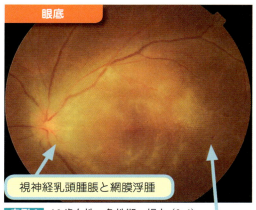

症例1 46歳女性　急性期：視力 (0.4)

（視神経乳頭腫脹と網膜浮腫／動脈を主体とした血管炎）

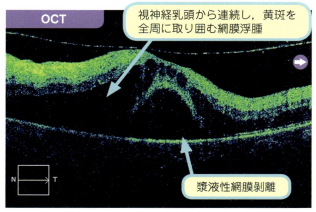

症例1 の急性期の OCT 水平スキャン

（視神経乳頭から連続し，黄斑を全周に取り囲む網膜浮腫／漿液性網膜剥離）

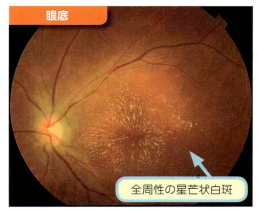

症例1 の回復期：視力 (1.0)

（全周性の星芒状白斑）

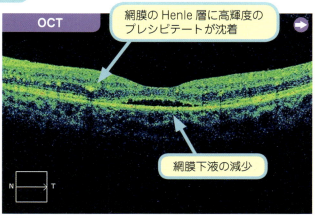

症例1 の回復期の OCT 水平スキャン

（網膜の Henle 層に高輝度のプレシピテートが沈着／網膜下液の減少）

星芒状白斑が全周性であった症例

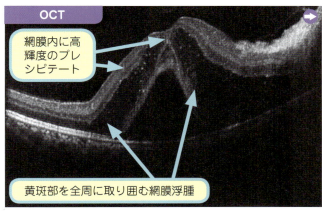

症例2 51歳女性　急性期のOCT水平スキャン：視力（0.08）

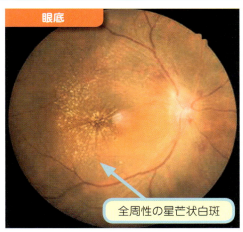

症例2 の回復期：視力（1.0）

星芒状白斑が部分的であった症例

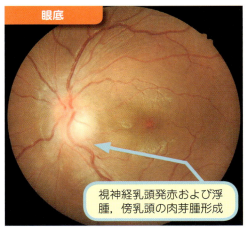

症例3 14歳女子　急性期：視力（1.5）

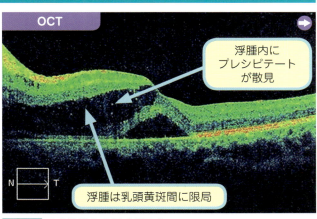

症例3 の急性期のOCT水平スキャン

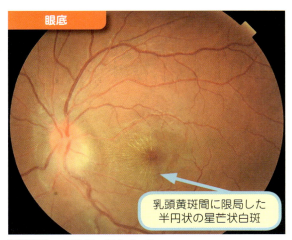

症例3 の回復期：視力（1.2）

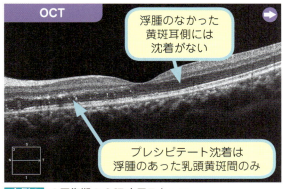

症例3 の回復期のOCT水平スキャン

星芒状白斑が出現しなかった症例

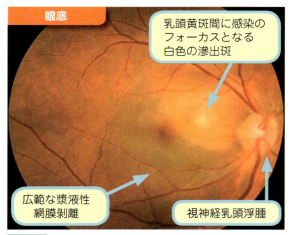

症例4 39歳女性　急性期：視力（0.5）

- 乳頭黄斑間に感染のフォーカスとなる白色の滲出斑
- 広範な漿液性網膜剥離
- 視神経乳頭浮腫

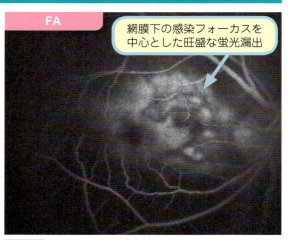

症例4 のFA

- 網膜下の感染フォーカスを中心とした旺盛な蛍光漏出

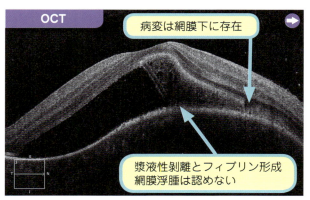

症例4 の急性期のOCT水平スキャン

- 病変は網膜下に存在
- 漿液性剥離とフィブリン形成　網膜浮腫は認めない

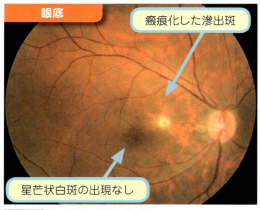

症例4 の回復期：視力（1.2）

- 瘢痕化した滲出斑
- 星芒状白斑の出現なし

診断の極意

- 発熱などの先行感染症状があり，網膜に感染のフォーカスを伴う視神経網膜炎をみたら，必ず本症を鑑別に挙げる．
- 問診では猫のみならず，犬や他の家兎の飼育歴や接触歴も確認する．
- 確定診断は，*B. henselae* の血清抗体価（IgG，IgM）測定を行う．
- 星芒状白斑は重要な所見であるが，必発ではない．漿液性網膜剥離ではなく網膜浮腫の局在に依存し，症例によっては半円，扇形などを呈する．

治療

- 無治療でも予後良好な例があり，治療法は確立されていない．
- 症例に応じて，感染に対してはマクロライド系，テトラサイクリン系，ニューキノロン系などの抗生物質の全身投与を行う．
- 高度の視神経炎を有する症例には副腎皮質ステロイド内服やケナコルトのテノン嚢下注射を併用することがあるが，いずれも慎重に投与する．

（内　翔平）

VIII ぶどう膜炎

9 眼トキソプラズマ症
ocular toxoplasmosis

概要
- トキソプラズマ原虫の栄養型の経胎盤感染（先天感染），シストを含む食肉やオーシストを含むネコの糞便に由来する経口感染（後天感染）により発症．
- 局所性または孤発性の白色境界不鮮明な網脈絡膜滲出性病変を認め，硝子体混濁を伴う．
- 治癒とともに硬い感じになり瘢痕病巣となるが，近傍に活動性の病巣（娘病巣）の再燃をしばしば認める．
- FA早期で病巣周囲の過蛍光と病巣内部の低蛍光（black center），後期で病巣全体の過蛍光を認めれば強く本症を疑う．

先天感染陳旧症例

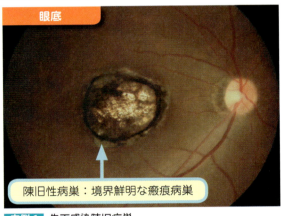
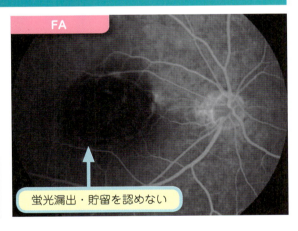

症例1 先天感染陳旧病巣
黄斑部に境界鮮明な壊死性瘢痕病巣を認める（左）．蛍光眼底造影による染色はみられない（右）．
（竹内　大：眼科プラクティス 12, p.244）

再燃例

症例2 45歳男性　主訴：霧視

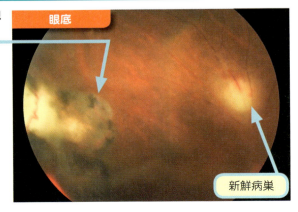

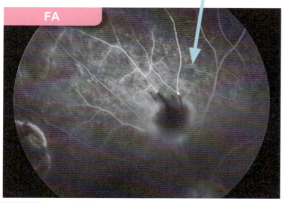

早期は病巣内部が低蛍光（black center）

症例2 の FA 早期

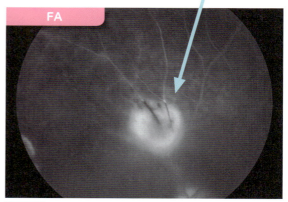

後期は病巣全体が過蛍光

症例2 の FA 後期

Edmund-Jensen型

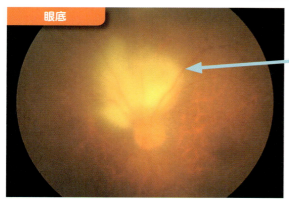

症例3　57歳男性　主訴：霧視・視野狭窄

白色，隆起性の境界不鮮明な病巣が視神経乳頭に隣接して出現

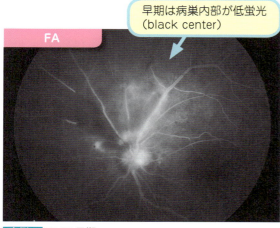

早期は病巣内部が低蛍光（black center）

症例3 の FA 早期

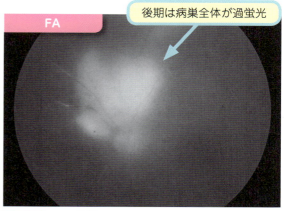

後期は病巣全体が過蛍光

症例3 の FA 後期

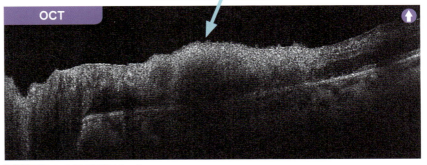

網膜全層の組織破壊

症例3 のOCT垂直スキャン

症例3 のGoldmann視野

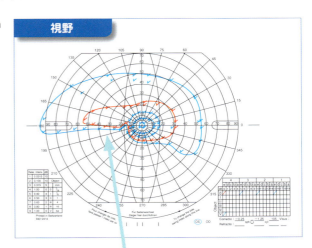

視神経乳頭周囲の視神経線維層の障害による扇状の視野欠損

診断の極意
- 硝子体混濁を伴う局所性または孤発性の白色境界不鮮明な網脈絡膜滲出性病変を認めれば，本症または眼トキソカラ症を疑う．
- 診断は，初感染であればIgM抗体価の上昇は診断的価値が高く，より直接的な方法として前房水（または硝子体液）のPCR陽性や抗体率の算出が有用である．

治療
- アセチルスピラマイシンやST合剤の内服．炎症所見が強ければステロイド内服を併用する．
- 診断を誤りトリアムシノロンテノン囊下注射単独で治療を開始した場合，病巣の急速な悪化を招くため注意が必要である．

（真下　永）

VIII ぶどう膜炎

10 眼トキソカラ症
ocular toxocariasis

概要
- イヌ回虫，ネコ回虫の幼虫による幼虫移行症の一種で，本邦ではぶどう膜炎の0.2%程度を占める．
- イヌやネコの家庭内飼育や動物との接触の既往，動物の生肉や肝臓の摂取などにより感染する率が高くなるため，診断には問診が重要となる．
- 内臓移行型と眼移行型に分けられるが，眼移行型については眼科的臨床所見から ① 眼内炎型，② 後極部腫瘤型，③ 周辺部腫瘤型に分類される．このうち最も頻度が高いのは周辺部腫瘤型で60〜70%ほどを占める．

典型例　周辺部腫瘤型

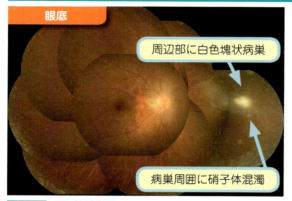

症例1　周辺部腫瘤型
- 周辺部に白色塊状病巣
- 病巣周囲に硝子体混濁

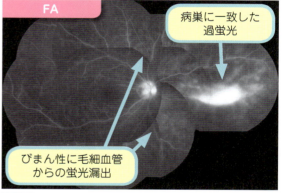

症例1 のFA
- 病巣に一致した過蛍光
- びまん性に毛細血管からの蛍光漏出

周辺部腫瘤型の瘢痕期に硝子体索を形成した症例

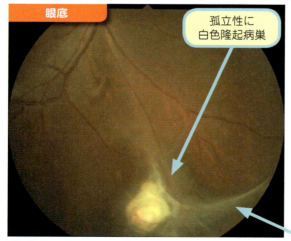

症例2　周辺部腫瘤型（瘢痕期）
- 孤立性に白色隆起病巣
- 病巣から後極にかけて硝子体索を形成

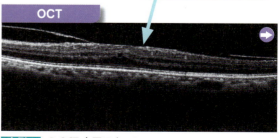

症例2 のOCT水平スキャン
- 牽引が黄斑部に及ぶ場合には網膜前膜の形成，黄斑浮腫そして黄斑偏位をきたすこともある

後極部腫瘤型

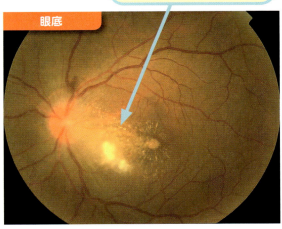

症例3 後極部腫瘤型

網膜下の白色隆起病巣とその周囲に滲出性網膜剝離

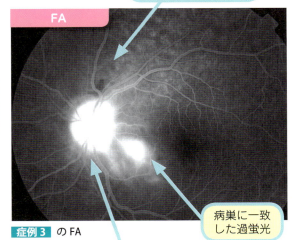

症例3 のFA

病巣周囲に毛細血管からの蛍光漏出

病巣に一致した過蛍光

視神経乳頭の過蛍光

診断の極意

- 虫体の直接証明が困難であるため，診断の裏づけとなる検査法として酵素抗体法 enzyme-linked immunosorbent assay（ELISA），免疫泳動法，蛍光抗体法などがあげられる．その中でも ELISA が感度・特異性にすぐれている．
- 前房水を採取して抗トキソカラ抗体の上昇を確認することや，ポリメラーゼ連鎖反応 polymerase chain reaction（PCR）によるトキソカラ DNA の検出を行うことで診断が可能となる．

類型	疫学的特徴	眼所見
眼内炎型	2～9歳までの幼少児に多い 欧米に多く，本邦ではまれ	強い硝子体炎，眼底透見不能な塊状混濁物（好酸球性膿瘍），白色瞳孔，網膜剝離やまれに新生血管緑内障をきたす 急性期：豚脂様角膜後面沈着物，虹彩後癒着，時に前房蓄膿など
後極部腫瘤型	6～14歳まで好発年齢，20歳以上でも発症する	眼底後極部（黄斑部近傍・乳頭耳側）の白色孤立性隆起病巣，網膜血管炎，硝子体炎，黄斑部に及ぶ網膜皺襞，黄斑前線維症，硝子体索状物，瘢痕後の病巣周囲の色素沈着，網膜牽引，網膜剝離など 急性期：軽度の前房炎症，硝子体内細胞
周辺部腫瘤型	20歳以上，特に中高年に増加，最も頻度が高く60～70％程度を占める	鋸状縁近傍の硝子体内に突出した孤立性滲出塊，びまん性硝子体炎，網膜血管炎，黄斑部に及ぶ網膜皺襞，硝子体索状物，網膜牽引，網膜剝離など 急性期：軽度の前房内炎症，周辺部の硝子体内細胞

治療

- 駆虫剤アルベンダゾール（エスカゾール®）などと副腎皮質ステロイド薬の併用療法を行う．

（岩田大樹）

VIII ぶどう膜炎

11 急性網膜壊死
acute retinal necrosis

概要
- 急性網膜壊死は単純ヘルペスウイルス（HSV）もしくは水痘・帯状疱疹ウイルス（VZV）の眼内侵入により生じる視力予後不良の疾患である．
- 抗ウイルス療法や硝子体手術の適応であるが，予後不良のことが多い．
- polymerase chain reaction（PCR）法により眼内ヘルペスウイルスの存在を同定できるが，実際の診療では眼所見のみで診断をする必要があり，急性網膜壊死の特徴的眼所見を把握しておく必要がある．

典型例

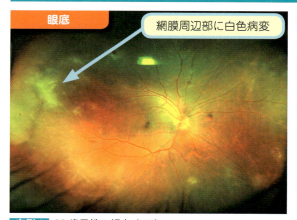

症例1 32歳男性：視力（1.5）
眼痛，飛蚊症を訴え受診．

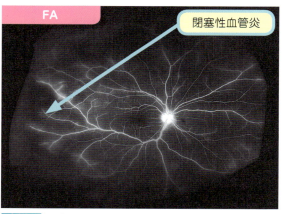

症例1 のFA
閉塞性血管炎，視神経乳頭の過蛍光を認める．

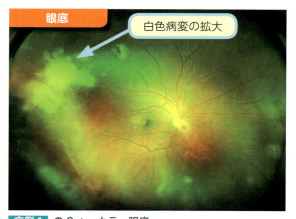

症例1 のOptosカラー眼底
アシクロビル点滴を行うも白色病変の拡大を認めた．

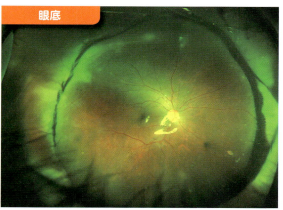

症例1 硝子体手術，シリコーンバンド全周拘縮術，シリコーンオイルタンポナーデを施行
前房水からはPCR陰性だったが，硝子体液内よりHSV-1がPCRにより検出された．

視神経乳頭鼻側に病変を認める症例

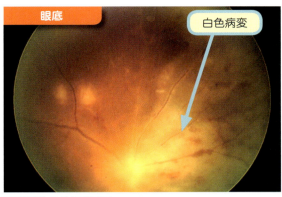

症例2 急性網膜壊死

VZV感染に伴う症例

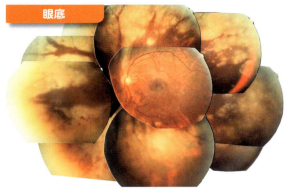

症例4 VZV感染に伴う急性網膜壊死
急速な進行を認め予後不良である．

閉塞性血管炎，融合する白色病変を認める症例

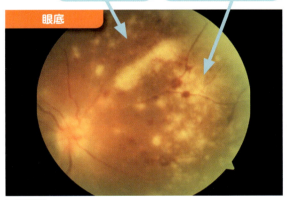

症例3 急性網膜壊死

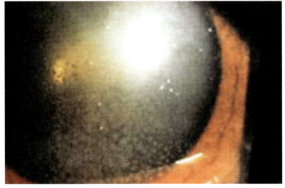

症例3 の前眼部写真
大小不同の色素を伴う豚脂様角膜後面沈着物を認める．

診断の極意
- 本症は治療の遅れが視力予後へ重大な影響を及ぼす．
- 網膜黄白色病変を認めた場合には軽微な場合でも本症を鑑別すべきである．
- 1週間程度で急速進行する場合が多く診察を綿密に行う必要がある．

治療
- アシクロビル全身投与が第一選択であるが，手術加療を常に考慮する必要がある．
- 長期経過後に僚眼に発症することがあり，患者への説明，定期的な経過観察が必要である．

（神野英生・酒井　勉）

VIII ぶどう膜炎

12 サイトメガロウイルス網膜炎
cytomegalovirus retinitis：CMVR

概要
- 2本鎖DNAを持つヘルペスウイルス科最大のウイルスであるヒトヘルペスウイルス5，一般名サイトメガロウイルス（cytomegalovirus；CMV）による先天性または後天性の日和見感染症．
- 網膜への初感染，再感染または再活性化により網膜全層の壊死と浮腫を主体とする特徴的な眼底所見を呈する．
- 眼底所見から周辺部顆粒型，後極部血管炎型，樹氷状血管炎型に分類されるが，混在していることが多い．
- 免疫能回復後，鎮静化したCMV網膜炎既往眼に何らかの眼内炎症を生じることがあり，免疫回復ぶどう膜炎（immune recovery uveitis；IRU）と呼ばれる特殊型がある．

樹氷状血管炎型

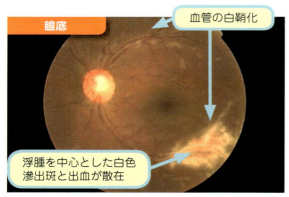

症例1 26歳男性：視力（1.2）

症例1 のFA

血管の白鞘化
浮腫を中心とした白色滲出斑と出血が散在
血管炎の部位からも軽度の蛍光漏出
白色滲出斑に一致した過蛍光

後極部劇症型

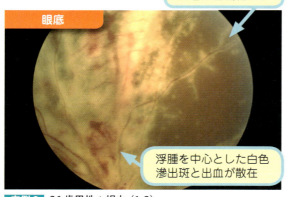

症例2 26歳男性：視力（1.2）

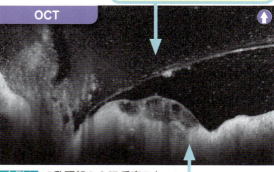

症例2 の乳頭部のOCT垂直スキャン

血管の白鞘化あり
浮腫を中心とした白色滲出斑と出血が散在
硝子体内への強い細胞浸潤
RNFLを含む網膜の肥厚．下方はshadowing

後極部劇症型

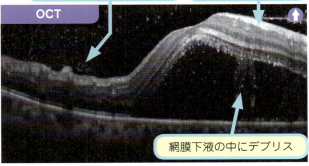

- 黄斑部に滲出斑はみられない
- 硝子体内に炎症細胞多発
- 病巣部網膜は肥厚
- 網膜下液の中にデブリス

症例3 52歳男性：視力(0.03)

症例3 のOCT垂直スキャン

陳旧例

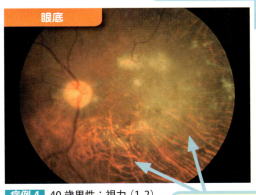

- 後部硝子体皮質に連続するグリア
- 菲薄化した網膜
- 増殖組織形成
- 輝度の亢進した脈絡膜
- 菲薄化した網膜と白色の増殖組織が混在

症例4 40歳男性：視力(1.2)

症例4 乳頭下方のOCT水平スキャン

診断の極意
- 本邦における明確な診断基準はないが，特徴的な眼底所見から臨床診断が可能．
- PCR法を用いた前房水・硝子体液中ゲノムの証明は感度・特異度ともに高く，確定診断として有用（初期には検出されないことが多い）．
- 全身検査は補助的診断となるが，末梢血中のCMV抗原血症45以上，またはCMV-DNA≧10,000IU/mlで高頻度にCMV網膜炎を発症．
- 免疫不全をきたす基礎疾患を合併．

治療
- 全身療法（第一選択）：2〜3週間の導入療法後に維持療法に変更．バルガンシクロビル（バリキサ®）内服やガンシクロビル（デノシン®），ホスカルネット（ホスカビル®）点滴静注を用いる．
- 硝子体内注射：副作用で全身投与が困難な場合や病変が視神経乳頭・黄斑近傍に生じた場合はガンシクロビルやホスカルネットの硝子体内注射を施行．

（八代成子）

Ⅷ ぶどう膜炎

13 HTLV-1 関連ぶどう膜炎
HTLV-1-associated uveitis（HAU）

概要
- 眼内に滲出した human T-lymphotropic virus type 1/human T-cell leukemia virus type 1（HTLV-1）感染リンパ球によって引き起こされる免疫反応．
- 女性にやや多く，30〜50 歳代に多い．
- 軽度の前房混濁，微塵状〜顆粒状の角膜後面沈着物がみられる．
- 軽度〜中等度の硝子体混濁がみられ，顆粒状を呈することが多い．
- 網膜や網膜血管の表面に白色顆粒が付着することがある．
- FA で網膜血管から漏出がみられることがある．
- 甲状腺機能亢進症や HTLV-1 関連脊髄症（HAM）を合併することがある．

典型例

微塵状および顆粒状の硝子体混濁

中心窩表面に顆粒付着

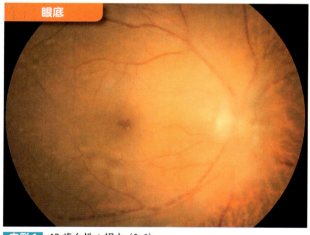

眼底

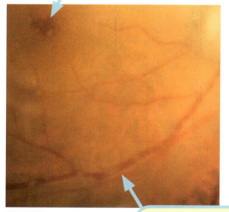

症例1 の拡大写真

網膜静脈に沿って顆粒付着

症例1　42 歳女性：視力（0.6）

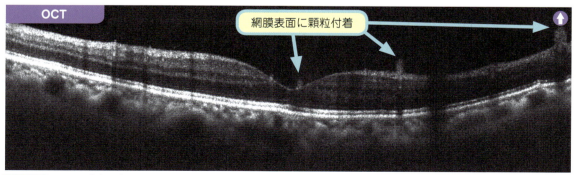

OCT

網膜表面に顆粒付着

症例1 の OCT 垂直スキャン

270

硝子体混濁を伴わず，網膜に顆粒付着がみられた症例

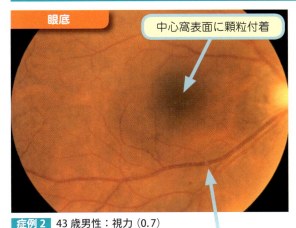

眼底　中心窩表面に顆粒付着

FA　顆粒が付着している網膜や網膜血管に異常なし

症例2　43歳男性：視力（0.7）

血管に沿って顆粒付着

症例2のFA

硝子体混濁が凝集して小塊状を呈した症例

顆粒〜小塊状硝子体混濁　　網膜静脈から漏出

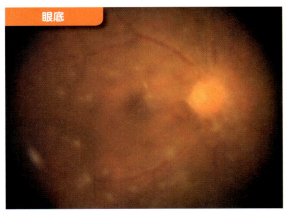
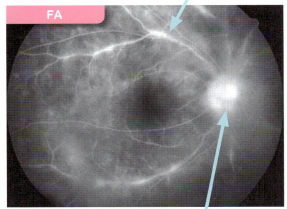

症例3　35歳女性：視力（0.5）

症例3のFA　視神経乳頭の過蛍光・漏出

診断の極意
- 除外診断をした上で，血清抗HTLV-1抗体陽性の場合にHAUと診断する．除外診断を確実にすることが大前提．
- 甲状腺機能亢進症にぶどう膜炎を発症している場合はHAUの可能性が高い．
- HTLV-1キャリアに他の原因によるぶどう膜炎が発症している可能性は残るので，ステロイド治療に反応しない場合や慢性に経過する場合は診断を見直す．

治療
- 炎症の程度にあわせてステロイド薬の点眼，後部テノン囊下注射，内服を選択．

（中尾久美子）

IX. 腫瘍

IX 腫瘍

1 網膜芽細胞腫
retinoblastoma

概要
- 小児の網膜腫瘍であり，発症率は 15,000 出生に 1 人，人種差，性差はない．
- 13 番染色体長腕 Rb 遺伝子の変異が原因とされている．
- 実際の発症年齢の同定は困難であるが，ほとんどの患者が 5 歳までに受診する．
- 典型例は網膜の白色隆起病変で，腫瘍血管に富み，内部に石灰化を有する．
- B モードエコーは必須で，診断や治療効果判定に用いる．CT, MRI などの画像検査は補助的に行う．

典型例

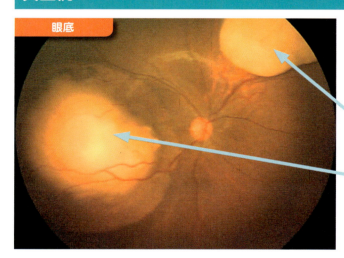

眼底

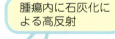

症例1 1歳6か月男児 右眼

鼻側上方にも白色腫瘍

腫瘍の中心は壊死石灰化し白色．周囲は半透明

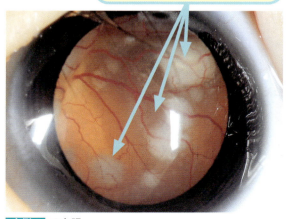

症例1 の左眼

網膜剝離が目立つ症例
網膜裏面に播種した腫瘍が付着

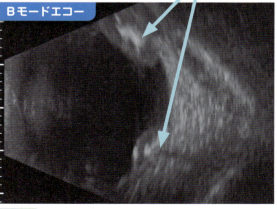

症例1 の B モードエコー

B モードエコー

腫瘍内に石灰化による高反射

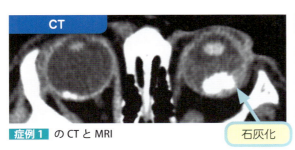
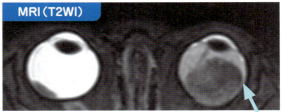

症例1 のCTとMRI　　石灰化　　T2強調画像で低信号

初期病変

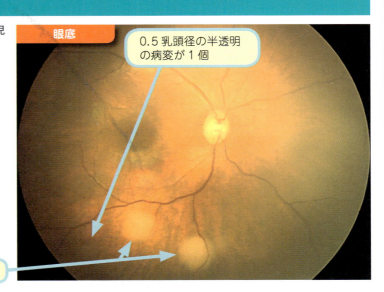

症例2　4か月女児　眼底

0.5乳頭径の半透明の病変が1個

1.5乳頭径の白色小病変が2個

多発腫瘍

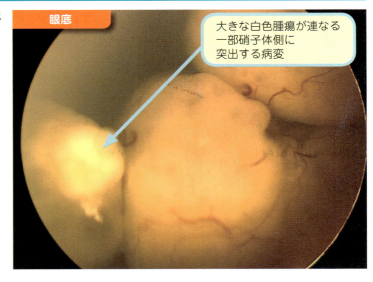

症例3　2歳女児　眼底

大きな白色腫瘍が連なる一部硝子体側に突出する病変

硝子体播種

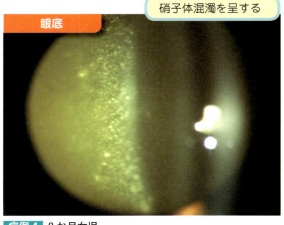

眼底

硝子体混濁を呈する

症例4　8か月女児

視神経浸潤

MRI

腫瘤を形成せず，網膜全体にびまん性に拡がり，視神経浸潤をきたす

症例5　1歳7か月男児　MRI（T1WI）Gd＋

三側性網膜芽細胞腫

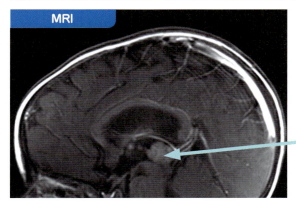

MRI

症例6　1歳6か月男児　MRI（T1WI）Gd＋

松果体に腫瘤があり，三側性網膜芽細胞腫と診断

診断の極意
- 小児の白色腫瘤をみつけたら，本症を念頭におく．
- 遺伝症例は多発（両眼性，片眼多発）する場合が多い．
- 蜂窩織炎，硝子体混濁，硝子体出血，網膜剥離といった臨床所見に多様性があること，腫瘤形成がはっきりしない症例があることを知っておく．
- 特に両眼性では松果体腫瘍のスクリーニングを行うことが重要である．

治療
- 視力の期待できない巨大腫瘤，視神経浸潤をきたす症例，網膜下播種や硝子体播種が著しい症例では，保存治療は困難であり，眼球摘出が余儀なくされる．
- 保存治療は全身化学療法とダイオードレーザーなどの局所治療の組み合わせで行うことが多い．

（山名佳奈子・田邉美香）

Ⅸ 腫瘍

2 脈絡膜悪性黒色腫
choroidal malignant melanoma

概要
- 成人〜高齢者の眼内腫瘍で最多の悪性腫瘍．脈絡膜内に黒色腫細胞の悪性増殖が起こる．
- 発生母体としては脈絡膜母斑が最多．その他，de novo，melanocytoma がある．
- 眼底には高さ 2 mm を超える隆起を伴う黒褐色の脈絡膜隆起性病変がみられる．
- 随伴所見として，腫瘍表層の orange pigment，滲出性網膜剝離，出血（網膜下，網膜，硝子体），網膜内浸潤による網膜黒色斑がみられる．
- FA では早期低蛍光，後期は網膜色素上皮（RPE）障害の程度によって様々．滲出がある場合は網膜下蛍光漏出．IA では早期〜後期まで低蛍光．
- OCT では腫瘍表面高反射，内部は shadowing による低反射．網膜剝離と RPE 障害（tumor-associated retinal pigment epitheliopathy）の検出．
- 超音波検査（B モード）でドーム状，マッシュルーム状の充実性腫瘤の検出．腫瘍後方に低反射の領域（choroidal excavation）や音響空胞をみることがある．
- MRI では腫瘍は T1 強調で高信号，T2 強調で低信号を示す．

典型例

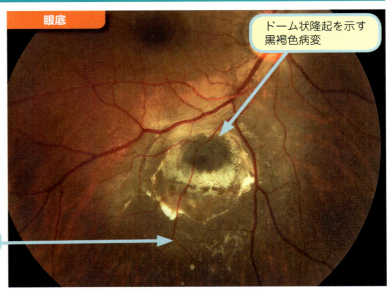

症例1 37 歳男性：視力（1.2）
眼底後極部の扁平な黒褐色腫瘤．腫瘍底 6 mm，腫瘍厚 3 mm であり，COMS 分類で「小腫瘍」に相当する．

277

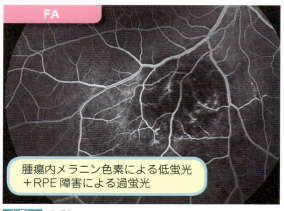

症例1 のFA

腫瘍内メラニン色素による低蛍光
＋RPE障害による過蛍光

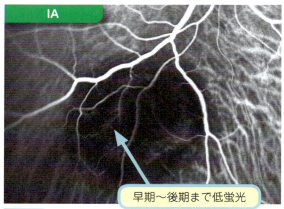

症例1 のIA

早期～後期まで低蛍光

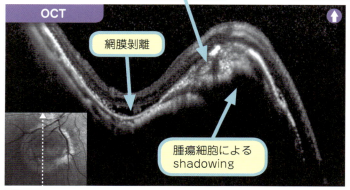

症例1 のOCT垂直スキャン

腫瘍表層の高反射
網膜剥離
腫瘍細胞によるshadowing

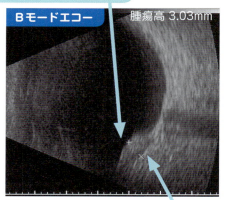

症例1 のBモードエコー

高い内部反射を有する充実性腫瘤
腫瘍高 3.03mm
choroidal excavation

orange pigmentを伴う悪性黒色腫症例

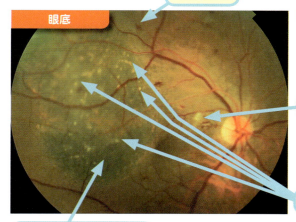

症例2 65歳女性：視力（0.2）
黒褐色腫瘤がみられ，糖尿病網膜症（増殖前網膜症）も併存している．orange pigmentは腫瘍表面のRPE障害のためのリポフスチン貯留とされている．

網膜出血
軟性白斑
orange pigment
黒褐色のドーム状腫瘤

滲出性網膜剝離を伴う周辺部悪性黒色腫の症例

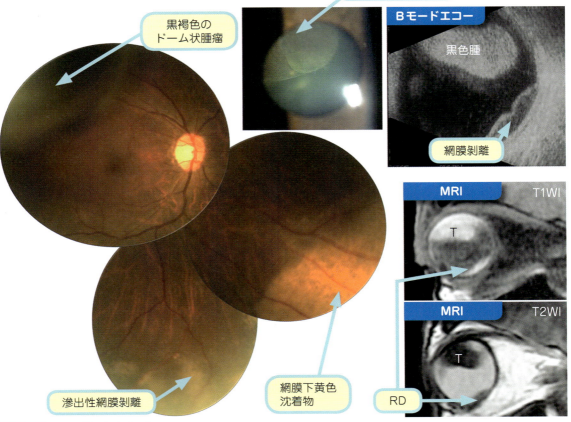

症例3 47歳男性：視力（0.8）

より周辺部に発生した脈絡膜悪性黒色腫で，眼底下方に滲出性網膜剝離を伴っている．
Bモードエコーで内部充実性の丈の高い腫瘤と網膜剝離が検出された．
MRIのT1強調画像（T1WI）では腫瘤は高信号，T2強調画像（T2WI）では低信号に描出される（RD：網膜剝離）．
眼球摘出標本では高さ：10 mm，長径：16 mm，基底：13 mmのCOMS分類の「大腫瘍」であり，毛様体にも及んでいた．

診断の極意
- 脈絡膜母斑との鑑別には超音波検査（Bモード）が必須．高さ2 mmを覚えておく．
- 一定以上の大きさの腫瘤はMRI，^{123}I-SPECTなどの検査も行って総合的に診断する．
- 黒色斑の急速な発育，滲出の出現，出血の出現は悪性化を疑う．
- 眼底後極部の腫瘍では自覚症状が出やすく発見されやすい．逆に周辺部の腫瘍は発見されにくいため，予後不良とされている．

治療
- 近年はcollaborative ocular melanoma study（COMS）分類による腫瘍の大きさ（小，中，大）によって治療方針を決定する．
- 小腫瘍は経過観察．増大する小腫瘍，中腫瘍では患者の希望を参考に保存的治療（局所放射線療法：重粒子線照射，小線源治療など）を行う．大腫瘍では眼球摘出が妥当．

（髙橋寛二）

IX 腫瘍

3 原発性眼内リンパ腫（網膜硝子体リンパ腫）
primary intraocular lymphoma

概要
- 主にB細胞由来の異型リンパ球の眼内への浸潤が疾患の本体である．
- 比較的高齢の症例が多い．
- 硝子体混濁をきたす場合と網膜（下）に斑状の病巣を形成する場合がある．
- ぶどう膜炎や網膜炎と誤診され，診断に時間を要してしまうことが多い．
- 高率に中枢神経系リンパ腫を合併し，予後不良な転帰を辿ることが多い．

典型例

顆粒状の色素を伴った境界が不明瞭な黄白色調の斑状病巣

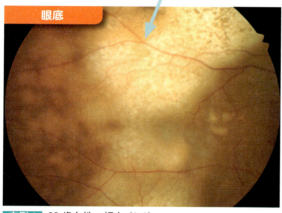

症例1 82歳女性：視力（0.9）

組織染による不規則な過蛍光とブロックによる斑状の蛍光が混在

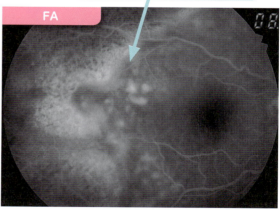

症例1 のFA

顆粒状，線状の色素を伴った比較的境界の明瞭な黄色調の斑状病巣

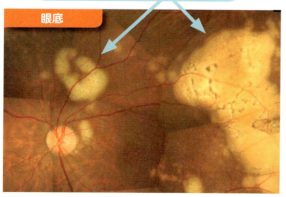

症例2 55歳女性：視力（0.8）

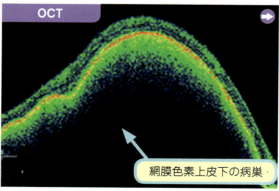

網膜色素上皮下の病巣

症例2 のOCT水平スキャン

斑状病巣を示した症例

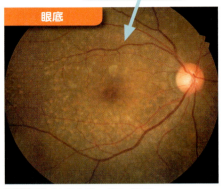

境界不鮮明な淡い斑状病巣が散在

RPE が瘤状に隆起し，一部は網膜外層にも病変が波及

症例3 の OCT 水平スキャン

症例3 54歳女性：視力（0.9）

硝子体混濁を示した症例

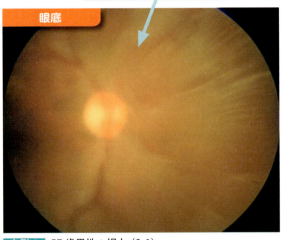
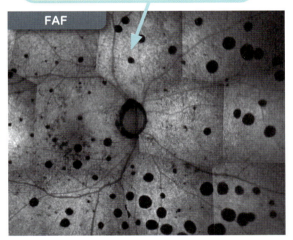

後極から周辺に向かって放射状に拡がる硝子体混濁

一見，眼底に異常所見はないようであっても FAF では斑状の低蛍光領域が散在

症例4 57歳男性：視力（0.1）

症例4 の硝子体手術後の FAF

診断の極意
- ステロイド薬による治療に反応し難い硝子体混濁や網膜の黄白色斑状病巣を診た際には本症を疑う．
- 診断の確定には硝子体切除術に準じて硝子体を採取し，細胞診のほか，サイトカイン（IL-10 と IL-6）の測定，PCR による免疫グロブリン遺伝子再構成の確認を行う．

治療
- メトトレキサート（MTX）の硝子体への継続的な注射．
- 放射線の眼部への照射．

（後藤　浩）

Ⅸ 腫瘍

4 転移性脈絡膜腫瘍（造血器腫瘍）
metastatic choroidal lymphoma/leukemia

概要
- 造血器腫瘍は白血病，悪性リンパ腫，多発性骨髄腫がある．
- 脈絡膜を中心に転移を起こすのは悪性リンパ腫である．
- 転移性悪性リンパ腫は虹彩に生じることもあるが，多くは脈絡膜に生じる．
- 眼原発悪性リンパ腫は前房蓄膿，硝子体混濁（仮面症候群），網膜の黄白色滲出斑をきたすことが多い．

転移性悪性リンパ腫

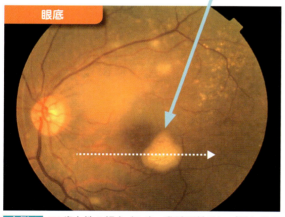

眼底 — 脈絡膜下に黄色調の病変

症例1 76歳女性：視力（0.4） 乳腺悪性リンパ腫からの転移

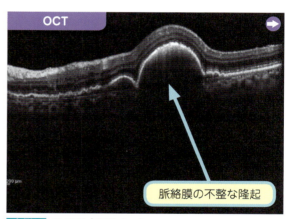

OCT — 脈絡膜の不整な隆起

症例1 のOCT水平スキャン

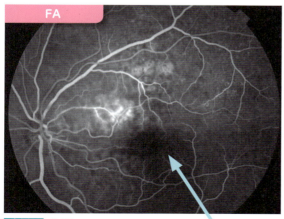

FA — 病変部は低蛍光

症例1 のFA

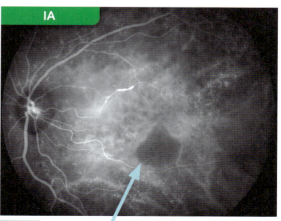

IA — 病変部は低蛍光

症例1 のIA

白血病浸潤

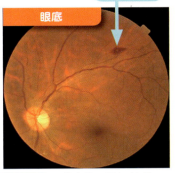

症例2 52歳女性：視力（1.5）
急性骨髄性白血病

白血病はRoth斑，網膜出血，軟性白斑，静脈閉塞などをきたす．

症例3 33歳男性：視力（0.1）
急性リンパ性白血病

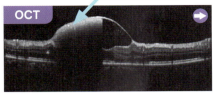

症例3 のOCT水平スキャン

多発性骨髄腫浸潤

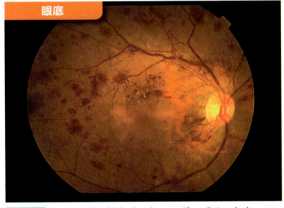

症例4 68歳女性：視力（0.4） γ-グロブリン血症

多発性骨髄腫は網膜静脈の蛇行やソーセージ様怒脹，微小血管瘤，点状，火炎状出血などをきたす．

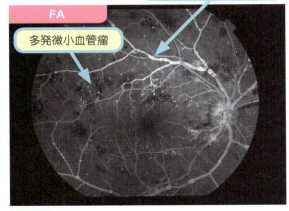

症例4 のFA

診断の極意

- 眼底所見から全身疾患を疑い他科と連携しながら全身検査（血液検査，尿検査，骨髄検査，遺伝子解析，フローサイトメトリー）をすすめることが必要．
- 白血病：白血球増加，汎血球減少，芽球（blast）の出現，エコーやCTで肝脾腫の検索
- 多発性骨髄腫：高Ca血症，β_2ミクログロブリン上昇，X線で骨破壊像，尿検査でベンスジョーンズ蛋白（BJP）の検索
- 悪性リンパ腫：リンパ節腫脹，可溶性IL-2R，IgH PCRの検索

治療
- 全身化学療法および放射線治療．

（大口泰治）

IX 腫瘍

5 転移性脈絡膜腫瘍（上皮性腫瘍）
metastatic choroidal carcinoma

概要
- 眼内の悪性腫瘍では最も頻度が高い．
- 女性で多いのは乳癌の転移．
- 男性で多いのは肺癌の転移．
- 乳癌では原発の治療後数年経過してから転移することがある．
- 肺癌では原発より先に眼症状が出るときがある．
- その他消化管，腎臓，甲状腺，前立腺，精巣，卵巣から転移することがある．

肺癌の転移

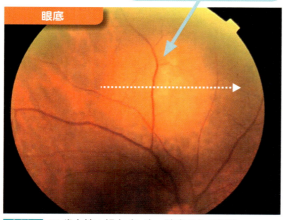

症例1 76歳女性：視力（0.4）　肺癌からの転移

症例1のOCT水平スキャン（脈絡膜下に黄色調の病変／網膜後面点状高反射と漿液性網膜剥離／脈絡膜の不整な隆起）

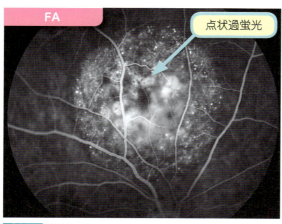

症例1のFA（点状過蛍光）

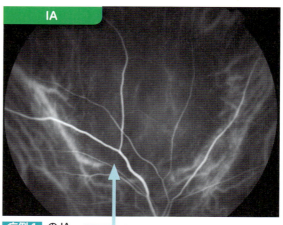

症例1のIA（病変部は低蛍光）

乳癌の転移

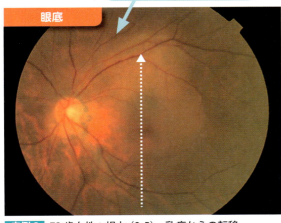

症例2 72歳女性：視力（0.5） 乳癌からの転移

症例2 の OCT 水平スキャン

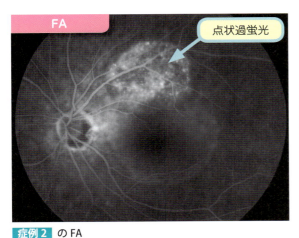

症例2 の FA

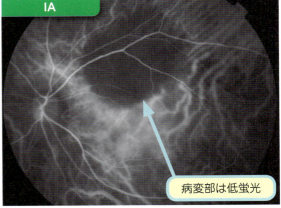

症例2 の IA

 診断の極意
- 原病から数年経過して発症することがあり病歴の聴取が大切である．
- 漿液性網膜剥離を伴うことが多い．
- 数週間で急速に大きくなり（メラノーマとの鑑別点），広汎な網膜剥離を起こすことがある．
- エコーや CT で石灰化は認めない（脈絡膜骨腫との鑑別点）．
- 腫瘍血管をもたない（脈絡膜血管腫との鑑別点）．
- 原病が不明な際は硝子体手術による針生検で病理診断を行い原病の検索を行う．

治療
- 原発巣の検索と原発病変に対する治療．
- 放射線治療への反応性はよい．

（大口泰治）

IX 腫瘍

6 網膜色素上皮腫（網膜色素上皮腺腫／腺癌）
retinal pigment epithelial tumor

概要
- 成人の網膜，毛様体，虹彩の各色素上皮に原発する，非常にまれな片眼性孤発性腫瘍．
- 組織型はほとんどが腺腫，まれに腺癌．
- 腺癌は局所浸潤性に発育し，全切除で生命予後良好．
- ぶどう膜悪性黒色腫との鑑別として重要．
- 眼底周辺部に好発．
- 網膜栄養血管と旺盛な滲出性変化．

典型例

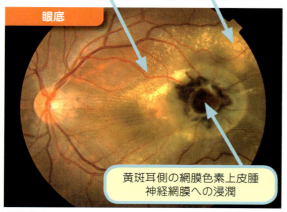

眼底
- 拡張した多数の網膜栄養血管
- 旺盛な滲出を伴った網膜剥離
- 黄斑耳側の網膜色素上皮腫 神経網膜への浸潤

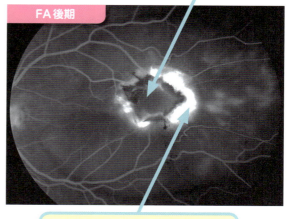

FA後期
- 淡い組織染
- 腫瘍上網膜剥離への強い蛍光貯留

症例1　20歳男性：視力（0.2）　左眼網膜色素上皮腫

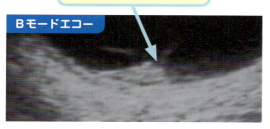

Bモードエコー
- 高反射で，脈絡膜と分離

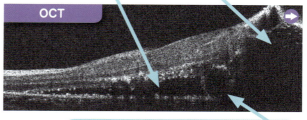

OCT
- 網膜剥離
- 網膜色素上皮腫の網膜浸潤
- 脈絡膜腫瘍では緩やかな隆起がみられるはずであるが，腫瘍辺縁RPEは平坦

網膜色素上皮腺癌

症例2 81歳男性：視力(0.3) 左眼上鼻側周辺網膜色素上皮腺癌

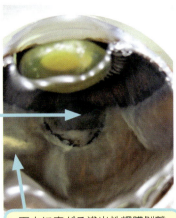
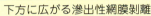
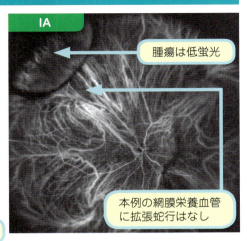

- 鋸状縁の網膜色素上皮腺癌．網膜浸潤所見あり
- 下方に広がる滲出性網膜剥離
- 腫瘍は低蛍光
- 本例の網膜栄養血管に拡張蛇行はなし

IA

網膜浸潤がみられる脈絡膜母斑

- 網膜栄養血管なし
- 脈絡膜母斑の頂点に網膜浸潤あり
- 色素性脈絡膜母斑はRPEによって灰白色に見える
- 脈絡膜母斑の頂点に網膜浸潤あり．網膜を貫通しない
- 脈絡膜腫瘍の辺縁では，RPEが必ず隆起

眼底

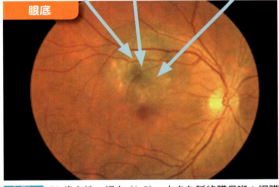

OCT

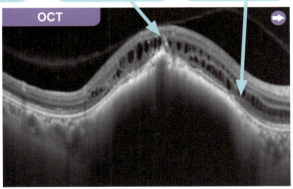

症例3 50歳女性：視力(1.2) 大きな脈絡膜母斑＋網膜浸潤とRPE腫瘍の鑑別点

診断の極意
- 発達した網膜栄養血管と滲出性網膜剥離．
- 網膜下腫瘍自体は，FA，IAで造影効果なし．
- OCT，超音波断層検査で脈絡膜肥厚なし．
- Bモードエコーは腫瘍内部高反射で音響陰影あり．
- 良性（腺腫）と悪性（腺癌）の鑑別は発育速度．

治療
- 基本的に経過観察．
- 視機能障害の原因となるとき治療適応．
- 抗VEGF薬，PDTは報告なし．
- 確立した治療法なく，経強膜的腫瘍切除，眼球摘出もしくは放射線治療を検討．

（古田　実）

IX 腫瘍

7 脈絡膜血管腫（限局性）
circumscribed choroidal hemangioma

概要
- 成人の代表的な片眼性の脈絡膜良性腫瘍である．
- 遠視化による視力低下や歪視を生じて発見されることがある．
- 眼底では特徴的な脈絡膜の橙色扁平な円盤状隆起を呈する．
- IA が最も有用な補助検査となり，早期より腫瘍部でびまん性過蛍光所見が決め手となる．
- 視力障害に関連する漿液性網膜剝離や網膜浮腫があれば，治療を検討する．

典型例

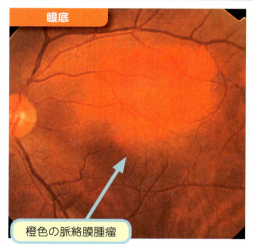

橙色の脈絡膜腫瘤

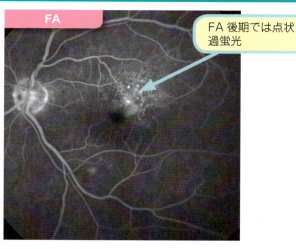

FA 後期では点状過蛍光

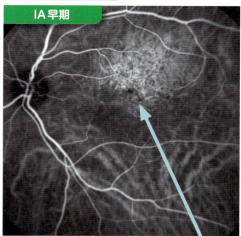

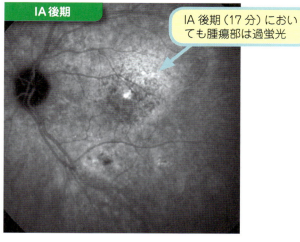

IA 後期（17分）においても腫瘍部は過蛍光

症例1 58歳男性

IA 早期より腫瘤が過蛍光

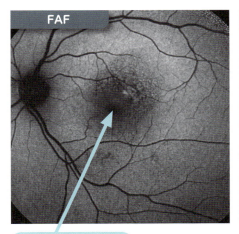

不整な過蛍光所見

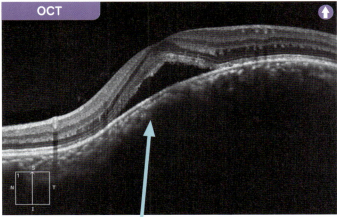

脈絡膜腫瘤と黄斑部の網膜下液

高齢者にみられた脈絡膜血管腫

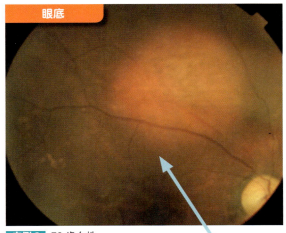

 78歳女性

橙色の脈絡膜腫瘤

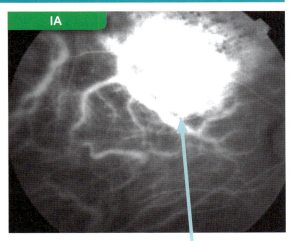

造影早期より特徴的なハレーションを示す過蛍光

診断の極意
- 成人において眼底に橙色〜橙赤色の円形病巣がみられたら，本腫瘍を疑う．
- FAFは非侵襲的検査で，本疾患の経過観察に有用である．

治療
- 遠視化以外に視力障害がなければ，経過観察を行い，場合によっては眼鏡処方により対応する．
- 漿液性網膜剥離や網膜浮腫による視力障害があれば，PDT，経瞳孔温熱療法や放射線照射を検討する．

（加瀬　諭）

IX 腫瘍

8 脈絡膜骨腫
choroidal osteoma

概要
- 若年女性に多い傾向があるが，男性にも発生する．
- 片眼性で視神経乳頭周囲の脈絡膜に地図状の黄色扁平隆起病変を形成する．
- FA では，不整な過蛍光所見を呈する．
- OCT で脈絡膜の腫瘤を検出する．
- B モードエコー，CT により脈絡膜の骨形成所見を得る．
- 網膜下液の貯留，脈絡膜新生血管を伴う際には，治療を要する．

典型例

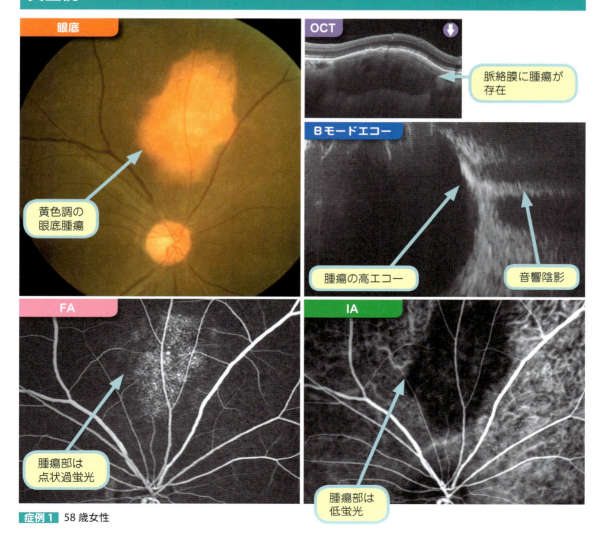

症例1　58歳女性

脱石灰化を伴った症例

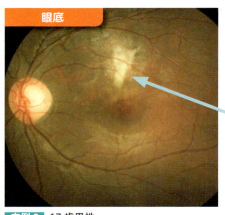
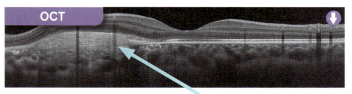

眼底に黄白色腫瘍

腫瘍は脈絡膜に存在し，RPE，EZ の障害を示す

症例 2 17 歳男性

鑑別が必要な症例（網膜下線維化）

黄斑部に黄色病巣　　網膜下に高等度病変　　網膜下液

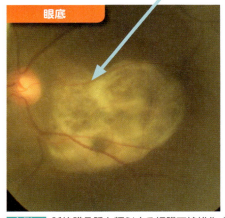
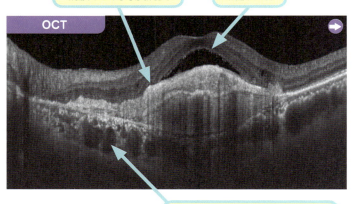

脈絡膜に腫瘍は検出されない

症例 3 脈絡膜骨腫と類似する網膜下線維化（70 歳男性）

診断の極意
- 脈絡膜に黄色病巣が検出されたら，本腫瘍を疑う．
- swept-source（SS）-OCT にて本腫瘍の主座が脈絡膜にあることが確認でき，網膜下線維化との鑑別に有用である．
- B モードエコーで脈絡膜腫瘤部の高エコー所見，音響陰影が特徴的である．

治療
- 網膜下液の貯留，脈絡膜新生血管を伴う際には，off-label ではあるが抗 VEGF 薬の硝子体内注射や PDT を要する．

（加瀬 諭）

IX 腫瘍

9 脈絡膜母斑

choroidal nevus

> **概要**
> - 脈絡膜良性腫瘍の一つであり，脈絡膜内に母斑細胞の巣状増殖がみられる．
> - 黄斑部に生じない限り，通常自覚症状はない．偶然発見されるものが多い．
> - 円形，卵円形の境界不鮮明な黒褐色斑．隆起は認めないか，認めてもわずかである．表面にドルーゼンを認めることがある．
> - FA，IAでは母斑細胞内に存在するメラニン顆粒によるブロックによる低蛍光．表面の網膜色素上皮（RPE）障害がみられる場合，FAではwindow defectによる過蛍光を示す．
> - まれに母斑存在部にRPE下脈絡膜新生血管またはポリープ状脈絡膜血管症（PCV）を生じることがある．

典型例

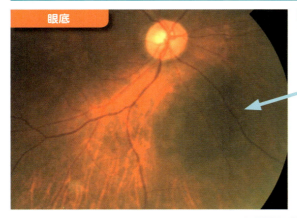

症例1 82歳男性：視力（0.6）
加齢黄斑変性で偶然発見．

扁平で境界不鮮明な黒色斑（脈絡膜母斑）

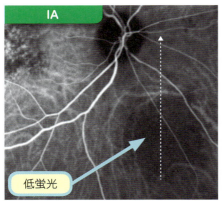

低蛍光

症例1 のIA

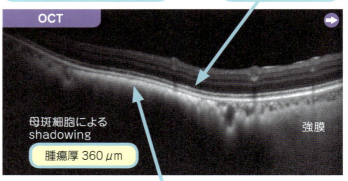

平滑な扁平隆起を示す腫瘍

RPEと感覚網膜は異常なし

母斑細胞によるshadowing

腫瘍厚 360μm

強膜

症例1 のOCT水平スキャン

表層高反射

ポリープ状脈絡膜血管症を伴う症例

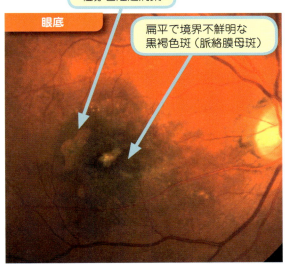

症例2 78歳男性：視力(0.2)

- 橙赤色隆起病巣
- 扁平で境界不鮮明な黒褐色斑（脈絡膜母斑）

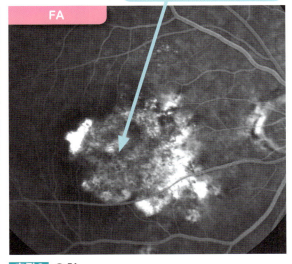

症例2 のFA

- occult CNVを現す過蛍光

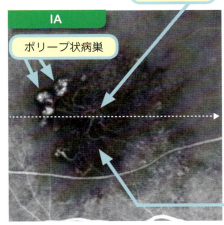

症例2 のIA

- 異常血管網
- ポリープ状病巣
- 母斑による低蛍光

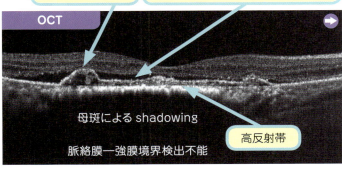

症例2 のOCT水平スキャン

- ポリープ状病巣
- 異常血管網（double layer sign）
- 母斑によるshadowing
- 高反射帯
- 脈絡膜—強膜境界検出不能

診断の極意

- 完全に扁平な色素斑で鑑別を要するのは網膜色素上皮肥大．脈絡膜母斑は脈絡膜内にあるため，境界不鮮明だが網膜色素上皮肥大では境界鮮明で内部に萎縮巣を認める．
- OCTでは母斑表面に高反射，深部はメラニン色素によるshadowingが特徴．
- 隆起を帯びた黒褐色斑では，脈絡膜悪性黒色腫との鑑別のために超音波検査（Bモード）を行う．隆起の高さの計測で2mm以上の場合，黒色腫の可能性が極めて高くなる．

治療

- 治療は不要．少しでも隆起がある場合，経時的に拡大の有無を観察する．
- CNV，PCV併発例はその治療（抗VEGF薬の硝子体内注射またはPDT）を行う（保険適応外）．

（髙橋寛二）

IX 腫瘍

10 網膜毛細血管腫（網膜血管芽腫）
retinal capillary hemangioma

概要
- 網膜血管芽腫は，von Hippel Lindau (VHL) 症候群，孤発例，および他の疾患に続発．
- 視神経乳頭もしくは周辺網膜の赤色病変で，滲出性または牽引性網膜剥離を生じる．
- 間質を形成するグリア細胞の増殖による毛細血管の発達と考えられている．

典型例

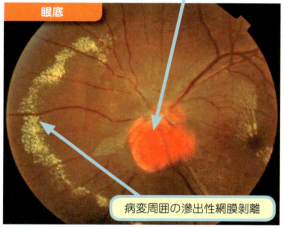

眼底：左視神経乳頭上の毛細血管芽腫／病変周囲の滲出性網膜剥離

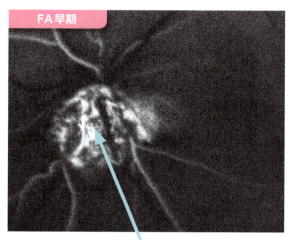

FA早期：早期から旺盛な蛍光漏出あり，栄養血管は特定不可

症例1 36歳女性：左視力 (0.9)

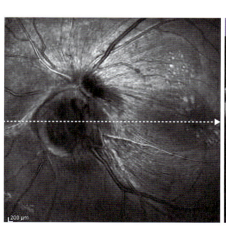

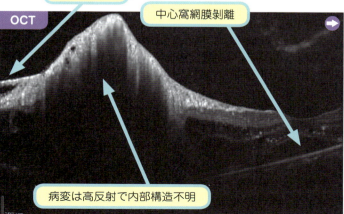

OCT：硝子体牽引／中心窩網膜剥離／病変は高反射で内部構造不明

周辺部の孤発性網膜血管芽腫

症例2 54歳男性：視力（1.2） 周辺部孤発例

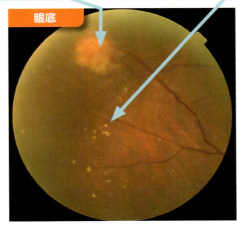

右眼上耳側周辺部の病変

周囲には硬性白斑が散在し，以前に網膜剥離があったと考えられる

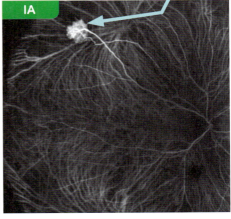

網膜流入血管（動脈）と流出血管（静脈）が1本ずつある

続発性網膜血管芽腫

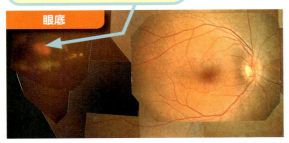

右眼耳側周辺部の網膜血管芽腫周囲に滲出性網膜剥離あり

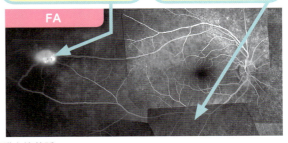

1本の網膜流入血管と数本の流出血管がある

RPEは粗糙でERGは平坦であった

症例3 42歳女性：視力（1.0） 網膜色素変性に続発した網膜血管芽腫
（高橋 美奈子ほか：眼紀 56：993-996, 2005）

診断の極意
- 視神経乳頭病変は栄養血管不明だが，周辺部は1～2本の流入流出血管を特定可能．
- 星状膠細胞性過誤腫，反応性グリオーシス，眼底血管増殖性腫瘍などとの鑑別．
- 発症母地となるVHL症候群や炎症性疾患の存在に注意．
- 片眼多発や両眼性ならばVHL症候群の可能性あり．
- 孤発病変が発見された場合，患者が10歳未満ならば45％が後にVHL症候群と診断．したがって，病変があればVHL症候群の精査が必要．

治療
- 視力低下がなければ経過観察．
- 病変からの滲出性網膜剥離による視力低下があれば，病変に対して：
 　　網膜光凝固術　半導体レーザー凝固術（経瞳孔温熱療法）　PDT
 　　抗VEGF療法　硝子体手術による切除　小線源もしくは外照射放射線療法
- 病変活動性が鎮静化後の硝子体網膜境界面症候群による視力低下：硝子体手術

（古田　実）

IX 腫瘍

11 眼底血管増殖性腫瘍

vasoproliferative tumor of ocular fundus

概要

- 片眼の眼底周辺部にみられる赤橙色から白桃色を呈する良性の眼内腫瘍で，血管とグリアの増殖から成る．
- 下耳側に多くみられる．
- 無症状のことも多いが，滲出性変化が眼底後極部に及ぶと視力低下をきたす．
- まれに網膜出血や硝子体出血をきたすことがある．
- しばしば網膜前膜を併発し，診断のきっかけとなる．

典型例

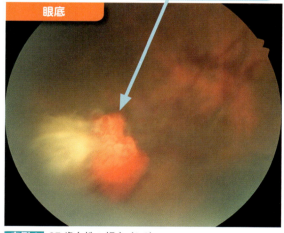

耳側に古い硝子体出血を伴った眼底周辺部の腫瘤

症例1　37歳女性：視力（1.2）

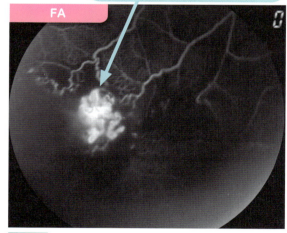

周囲の動静脈はわずかに蛇行しているが，拡張はなし

症例1 のFA

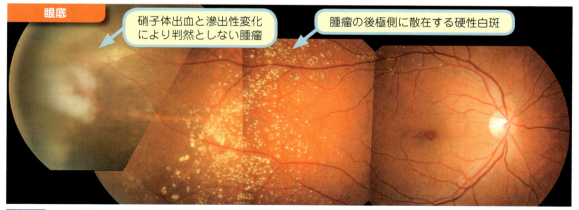

硝子体出血と滲出性変化により判然としない腫瘤

腫瘤の後極側に散在する硬性白斑

症例2　32歳女性：視力（1.5）

硬性白斑を伴う症例

症例3 23歳男性：視力（0.2）

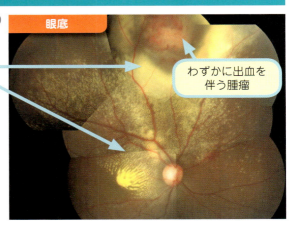

腫瘍周囲の濃厚な滲出斑と黄斑部の星芒状白斑

わずかに出血を伴う腫瘍

網膜前膜を伴う症例

肥厚した網膜前膜

眼底周辺部の腫瘍と光凝固による治療の跡

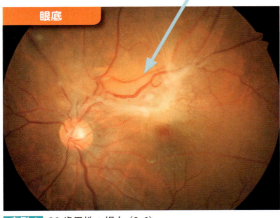

症例4 39歳男性：視力（0.6）

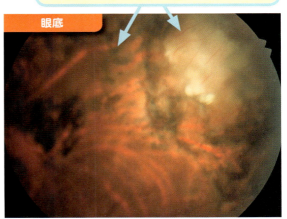

症例4 の眼底周辺部

診断の極意
- 腫瘍の流入動脈と流出静脈に拡張や蛇行はない，あるいはごくわずかである点が von Hippel-Lindau病（網膜血管芽腫）との相違点である．
- 病変が眼底の最周辺部にある場合は見落としてしまう可能性もあるが，眼底中間周辺部の硬性白斑の存在や黄斑部に網膜前膜を認めた場合には，本症の可能性を念頭に置いて周辺部を詳細に観察する．
- 腫瘍周囲の滲出性変化が強い場合，主病変の観察が困難な場合があるので注意する．

治療
- 無症状であれば経過観察で構わないことも多い．
- 経強膜的な冷凍凝固術の他，腫瘍が小さければ長波長レーザーによる腫瘍への光凝固やPDTを行う．

（後藤　浩）

X．視神経疾患

X 視神経疾患

1 視神経乳頭先天異常
congenital anomaly of optic nerve head

概要

- 視神経乳頭部の大きさが正常より小さいもの（概ね DM/DD＞3.2）には視神経低形成がある．実際の視神経乳頭部は網膜神経線維層の減少を反映して縮小するが，本来視神経乳頭部が形成されるはずであった乳頭部が脱色素輪として残り視神経乳頭部を取り巻き，double-ring sign と呼ばれる特徴的な形態を示す．低形成が高度となれば無形成となる．その他，黄斑低形成や血管の蛇行などを合併することがある．視力は光覚なしから，1.0 までさまざまである．疾患の原因は胎児アルコール症候群や，母体の薬物使用，septo-optic dysplasia など多岐に渡るが，診断した際には全身合併症精査のため小児科へ受診させる．
- 視神経乳頭部の大きさが拡大するものには，主に朝顔症候群，乳頭周囲ぶどう腫，視神経乳頭コロボーマ，乳頭部胎生血管系遺残がある．胎生血管系遺残以外は視神経乳頭部が大きく陥凹する．いずれの疾患においても，黄斑部の構造が保たれている場合には比較的良好な視力を呈することが多い．乳頭部胎生血管系遺残を除いては，網膜剥離を一定の割合で合併するため，定期検査が必要である．また，朝顔症候群や，乳頭周囲ぶどう腫にはもやもや病，てんかん・発達遅滞を伴う Aicardi 症候群を合併することがある．視神経コロボーマも，CHARGE 症候群や染色体異常，renal-coloboma 症候群に合併することがあることも忘れてはならない．
- 視神経乳頭部の大きさがほぼ正常なものには，視神経乳頭小窩（ピット），視神経コロボーマ，傾斜乳頭がある．黄斑部が正常なことが多く，正常な視力を得られる．ピットに黄斑症を伴えば，ときに硝子体手術が必要である．

視神経低形成・視神経無形成

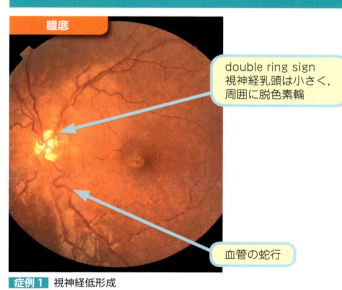

症例1 視神経低形成

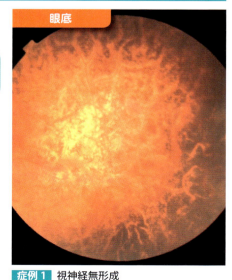

症例1 視神経無形成
低形成が高度となれば，無形成となる．

乳頭周囲ぶどう腫（右眼）

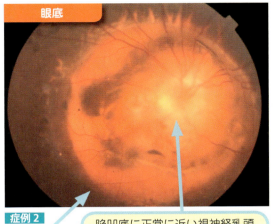

眼底

症例2

陥凹底に正常に近い視神経乳頭
黄斑は陥凹に巻き込まれている

陥凹縁にRPE，脈絡膜の脱色素

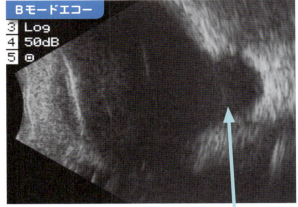

Bモードエコー

乳頭の大きな陥凹

朝顔症候群（左眼）

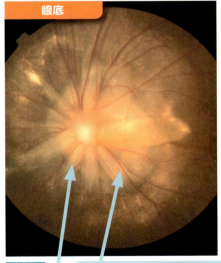

眼底

症例3

網膜血管が放射状に伸びる
後極網膜は陥凹に巻き込まれている
黄斑も巻き込まれている

乳頭中心に白色組織

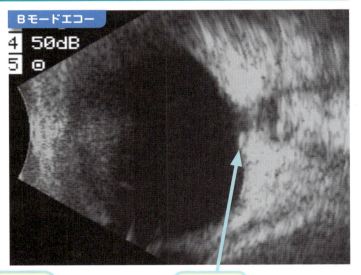

Bモードエコー

乳頭陥凹

X 視神経疾患

乳頭部胎生血管系遺残（右眼）

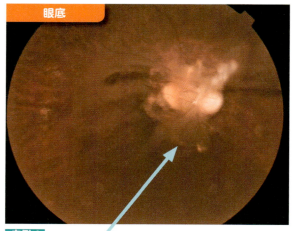
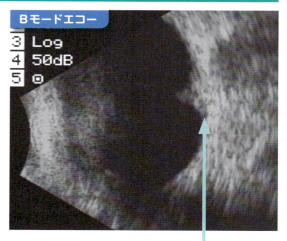

症例4

乳頭上の白色組織
網膜血管，後極網膜は巻き込まれている
朝顔症候群と似る

陥凹なし

視神経乳頭小窩（ピット）

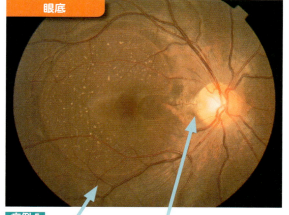

症例5

正常乳頭耳側に生じたピット
耳側のピットが最も多い

視神経コロボーマに合併したピット
コロボーマとの合併は多い

平坦な，卵円形の網膜剝離を認め，
黄斑症をきたす

視神経コロボーマ

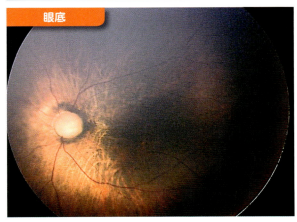

眼底

症例 6

乳頭径は正常であるが，陥凹は大きく，網膜血管は上下に分かれて起始

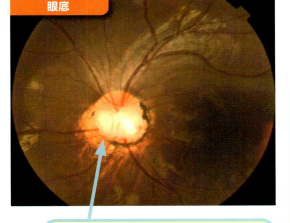

眼底

乳頭は胎生裂閉鎖不全を反映して上下に長く，やや大きい．やはり，上下乳頭縁より血管が起始

診断の極意

- 乳頭部が大きく眼底検査や超音波検査で視神経乳頭陥凹が明らかである場合に，乳頭上に線維組織があり網膜血管が放射状に伸びるものは朝顔症候群，陥凹底に視神経乳頭を確認できるものは乳頭周囲ぶどう腫，視神経乳頭部が上下に長く，明らかに網膜血管が上下に分かれて起始しているものはコロボーマである．
- 視神経乳頭上に線維組織があり，網膜血管が放射状に伸びていても，乳頭部の陥凹がないものは，乳頭部胎生血管系遺残である．
- 視神経低形成は一見視神経乳頭部が正常の大きさにみえることがあるが，視神経をつぶさに観察し，縮小した視神経の外周と，double-ring sign を呈している脱色素輪の外周とを見分けることが必要となる．OCT で視神経が細く，神経線維層が菲薄化していることが明らかとなるが，外来での撮影はむずかしく，眼底検査で所見を捉える他ない．血管の蛇行や時に合併する黄斑低形成が診断の助けとなる．
- 乳頭径が正常な視神経コロボーマは，緑内障性視神経症と間違われやすい．網膜血管が上下に分かれて起始することが診断の決め手である．特に小児期に発見される場合には，眼圧が正常である緑内障はない．

治療

- 視神経低形成においては，黄斑形態が良好でも光覚や手動弁であることは多い．朝顔症候群，乳頭周囲ぶどう腫，視神経コロボーマ，胎生血管系遺残においては，黄斑形態が比較的保たれている場合には，有用な視力を得ることも多いので，屈折矯正や弱視訓練を行う．
- 朝顔症候群，乳頭周囲ぶどう腫，視神経コロボーマ，視神経乳頭小窩には網膜剥離が合併することがあるが，自然軽快することもあり，慎重に対応する．
- 乳頭部先天異常は，片眼性・両眼性，いずれの場合もあるが，特に片眼性で小眼球を合併する場合には，視力予後は不良であるため，眼窩発育を促し，整容面を整えるための義眼装用を勧める．

〔横井 匡〕

X 視神経疾患

2 視神経炎
optic neuritis

> **概要**
> - 典型例では，眼球運動時痛を伴った片眼の急激な視力低下，視野障害で発症する．
> - 入浴や運動など体温が上がるとみえにくくなる Uhthoff 徴候が認められる．
> - 視神経乳頭部に炎症が波及していれば発赤・腫脹を伴うが，球後視神経炎では眼底に異常を認めない．
> - 対光反射では相対的求心性瞳孔異常（relative afferent papillary defect；RAPD）がみられる．
> - 特発性視神経炎が比較的若年者に多いのに対し，抗アクアポリン（AQP）4 抗体陽性視神経炎は高齢の女性に多い．
> - 抗 AQP4 抗体陽性例の視力予後は極めて不良であり，治療方針，予後が大きく異なるため，初診時，視神経炎の全例に血清中の抗 AQP4 抗体検査を行う．

成人の球後視神経炎の典型例

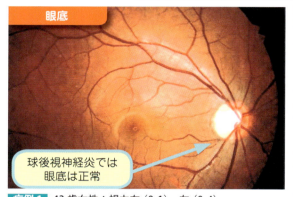

症例1 43歳女性：視力右（0.1），左（0.4）
2週間前から右眼が，2日前から左眼も見えにくくなった．

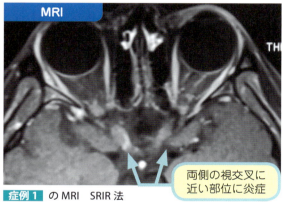

症例1 の MRI　SRIR 法
視交叉を介して右から左視神経へ炎症波及と考えられる．

小児の典型例

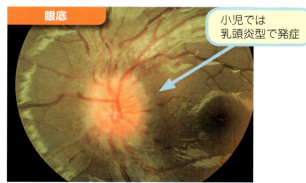

症例2 10歳男子：視力（1.2）
CFF は 30 台へ低下．

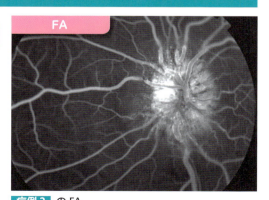

症例2 の FA
早期から乳頭部の色素漏出を認める．

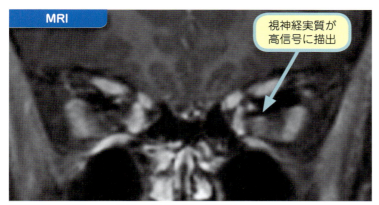

症例2 の頭部 MRI　造影 T1 強調画像　冠状断

視神経実質が高信号に描出

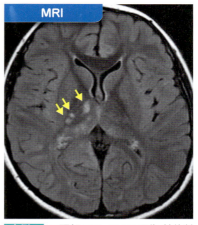

症例2 の頭部 MRI　FLAIR 画像 軸位断
多発性硬化症にみられる脱髄巣が高信号に描出される．脱髄巣は脳室周囲に認められる．

抗 AQP4 抗体陽性視神経炎

症例3　53歳女性
左眼の視神経炎で発症した．右視力は (1.2)，左視力は手動弁である．
右眼は過去に視神経炎の既往があるため視神経萎縮，左眼は乳頭腫脹と充血を認める．

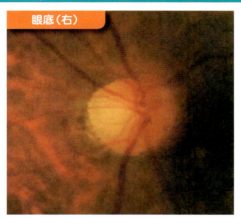

眼底（右）

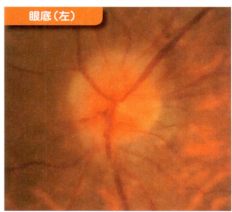

眼底（左）

症例3 の発症時の OCT
右眼：視力は回復しているが OCT では網膜内層の菲薄化を認める．
左眼：発症早期では正常である．

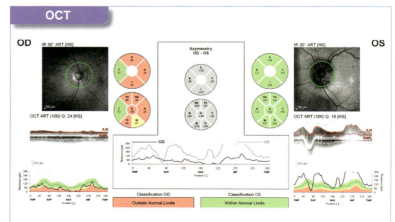

X 視神経疾患

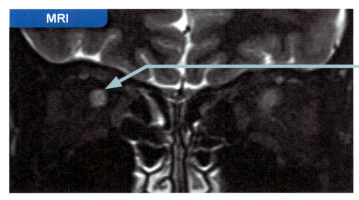

症例3 の頭部 MRI（STIR 法）

視神経炎の既往があると gliosis のため高信号となる

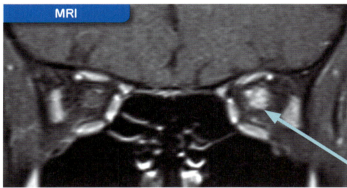

症例3 の MRI 造影 T1 強調画像

active な視神経炎は増強効果を受ける

診断の極意

- 小児の視神経炎では視神経乳頭浮腫を呈するものが圧倒的に多い．
- 限界フリッカ値（critical flicker frequency；CFF）は著明に低下する．
- MRI は必須である．視神経炎の初回発症時は造影しなくても STIR（short TI inversion recovery）法で視神経実質が高信号に描出される．再発例では，必ず造影を行い増強効果が得られれば active な視神経炎である（再発）．
- MRI オーダーの基本：「T1 強調画像，STIR 法，造影 T1 で，冠状断，軸位断を 3 ミリスライスでお願いします」と放射線科に依頼すると間違いはない．
- 多発性硬化症の脱髄巣は FLAIR（fluid attenuated inversion recovery）画像で高信号に描出されるため，多発性硬化症が疑われる場合は「FLAIR 画像」も追加する．
- 蛍光眼底造影検査では視神経乳頭からの色素漏出を認める．

治療

- 早急にステロイドパルス療法（メチルプレドニゾロン 1g×3 日間）を開始する．
- パルス療法の効果があり，抗 AQP4 抗体が陰性であればステロイドは内服・漸減する．
- 抗 AQP4 抗体が陽性の場合は，視神経脊髄炎（neuromyelitis optica；NMO）の可能性を考慮し，脊髄の MRI をオーダーするか，神経内科に精査を依頼する．
- NMO の基準を満たさない抗 AQP4 抗体陽性視神経炎は，「診療ガイドライン」に沿って治療を進める（日眼会誌 118：446-460, 2014）．ステロイドパルス治療に抵抗性のものは速やかに血液浄化療法へ移行する．
- 抗 AQP4 抗体が陰性の場合は，特発性視神経炎あるいは多発性硬化症の初発症状としての視神経炎である．

（木村亜紀子）

X 視神経疾患

3 虚血性視神経症

ischemic optic neuropathy

概要
- 虚血性視神経症には，非動脈炎性と動脈炎性があり，発症頻度が多いのは非動脈炎性で，両眼失明の危険があるのは動脈炎性である．
- 非動脈炎性の病態は，血圧の日内変動の中の血圧低下による，先天的に小さく強膜輪で圧迫されており，眼圧にもさらされ，自己調節能に乏しい，視神経乳頭周囲循環の阻血性微小梗塞ではないかと推察されている．
- 動脈炎性の病態は，炎症による短後毛様動脈の血流障害と推察されている．
- 動脈炎性の場合，無治療では高率に短期間のうちに僚眼に発症し両眼失明の危機なので，可及的速やかに入院の上ステロイド治療が必要である．

前部虚血性視神経症

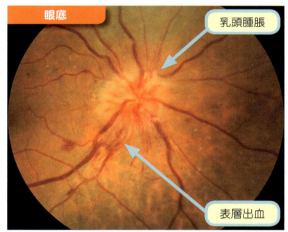

眼底／乳頭腫脹／表層出血
症例1 65歳男性：視力（1.0）

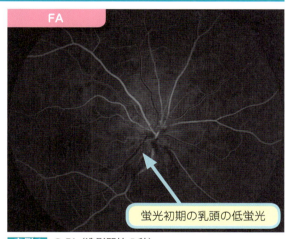

FA／蛍光初期の乳頭の低蛍光
症例1 のFA（造影開始5秒）

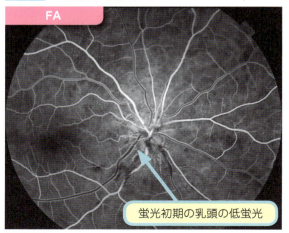

FA／蛍光初期の乳頭の低蛍光
症例1 のFA

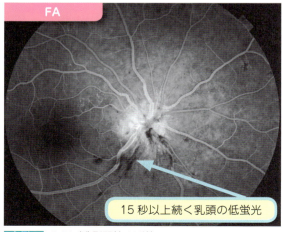

FA／15秒以上続く乳頭の低蛍光
症例1 のFA（造影開始40秒）

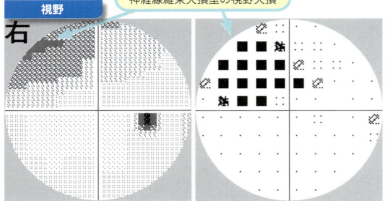

症例1 のHumphrey視野

水平経線で境界された神経線維束欠損型の視野欠損

後部虚血性視神経症

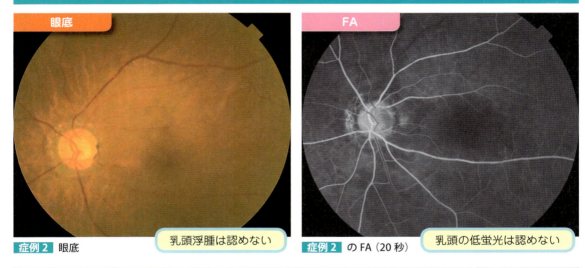

症例2 眼底 　乳頭浮腫は認めない

症例2 のFA（20秒）　乳頭の低蛍光は認めない

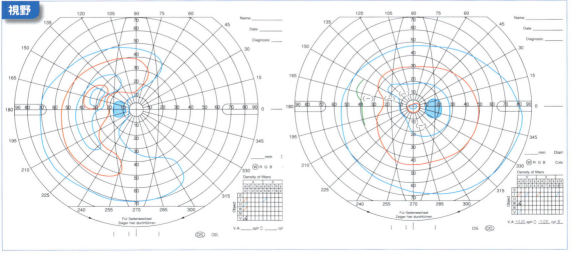

症例2 のGoldmann視野

側頭動脈に合併した前部虚血性視神経症

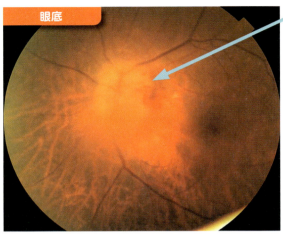

症例3　83歳女性：視力（0.1）

非動脈炎性より強い乳頭腫脹（蒼白浮腫）

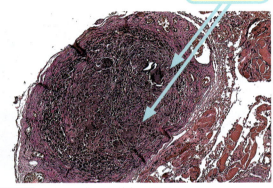

症例3の病理組織　HE染色，×10

多核巨細胞

診断の極意
- 非動脈炎性は確定的な他覚的所見がないため，臨床的に診断する．
- 超急性発症で，起床時に気づく，または起床後初めて気づく．
- 眼球運動痛はない．
- 僚眼は"crowded視神経乳頭"（cupがないか，欠損）．
- 動脈炎性は，高齢者（65歳以上で非動脈炎性より高齢），側頭部痛，圧痛，jaw claudication，赤沈亢進，CRP陽性，発熱，食欲低下，貧血などをきたす．
- 確定診断は側頭動脈の生検により多核巨細胞の存在を認めること．

治療
- 非動脈炎性には現時点では，効果的な治療法はない．
- 動脈炎性にはただちに大量副腎皮質ステロイド点滴療法1g/日，3～5日間行う．引き続きステロイド内服療法1mg/kgを行い，ゆっくり漸減する．全身状態や赤沈値をみながら，少なくとも4～6か月かけて漸減し，症例によっては期間が1年必要なこともある．

（中馬秀樹）

X 視神経疾患

4 レーベル遺伝性視神経症
Leber hereditary optic neuropathy：LHON

概要
- 母系遺伝形式をとる遺伝性視神経症の1つで，ミトコンドリア遺伝子変異が発症とその遺伝メカニズムに関与．
- m.3460G＞A，m.11778G＞A，m.14484T＞Cの3種類のミトコンドリア遺伝子変異が全体の95％以上を占める．
- 臨床経過はまるで視神経炎．若年男性を中心に突然発症する視力低下や中心暗点を主症状とし，まず片眼発症，数か月以内に反対眼も発症する．
- 急性期には視神経乳頭の軽度発赤・腫脹，乳頭近傍毛細血管拡張蛇行，網膜神経線維腫大などを認める．
- FAにおいて，視神経炎と違い拡張毛細血管からの蛍光色素漏出がない．
- MRIにおいて視神経炎や多発性硬化症が原則ない．
- 視力は0.1以下になることが殆どであるが，視力障害に比して対光反射障害が軽度．

典型例：発症早期

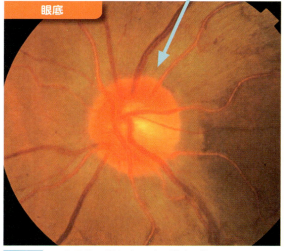

乳頭近傍視神経乳頭の発赤・毛細血管の拡張蛇行

眼底

症例1　21歳男性：視力（0.07）　発症早期

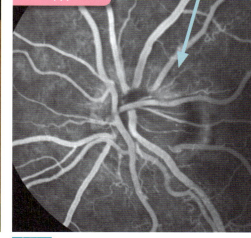

拡張毛細血管からの蛍光色素漏出なし

FA

症例1のFA

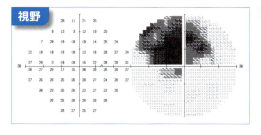

視野

症例1のHumphrey視野

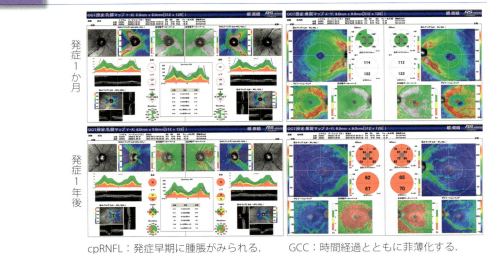

cpRNFL：発症早期に腫脹がみられる． GCC：時間経過とともに菲薄化する．

症例1 の OCT 所見の変遷

視神経萎縮期

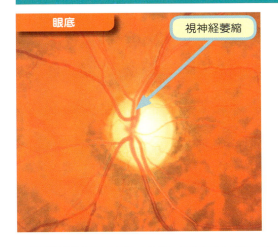

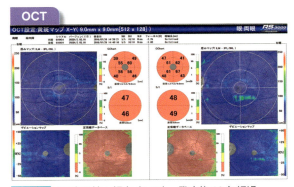

症例2 27歳男性：視力（0.02） 発症後10年経過
視神経萎縮とGCCの著明な菲薄化を認める．

診断の極意
- 一見して視神経炎のようでも対光反応とFAで鑑別できることが多い．
- 病初期ではOCTにおいて，視神経乳頭周囲網膜神経線維層（cpRNFL）の菲薄ではなく，肥厚を認めることが多い．
- ステロイドパルス療法を行っても反応が悪い場合は，抗アクアポリン抗体陽性かLeber遺伝性視神経症を疑う．
- ミトコンドリア遺伝子変異は現在外注で簡単に検索可能．主要3遺伝子変異が全体の95％以上に検出．

治療
- 根本治療はない．
- 2015年にヨーロッパでidebenone（コエンザイム誘導体）の視力低下抑制効果が証明され認可薬となった．本邦でも臨床研究が進行中．

（石川裕人）

X 視神経疾患

5 うっ血乳頭
choked disc, papilledema

概要
- うっ血乳頭とは原因が頭蓋内圧亢進に限定された視神経乳頭の腫脹である．
- 初期，完成期，慢性期，萎縮期の 4 期に分けられる．
- 当初は視機能は温存され，徐々に障害され始め，完成期で十数秒の一過性視力障害（gray-out/black-out），慢性期や萎縮期で霧視の出現，急激な視力低下後に不可逆性の変化に至る．

典型例

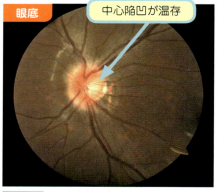

症例1 30歳女性：視力（0.8） うっ血乳頭初期，髄膜腫

中心陥凹が温存

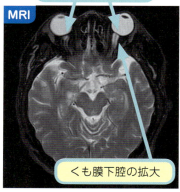

症例2 MRI，50歳男性 良性頭蓋内圧亢進症
視神経管までくも膜下腔が拡大，眼球後極の平坦化．眼球直後のくも膜下腔は正常でも広いが，視神経管部まで及ぶものは異常．

眼球後極の平坦化

くも膜下腔の拡大

OCT

RNFL Thickness
Sample : 60
OD Thickness : 146μm
OS Thickness : 113μm

症例1 の OCT
OCTで上下，鼻側の神経線維厚が増加．

診断の極意
- 視機能が温存された視神経乳頭腫脹をみたらまず疑う．
- 乳頭腫脹が高度な割に中心陥凹が温存．
- 乳頭腫脹は鼻側，上下から生じる．
- 片側性や左右差が顕著な例も少ないが存在．

治療
- 原疾患の治療が優先．
- 特発性の良性頭蓋内圧亢進では利尿薬．

（敷島敬悟）

Ⅹ 視神経疾患

❻ 乳頭腫脹，視神経萎縮
optic disc swelling, optic atrophy

概要
- 乳頭腫脹は原因を問わないすべての視神経乳頭の腫脹を意味する．乳頭浮腫も必ずしも頭蓋内圧亢進による場合のみに限定されておらず，広い意味で用いられることが多い．

乳頭腫脹
眼底

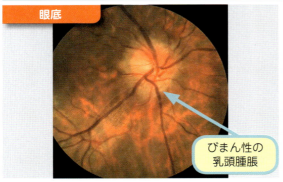

びまん性の乳頭腫脹

症例1 25 歳女性　視神経炎　出血はない

視神経萎縮
眼底

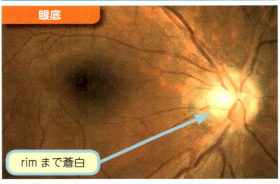

rim まで蒼白

症例2 50 歳女性　エタンブトール中毒による視神経萎縮

(敷島敬悟：神経眼科診断クローズアップ，メジカルビュー，東京，4，2014 より引用)

乳頭腫脹の診断の極意
- 年齢，性別が鑑別に重要．
- 眼球運動時痛があれば視神経炎．
- 視神経炎はびまん性腫脹，虚血性視神経症は分節状腫脹．
- 出血や白斑を伴う場合は視神経網膜炎，うっ血乳頭，前部虚血性視神経症，高血圧網膜症，糖尿病乳頭症，乳頭血管炎，サルコイドーシス視神経症，浸潤性視神経症など．特発性視神経炎では出血はむしろまれ．
- レーベル遺伝性視神経症では発赤が強い割に浮腫は軽度．
- 両側性はうっ血乳頭，偽乳頭浮腫（ドルーゼン），レーベル遺伝性視神経症急性期，小児の視神経乳頭炎，糖尿病乳頭症，高血圧網膜症，原田病など．
- 視神経の色調（発赤か蒼白か），視野異常の形で鑑別は不可能．
- OCT での原因鑑別は困難．障害程度の診断には黄斑部網膜内層厚が有用．

視神経萎縮の診断の極意
- 非緑内障性視神経萎縮は rim まで蒼白．
- 原因不明の視神経萎縮をみたら，視神経形成異常，レーベル遺伝性視神経症の慢性萎縮期，優性遺伝性視神経萎縮，非典型的視神経炎，梅毒，後部虚血性視神経症，中毒・栄養性視神経症，圧迫性視神経症，傍腫瘍性視神経症などを疑う．

治療
- 治療方針は原因によって異なる．

(敷島敬悟)

X 視神経疾患

7 緑内障性視神経症
glaucomatous optic neuropathy

概要
- 我が国における失明原因の第1位.
- 40歳以上の日本人における緑内障有病率5%（多治見スタディ）.
- 視神経の形（乳頭形状）と機能（視野）に特徴的な変化を認める.

眼底

- 1〜2時にNFLD（網膜神経線維層欠損）
- 4〜5時にNFLD
- C/D = 0.8 6時にノッチング

症例1　67歳男性：視力（1.0）

視野

Humphrey視野30-2
NFLDに一致した視野欠損.

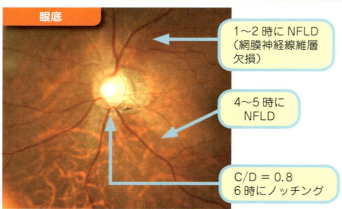

OCT

OCT乳頭部解析

OCT黄斑部網膜内層解析

- 1〜2時と4〜5時に網膜神経線維層が菲薄化
- 黄斑部は上下非対称性で下方障害が強い

診断の極意
- 強拡大で視神経乳頭や網膜神経線維層を立体的に観察することが重要.
- 眼底変化の観察と経過を診る上で眼底写真撮影が有用.
- OCTが視神経乳頭形状や網膜神経線維層の評価に有用.

治療
- 唯一確実な治療法は眼圧を下降すること.
  →薬物療法・レーザー治療・手術.

（渡辺友之・中野 匡）

X 視神経疾患

8 視神経腫瘍
optic nerve tumor

概要
- 原発性視神経腫瘍には視神経鞘髄膜腫と視神経膠腫がある．
- 続発性では白血病や悪性リンパ腫，癌腫の髄腔内播種による浸潤性視神経症がある．急激な視力低下をきたす．
- 視神経乳頭部にみられる良性腫瘍に黒色細胞腫や血管腫がある．

視神経鞘髄膜腫

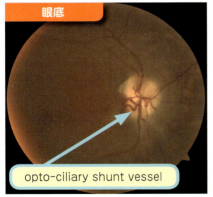

opto-ciliary shunt vessel

症例1 50歳女性　視神経鞘髄膜腫
（敷島敬悟：神経眼科診断クローズアップ，メジカルビュー，東京，3，2014より引用）

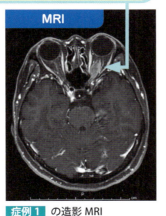

内部の視神経自体は造影されず，周囲の腫瘍部のみが造影（tram-track sign）

症例1の造影MRI
（敷島敬悟：専門医のための眼科診療クオリファイ：7．視神経・視路の疾患，中山書店，東京，93，2011より引用）

黒色細胞腫

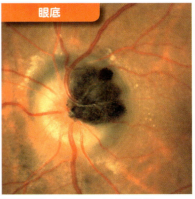

症例2 30歳男性　黒色細胞腫
（敷島敬悟：眼科学，第2版，文光堂，東京，547，2011より引用）

診断の極意
- 視神経鞘髄膜腫は，①中年女性，②緩徐に進行する片側性視機能障害，③相対的瞳孔求心路障害陽性，④ステロイドパルス療法無効，⑤opto-ciliary shunt vessel，視神経腫脹や萎縮から疑う．
- 視神経膠腫は小児に好発し，孤発性と神経線維腫症1型に合併するものがある．前者は進行性，後者は非常に緩徐か停止性である．

治療
- 視神経鞘髄膜腫は近年，定位放射線療法が主体である．
- 視神経膠腫は化学療法が主流である．
- 良性腫瘍は経過観察を行う．

（敷島敬悟）

X 視神経疾患

9 視路疾患による逆行性視神経萎縮
retrograde optic atrophy due to visual pathway disorders

概要
- 外側膝状体までの前部視路は視神経，視交叉，視索と，肉眼解剖的には名称を変えるが，いずれも連続する網膜神経節細胞の軸索である．
- 前部視路病変は網膜神経節細胞の軸索に逆行性変性をきたす．
- 視交叉病変は両眼の視神経の帯状萎縮（band atrophy）ないし蝶ネクタイ状萎縮（bow-tie atrophy）を生じる．
- 視索病変は同側眼の砂時計様萎縮（hour-glass atrophy）を，対側眼の帯状ないし蝶ネクタイ状萎縮をきたす（両者を合わせて，同名半盲性萎縮と呼ぶ）．

下垂体腺腫による両耳側半盲症例

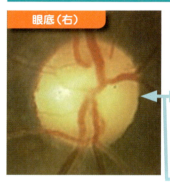

症例1 48歳女性：視力（1.0） 視神経乳頭拡大写真

上下側 rim に比較し，耳鼻側 rim の蒼白化が顕著

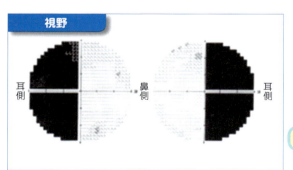

症例1 の Humphrey 視野

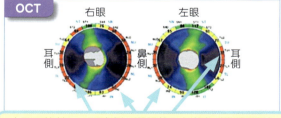

上下に比較し，耳鼻側の選択的な菲薄化（帯状萎縮）

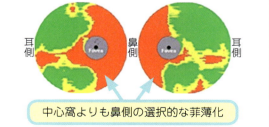

中心窩よりも鼻側の選択的な菲薄化

症例1 の OCT
上：視神経乳頭周囲網膜神経線維層厚
下：網膜神経節細胞複合体

右視索障害による左同名半盲症例

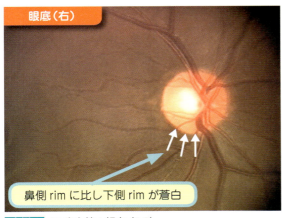

眼底（右）

鼻側 rim に比し下側 rim が蒼白

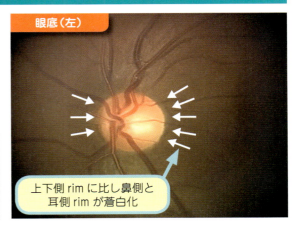

眼底（左）

上下側 rim に比し鼻側と耳側 rim が蒼白化

症例2 41歳女性：視力（1.0）

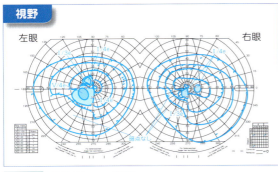

症例2 の Goldmann 視野
左同名半盲を呈する．

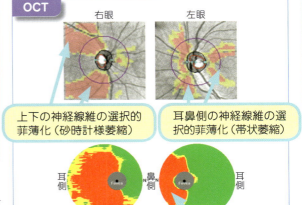

OCT

上下の神経線維の選択的菲薄化（砂時計様萎縮）

耳鼻側の神経線維の選択的菲薄化（帯状萎縮）

症例2 の OCT
上：視神経乳頭周囲網膜神経線維層厚
下：網膜神経節細胞複合体

中心窩より耳側の選択的菲薄化

中心窩より鼻側の選択的菲薄化

診断の極意

- 視神経乳頭の鼻側 rim は最も赤みがかっているのが正常であるので，上下側 rim より蒼白化していれば帯状萎縮（蝶ネクタイ状萎縮）を疑う．
- 左右眼で上下側 rim と耳鼻側 rim の色調が異なっているときは同名半盲性萎縮を疑う．
- OCT の視神経乳頭周囲網膜神経線維層厚ないし黄斑部内層網膜厚の deviation map を利用し，特徴的な両眼の神経線維菲薄化パターンを見出すのが最も効果的である．

治療

- 原疾患の治療を脳神経外科，神経内科，放射線科に依頼する．
- 両耳側半盲で，検眼鏡的に視神経萎縮を認めるか，OCT で神経線維の菲薄化を認める場合は，視交叉圧迫病変を加療しても恒久的な視機能障害を残すのに対し，まだこれらの変化がなければ，視野が回復する可能性が高い．
- 同名半盲性萎縮をきたす視索障害が緩徐に進む場合，腫瘍性病変である確率が高いので，速やかに MRI などで確定し，脳神経外科へ紹介する．

（中村　誠）

X 視神経疾患

10 中毒性視神経症
toxic optic neuropathy

概要
- 視神経機能を低下させる化学物質による視神経症である．
- エタンブトール，シンナー，アルコール，抗癌剤が代表的であるが，他にも多数の化学物質が原因となる．
- 発症早期では視神経乳頭は正常であるが，進行すると視神経萎縮となる．

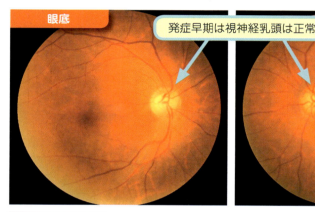

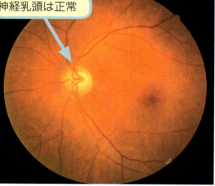

症例1 60歳女性：両眼視力(0.1)
エタンブトール内服3か月後より視力低下．

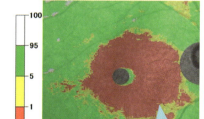

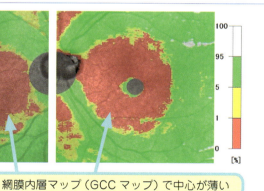

症例1 のOCTマップ

診断と治療のポイント！
- 視神経症の原因となるような薬物や化学物質を摂取していないかを聴取することが何より大切．
- 発症早期にOCTで網膜内層の菲薄化がみられることもある．視野検査や色覚検査も診断に有用．
- 治療は，原因となる物質の摂取を中止することである．ビタミン剤の内服が行われることもある．

（近藤峰生）

X 視神経疾患

11 外傷性視神経症
traumatic optic neuropathy

概要
- 眼窩部を含めた頭部外傷により視神経障害をきたす疾患.
- 受傷直後より視機能障害が生じるにも関わらず, 眼内にそれを説明できる所見がなく, 視神経乳頭所見は正常, RAPD (相対的瞳孔求心路障害) 陽性を認める.

典型例

 15歳男児 交通外傷にて左)眉毛部外側を受傷
A：受傷3日後 視神経乳頭所見は正常.
B：受傷1ヵ月後 視神経乳頭は萎縮性変化を生じている.

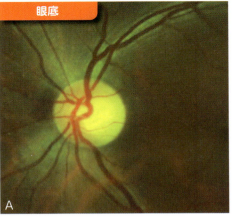

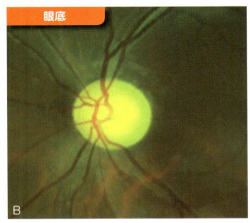

 の外傷性視神経症 OCT
乳頭周囲網膜神経線維層厚
A：受傷3日後
B：受傷1か月後
C：受傷2か月後
D：受傷3か月後
経時的に神経線維層厚の菲薄化が進行.

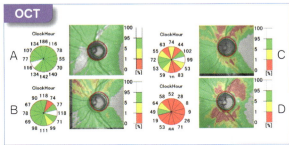

診断の極意
- 眉毛部外側の受傷痕に注意する.
- 受傷直後の視神経乳頭は正常, RAPD陽性の所見が重要.
- 視神経管骨折は画像的に指摘できないことも多いため, 画像的診断よりもRAPDが重要な所見となる.

治療
- エビデンスとして確立された治療法はなく, ステロイド内服治療や視神経管開放術をその症例に応じて検討する.
- 以前行われていたステロイドパルス治療は自然経過群と比較し, 優位性を認めなかったことや副作用の問題から現在は積極的には行われない.

（前久保知行）

XI．全身，症候群，外傷，薬剤，その他

XI 全身，症候群，外傷，薬剤，その他　1 膠原病および類縁疾患による網膜病変

A　全身性エリテマトーデス

systemic lupus erythematosus：SLE

概要
- 全身性エリテマトーデスは多彩な症状を示す全身性の自己免疫性疾患である．
- 免疫複合体が組織に沈着することによってさまざまな臓器に障害を起こす．
- 20～40歳代の若年女性に多い．

典型例

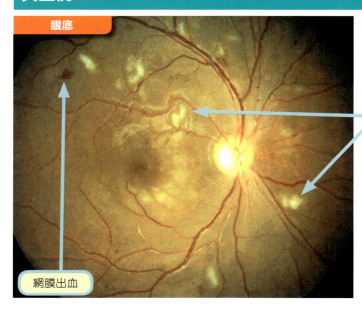

眼底

症例1　24歳女性　SLE患者
（飯田知弘先生のご厚意による）

多発性の軟性白斑

網膜出血

診断の極意
- SLE網膜症は大部分が両眼性で，軟性白斑，網膜出血を伴う．
- SLE網膜症の本態は，免疫複合体による細小血管閉塞である．
- FAでは網脈絡膜循環障害の程度を確認する．網膜無灌流域が広範に及ぶ場合もある．
- 網膜動脈閉塞症や網膜静脈閉塞症を生じる場合がある．

治療
- 原疾患の治療が優先される．急性期には抗炎症薬（ステロイド，非ステロイド性抗炎症薬，免疫抑制薬）の全身投与が必要となる．
- 広範な網膜無灌流域が存在する場合には，新生血管・硝子体出血の発症予防目的に網膜光凝固術を行う．

SLEの全身治療によって眼底所見が軽快した症例

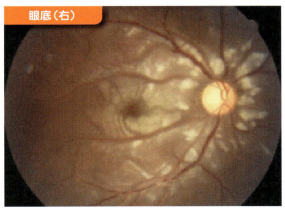
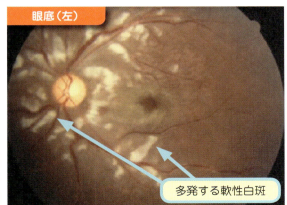

多発する軟性白斑

症例2　11歳男児　治療前

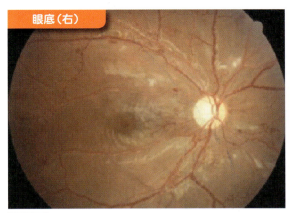
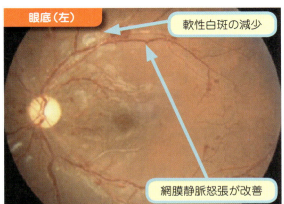

軟性白斑の減少

網膜静脈怒張が改善

症例2 の治療後

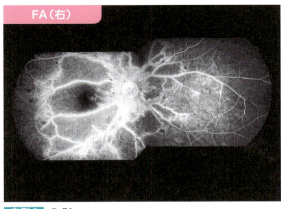
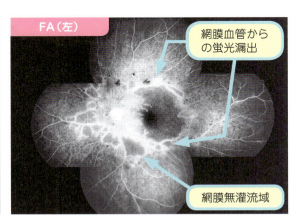

網膜血管からの蛍光漏出

網膜無灌流域

症例2 のFA
（土居範仁・坂本泰二：眼科プラクティス12, p.227）

（長谷川泰司）

XI 全身，症候群，外傷，薬剤，その他　1 膠原病および類縁疾患による網膜病変

B ANCA関連血管炎

ANCA associated vasculitis

概要
- ANCA関連血管炎（ANCA-associated vasculitis）は，免疫複合体が関与しない抗好中球細胞質抗体（anti-neutrophil cytoplasmin antibody；ANCA）が関連する疾患群である（2012年 Chapel Hill 分類）。
- 全身型と，腎臓にのみ血管炎を生じる臓器限局型とに大別される。
- 全身型ANCA関連血管炎は，顕微鏡的多発血管炎（microscopic polyangiitis；MPA），多発血管炎性肉芽腫症（granulomatosis with polyangiitis；GPA：Wegener's granulomatosis），好酸球性多発血管炎性肉芽腫症（eosinophilic granulomatosis with polyangiitis；EGPA：Churg-Strauss syndrome）の3疾患がある。
- ANCAに対応する抗原として，プロテイナーゼ3（proteinase 3；PR3），およびミエロペルオキシダーゼ（myeloperoxidase；MPO）があり，抗体としてそれぞれ，PR3-ANCA，MPO-ANCAがある。
- PR3-ANCAはGPAの，MPO-ANCAはMPAとEGPAの疾患標識抗体である。

左眼動脈炎型前部虚血性視神経症を合併したAAV

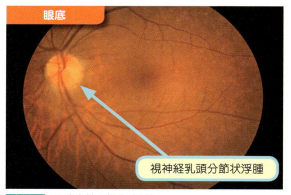

症例1　75歳女性：視力（0.2）
視神経乳頭分節状浮腫

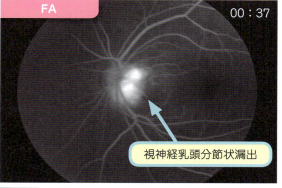

症例1のFA
視神経乳頭分節状漏出

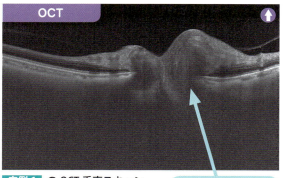

症例1のOCT垂直スキャン
視神経乳頭腫脹

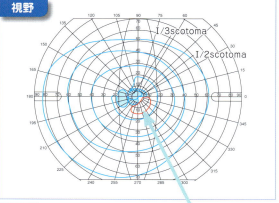

症例1のGoldmann視野
中心暗点

右眼動脈炎型前部虚血性視神経症＋BRAO同時合併のEGPA

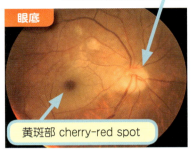

症例2 64歳女性：視力（0.02）
視神経乳頭下部腫脹
黄斑部 cherry-red spot

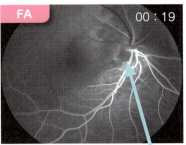

症例2 のFA
網膜上半部 BRAO

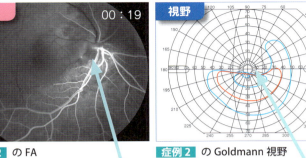

症例2 のGoldmann視野
上方水平性視野欠損

右眼CRAO合併のEGPA

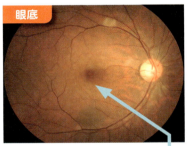

症例3 61歳男性：視力（1.5）
黄斑部 cherry-red spot なし

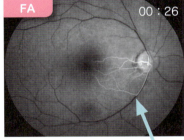

症例3 のFA
毛様体網膜動脈で黄斑部の血流は保たれている

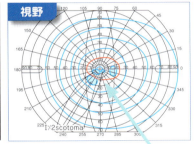

症例3 のGoldmann視野
中心暗点

診断の極意
- ANCA関連血管炎では，16％程度に眼症状を認める．
- 眼症状では，結膜炎（7％），上強膜炎（4％）などの頻度が高いとされているが，眼窩炎症，眼筋麻痺，網膜血管閉塞症，虚血性視神経症なども合併することがある．
- GPAの方が，EGPAやMPAより眼症状の合併が多いとする報告もある．
- 全身の主要症状や血液検査所見を基に診断を行う．
- 厚生労働省難治性疾患克服研究事業として，ANCA関連血管炎の診療ガイドラインが作成されている．

治療
- 標準治療は，副腎皮質ステロイドとシクロホスファミド投与．

（江本博文，江本有子）

XI 全身，症候群，外傷，薬剤，その他　　2 血液・造血器疾患による網膜病変

A　貧血網膜症

anemic retinopathy

概要
- 貧血が原因で生じる網膜所見で，Roth 斑・火炎状出血などが観察される．
- 鑑別診断は白血病網膜症，網膜静脈閉塞症などがある．
- Roth 斑とは中心が白色を示す出血斑であり，白血病網膜症（白血病細胞の浸潤）や亜急性細菌性心内膜炎（細菌による微小梗塞）でも観察される．

典型例

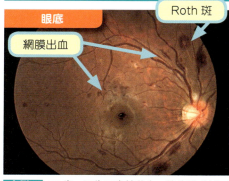
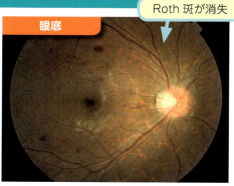

症例1　18歳　再生不良性貧血　治療前（左）と治療後（右）

Roth 斑

網膜前出血

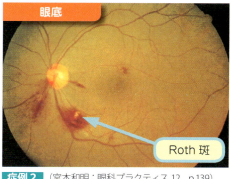
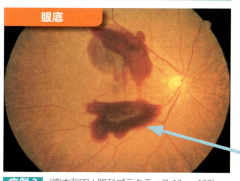

症例2　（宮本和明：眼科プラクティス 12, p.139）　　症例3　（宮本和明：眼科プラクティス 12, p.139）

診断の極意
- 原因不明の網膜出血をみたら，血液像を含めた血液学的検査が必要．
- 眼科で治療可能な疾患か，全身的治療が必要な疾患か速やかに判断し，慎重な経過観察が必要である．
- Roth 斑をみても血液疾患由来と決めつけない．亜急性細菌性心内膜炎でも Roth 斑が生じることがあり，患者の全身状態を把握することが重要である．

治療
- 内科で精密検査が必要．
- 原因疾患に対する全身治療によって，網膜症も改善される．

（兼子裕規）

XI 全身，症候群，外傷，薬剤，その他　　2 血液・造血器疾患による網膜病変

B　白血病網膜症

leukemic retinopathy

概要
- 白血病患者にみられる網膜病変を白血病網膜症と呼ぶ．
- 白血病細胞の増殖による血液粘稠度亢進，血流うっ滞，血栓形成と白血病に随伴する貧血や血小板減少，白血病細胞浸潤より血管壁が破綻する．
- 主要病変は網膜血管の怒張蛇行，網膜出血，網膜前出血，白斑，硝子体出血，網膜剥離などである．

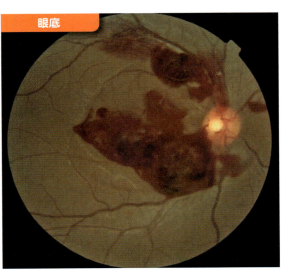
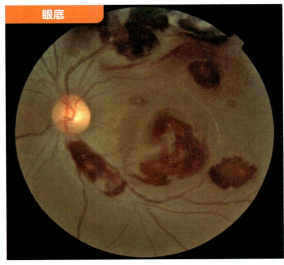

症例1　9歳女性：視力　右眼（0.1），左眼　指数弁　急性骨髄性白血病

症例1 のOCT 垂直スキャン

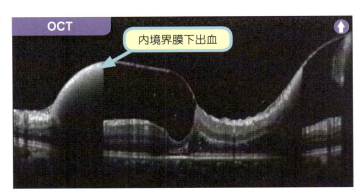

内境界膜下出血

診断の極意
- Roth 斑などを含めた多彩な眼底出血を両眼性に認める．
- 小児では，ゆさぶられっ子症候群，外傷などとの鑑別が必要なので十分な問診が必要．

治療
- 多くは白血病の治療により改善する．

（石龍鉄樹）

XI 全身，症候群，外傷，薬剤，その他　2 血液・造血器疾患による網膜病変

C　過粘稠度症候群
hyperviscosity syndrome

概要
- 血液粘稠度の増加による血流遅延のため起こる末梢循環障害．
- 網膜出血，軟性白斑，微細血管瘤，網膜静脈の拡張，蛇行，視神経乳頭の腫脹，黄斑浮腫，滲出性網膜剥離などが生じる．
- 2大原因疾患は，原発性マクログロブリン血症と多発性骨髄腫．

典型例

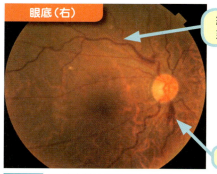

症例1 81歳女性：右眼視力（1.2）
（堀井崇弘先生のご厚意による）

高γグロブリン血症

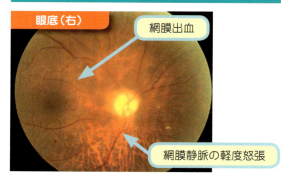

症例2 59歳男性：右眼視力（1.2）
（吉川　洋先生のご厚意による）

多発性骨髄腫

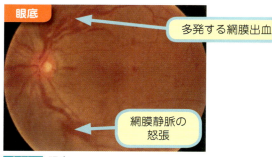

症例3 眼底
（原田敬志：眼科プラクティス12, p.142）

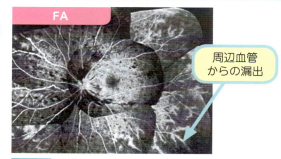

症例3 のFA
（原田敬志：眼科プラクティス12, p.142）

診断の極意
- 多発性骨髄腫では，9.6％に眼底病変が生じるとされる．
- 網膜静脈の拡張，蛇行が特に特徴的．
- 黄斑浮腫，滲出性網膜剥離が出現することはまれ．
- 血液中の免疫グロブリンが高値を示す．

治療
- 原因疾患の治療が第一選択（化学療法，ステロイド療法，血漿交換療法）．
- 局所療法として硝子体手術．

（柏木広哉）

XI 全身，症候群，外傷，薬剤，その他　3 代謝異常による網膜病変

A　網膜脂血症
lipemia retinalis

概要
- トリグリセライドとカイロミクロンの高値により二次的に発症する疾患．
- 血清トリグリセライド値の上昇により網膜血管が白色となる．
- 通常は視覚障害を訴えない．
- 家族性高脂血症（特に1型）に多く，糖尿病の合併が多い．

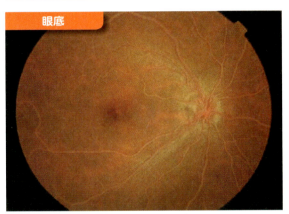

症例1　38歳女性　治療前　右眼眼底
白色化した網膜血管がみられる．

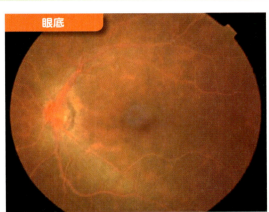

症例1　治療前　左眼眼底

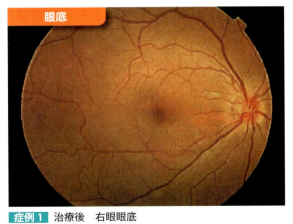

症例1　治療後　右眼眼底

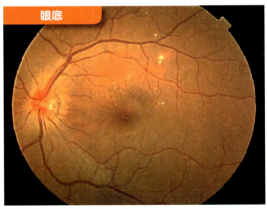

症例1　治療後　左眼眼底

（症例1の写真：前田耕志：眼科プラクティス12，p.144）

診断の極意
- 眼底の特徴的所見から診断をつけることができる．
- OCTでは変化はみられない．
- 高脂血症の診断には，血液学的検査が必要である．

治療
- 高脂血症の治療を行う．

（石龍鉄樹）

XI 全身，症候群，外傷，薬剤，その他　　3 代謝異常による網膜病変

B　ライソゾーム病

lysosomal storage disease

概要
- ライソゾーム病は，遺伝子異常によりライソゾームの酵素活性の欠損や機能異常を生じ，ライソゾームで分解されない物質が蓄積して発病する疾患である．
- ライソゾーム病のうちの蓄積する物質により，糖脂質代謝異常症（リピドーシス），ムコ多糖代謝異常症（ムコ多糖症），糖蛋白代謝異常症，ムコリピドーシス，糖原病Ⅱ型，酸性リパーゼ欠損症に分けられ，さらにライソゾーム膜蛋白異常症がある．リピドーシスのFabry病，ムコ多糖症Ⅱ型がX-連鎖性遺伝で，他はすべて常染色体性劣性遺伝である．
- 診断的意義の大きい所見として cherry-red spot，リピドーシスの一つのFabry病の網膜血管の蛇行・拡張がある．
- cherry-red spotは，リピドーシスのGM$_1$-ガングリオシドーシス，GM$_2$-ガングリオシドーシス（Tay-Sachs病とSandhoff病）の乳児型，糖蛋白代謝異常症のシアリドーシスⅠ型，ガラクトシアリドーシスⅡ型で呈する．

Tay-Sachs病

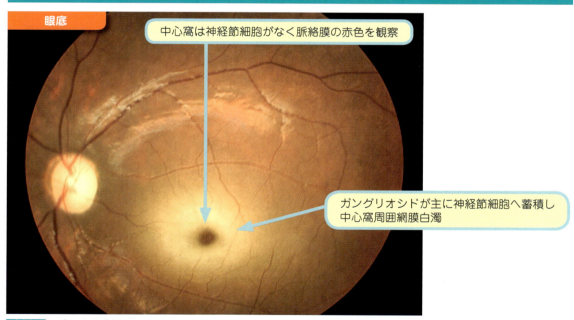

眼底

中心窩は神経節細胞がなく脈絡膜の赤色を観察

ガングリオシドが主に神経節細胞へ蓄積し中心窩周囲網膜白濁

症例1 1歳2か月女児

Fabry病

眼底

同年齢に比較し血管の拡張・蛇行

典型例

著明な血管の拡張・蛇行

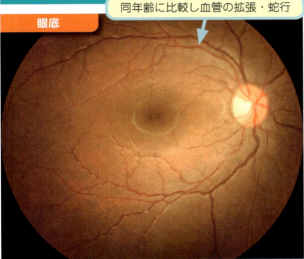

（近藤峰生先生のご厚意による）

同年齢健者

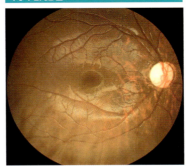

症例2 13歳女児
グロボトリアオシルセラミドが血管内皮細胞に蓄積し生じる．

渦巻き状角膜混濁

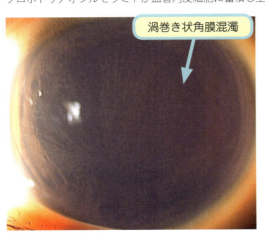

症例2 の渦巻き状角膜混濁
角膜上皮細胞，特に上皮基底細胞，基底膜とBowman膜間へのスフィンゴ糖脂質沈着とされている．

XI 全身，症候群，外傷，薬剤，その他

診断の極意

- 全身症状を伴う．
- cherry-red spot は，GM_1-ガングリオシドーシス，GM_2-ガングリオシドーシス（Tay-Sachs病とSandhoff病）では乳児期，シアリドーシスI型，ガラクトシアリドーシスII型では10歳前後でみられる．
- Fabry病を疑った場合は，渦巻き状角膜混濁（ヘミ接合体男性で約100%，ヘテロ接合体女性も70〜90%），スポーク状水晶体混濁（約50%），結膜血管の拡張・蛇行の有無も注意深く観察．
- 特に若年での網膜血管閉塞では，背景因子の鑑別にFabry病も念頭に置く．

治療

- cherry-red spot を呈する GM_1 ガングリオシドーシス，GM_2-ガングリオシドーシス，シアリドーシス，ガラクトシアリドーシスでは現在対症療法である．
- Fabry病は，アガルシダーゼα，アガルシダーゼβによる酵素補充療法が現在可能である．

（篠崎和美）

XI 全身，症候群，外傷，薬剤，その他

4 Kearns-Sayre症候群
Kearns-Sayre syndrome（KSS）

概 要
- ①外眼筋麻痺，②網膜色素変性，③心伝導ブロックを3主徴とするミトコンドリア遺伝病である．
- 眼底は，多数の小さな脱色素斑が特徴的で，「ごま塩状眼底（salt and pepper retinopathy）」を呈する．
- 小児期に眼瞼下垂で発症することが最も多いが，成人で発症する例もある．

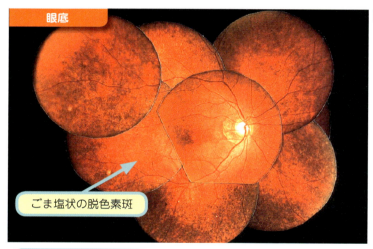

症例1
（細谷比佐志：眼科プラクティス 12，p.350）

ごま塩状の脱色素斑

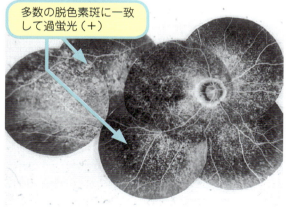

多数の脱色素斑に一致して過蛍光（＋）

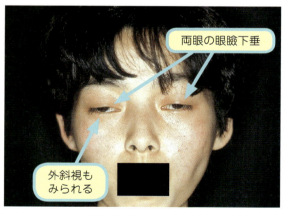

両眼の眼瞼下垂

外斜視もみられる

診断と治療のポイント！
- 眼瞼下垂や眼球運動障害を伴う網膜色素変性様の眼底をみたら本症を疑い，小児科に紹介する．
- 眼底はごま塩状の脱色素斑が特徴で，ERGの低下はあっても軽く，夜盲や視野狭窄は通常訴えない．

（近藤峰生）

CEPO（慢性進行性外眼筋麻痺）と KSS（Kearns-Sayre syndrome）

ミトコンドリア病とは

　ミトコンドリア病とは，細胞内の小器官の一つであるミトコンドリアの機能が障害され，細胞内のエネルギー産生が不十分になることによって起こる疾患群である．ミトコンドリア病の原因は，核DNAの遺伝子の変異による場合と，ミトコンドリアDNA（mtDNA）の異常による場合がある．ミトコンドリア病では，特にミトコンドリアによるエネルギー需要の多い，脳神経系・骨格筋・心筋などの機能に異常が出現する場合が多い．

　眼科に関連するミトコンドリア病では，レーベル視神経症，CEPO（慢性進行性外眼筋麻痺），KSS（カーンズ・セイヤ症候群：Kearns-Sayre syndrome）の3つが重要であるが，ここでは臨床的特徴が類似しているCEPOとKSSの概念について述べる．

CEPOとKSSは基本的には同一の疾患概念である

　1958年にKearnsとSayreによって，進行性外眼筋麻痺・網膜色素変性・心伝導障害を3主徴とし，さらに四肢の筋力低下，筋萎縮，髄液蛋白上昇を伴った2症例が報告された（これがKSS）．

　しかし，外眼筋麻痺や眼瞼下垂などは認めるものの，網膜色素変性・心伝導障害を伴わない，KSSの不全型のような症例（CEPO）が多く存在することがわかり，このCEPOとKSSとの関係をどう考えるかについては，長く議論が行われてきた．

　その後の研究により，両者はほぼ同じ遺伝子の異常によるものであることがわかり，今では上記の3主徴を満たすものをKSSとし，外眼筋麻痺や眼瞼下垂しか認めないものをCEPOとしてとらえる疾患概念が定着している．つまり，KSSとCEPOは，共通の遺伝子異常に起因するものの臨床症状

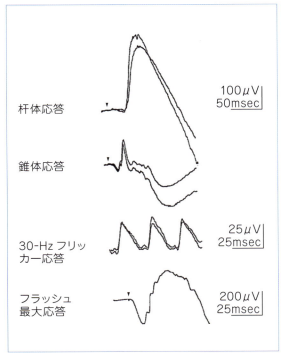

図1　KSSの患者から記録されたERG
振幅はほぼ正常である．
（Ota T, et al : Retina, 1994 より許可を得て改変，転載）

が少し異なる，本質的には同一の疾患概念と考えてよい．ちなみに，CEPOやKSSはレーベル視神経症のような母系遺伝は示さず，ほとんどが孤発例である．

KSSの小児期の網膜機能は比較的良好

　KSSの小児では，眼底は周辺部の色素沈着を伴った"ごま塩状眼底"を示すことが多い．しかし，ERGは比較的よく保たれていることが多く，少なくとも小児期の網膜機能はそれほど悪くないと考えられている（図1）．

（近藤峰生）

XI 全身，症候群，外傷，薬剤，その他

5 慢性進行性外眼筋麻痺
chronic progressive external ophthalmoplegia : CPEO

概 要
- ミトコンドリア脳筋症の代表的疾患群で，緩徐に進行する眼瞼下垂と眼球運動制限を特徴とする．
- 筋力低下や筋萎縮，網膜色素変性や知能低下などの中枢神経障害，心伝導障害，性腺ホルモン異常，糖尿病などの多彩な身体症状を伴うことが知られている．
- 多くは小児期もしくは青年期に眼瞼下垂がみられ，その後徐々に外眼筋麻痺が進行し高度な眼球運動制限をきたす．
- 確定診断は筋生検で Gomori trichrome 染色による ragged red fibers を同定する．
- ミトコンドリア遺伝子の欠失や点変異，さらに核遺伝子変異がみられる．
- 15 歳以下で発症し，外眼筋麻痺，網膜色素変性，心伝導障害を 3 主徴とするものを Kearns-Sayre 症候群という．

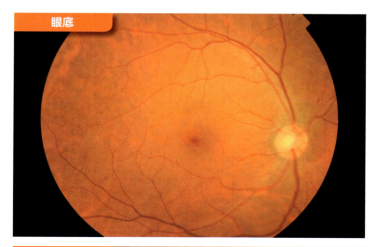

症例1　31 歳女性　salt and pepper retinopathy

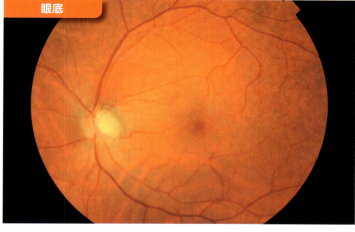

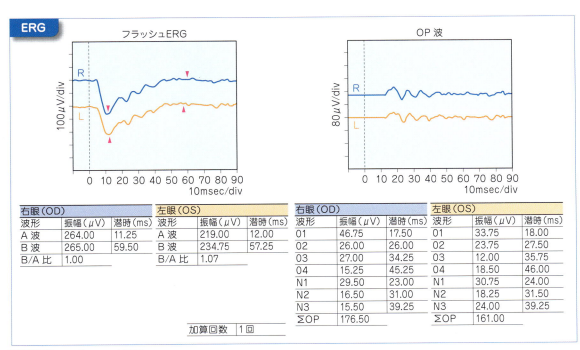

症例1 の subnormal ERG

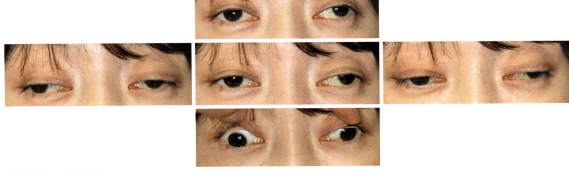

症例1 の眼位写真

両眼に眼瞼下垂と全方向眼球運動制限を認める．遠見 40 Δ 外斜視　近見 30 Δ 外斜視
（西村香澄先生のご厚意による）

診断の極意
- 眼瞼下垂や高度な眼球運動制限を伴う斜視の診断にあたっては，慢性進行性外眼筋麻痺を疑い，網膜病変の合併にも留意する．
- 網脈絡膜変性は，定性網膜色素変性と比べると視機能障害の程度が軽い症例が多く，ERG が消失型になることもまれである．
- 筋や末梢血のほか，口腔粘膜，尿細管上皮，毛根などを材料としたミトコンドリア遺伝子診断の有用性が報告されている．

治療
- ミトコンドリア機能異常を補完する目的で補酵素（コエンザイム Q_{10}），ビタミンB群，ビタミンCなどの投与が試みられるが，根本的な治療法はなく，眼瞼下垂や斜視，網膜病変に伴う臨床症状の対症療法にとどまる．

（彦谷明子）

XI 全身，症候群，外傷，薬剤，その他

6 筋強直性ジストロフィ（筋緊張性ジストロフィ）

myotonic dystrophy

概要
- 成人で最も頻度の高い筋ジストロフィ症であり，タイプ1（DM1）とタイプ2（DM2）に分類される．本邦で大多数を占めるタイプ1の発症率は約10万人に7人．常染色体優性遺伝．
- 側頭筋・胸鎖乳突筋・四肢遠位優位の筋力低下や萎縮を示し，多臓器（循環器，呼吸器，中枢神経，内分泌系）に障害が生じる．手を強く握った後にすぐ手を開けない，ハンマーで母指球や舌を叩打すると筋収縮が生じるといった症状のほか，西洋斧様の顔貌，前頭部脱毛が特徴的．
- 19番染色体に存在するミオトニンプロテインキナーゼ（DMPK）遺伝子の3′非翻訳領域に存在するCTG反復配列の過剰伸長によって確定診断．
- 眼合併症として網膜変性，白内障，眼瞼下垂，斜視などがある．

典型例

黄斑周囲の粗糙な黄白色の色調変化

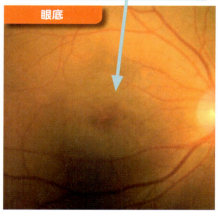
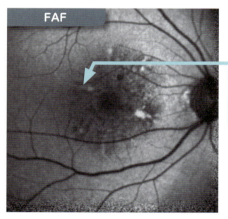

症例1 47歳男性：右眼視力（0.2）

黄斑周囲の低蛍光および放射状の過蛍光（バタフライ型パターンジストロフィ）

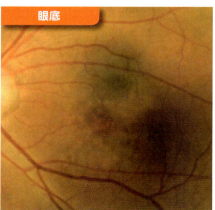
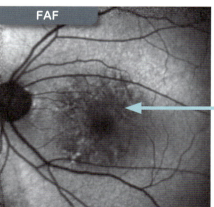

症例1 47歳男性：左眼視力（0.4）

僚眼にも同様の所見

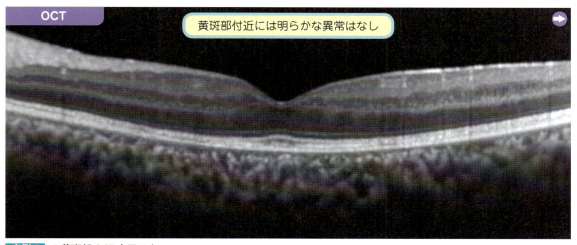

症例1 の黄斑部 OCT 水平スキャン

黄斑部付近には明らかな異常はなし

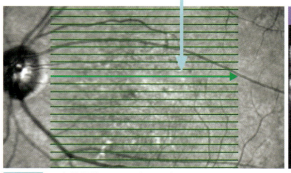

FAF 過蛍光部位

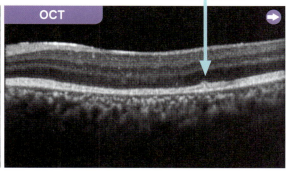

変性は RPE レベルに存在し，EZ 付近まで進展

症例1 の変性部位の OCT 水平スキャン

診断の極意

- 眼科受診時には既に筋強直性ジストロフィの診断がついていることが多いが，軽症例では診断がついていない場合もあるため，上記のような特徴的な所見を認めたら本疾患を疑う．
- 特徴的な FAF 画像所見が診断に有用．
- 両眼性の黄斑部のバタフライ型パターンジストロフィが典型的であるが，中間周辺部網膜から周辺網膜にかけての網膜変性合併例の報告もある．
- 鑑別診断として，加齢黄斑変性，中心性漿液性網脈絡膜症，drusen，色素上皮剥離のほか，錐体ジストロフィや Stargardt 病などの bull's eye maculopathy をきたす疾患などがあげられる．

治療
- 現時点では原疾患への根治的な治療法は存在しない．白内障が進行すれば手術を行う．

（三浦　玄）

XI 全身，症候群，外傷，薬剤，その他　　7 腫瘍随伴網膜症

A　癌関連網膜症

cancer-associated retinopathy：CAR

概要
- 悪性腫瘍患者において腫瘍細胞の直接の浸潤や転移などによらず，自己免疫機序の遠隔効果によって視細胞が障害される病態を癌関連網膜症（CAR）と呼ぶ．
- 肺小細胞癌の頻度が高く，次いで婦人科系の悪性腫瘍，乳癌，消化器癌などがあげられる．
- 自己抗体によって生じると考えられており，抗原としてはリカバリンが有名であるが，抗原が同定できない場合も多い．
- 症状は夜盲で気づかれることが多く，光視症を訴えることも多い．進行すると求心性の視野狭窄を呈し，場合によっては失明に近い状態に至る．
- 両眼性のことが多いが，片眼性のことや，両眼で発症時期がずれることもある．

典型例

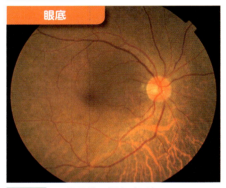

眼底

症例1 58歳男性：視力（1.0）
2か月前から急激に進行する夜盲の症状．

眼底に明らかな異常はない

OCT

症例1 のOCT水平スキャン

網膜色素変性と同様に中心の網膜外層は保たれている

EZの消失と外顆粒層の菲薄化

フラッシュERG

	RIGHT	LEFT
A	30.50μV	96.50μV
	10.00mS	7.75mS
B	33.00μV	94.50μV
	90.00mS	86.50mS
B/A	1.08	0.98

症例1 のフラッシュERG
両眼の著しい振幅の減弱．

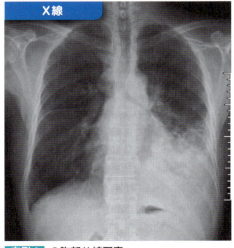

X線

症例1 の胸部X線写真
全身検索にて肺小細胞癌がみつかった．

網膜の炎症所見を伴った症例

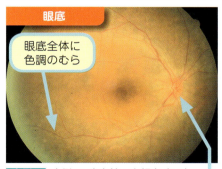

眼底
- 眼底全体に色調のむら
- 視神経乳頭は発赤

症例2 症例 71 歳女性：右視力 (0.3)
以前に左眼が発症し，その後右眼が発症．
全身の検索にて胸腺腫がみつかった．

OCT
- 網膜浮腫
- EZ はみられるが，不明瞭
- EZ の消失と外顆粒層の菲薄化

症例2 の OCT 水平スキャン

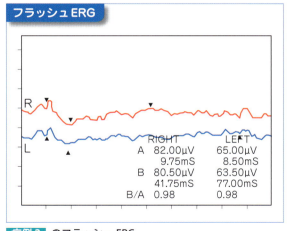

フラッシュERG

	RIGHT	LEFT
A	82.00μV	65.00μV
	9.75mS	8.50mS
B	80.50μV	63.50μV
	41.75mS	77.00mS
B/A	0.98	0.98

症例2 のフラッシュ ERG
両眼の著しい振幅の減弱．

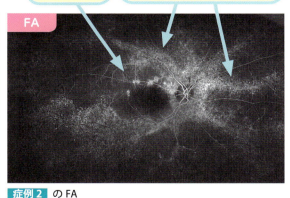

FA
- 血管からの蛍光の漏出
- 血管周囲に網膜変性に伴う広範囲の window defect

症例2 の FA

診断の極意
- 眼底所見では異常がみられないことも多く，OCT で網膜外層の菲薄化を認める．
- ERG が最も診断に有用で，暗順応下のフラッシュ ERG で a 波，b 波の著しい振幅の減弱がみられる．

治療
- 有効な治療法はないとされており，急な夜盲がみられ CAR が疑われる場合は，全身検索による癌の同定が必要である．

（上野真治）

XI 全身，症候群，外傷，薬剤，その他　7 腫瘍随伴網膜症

B　メラノーマ関連網膜症

melanoma-associated retinopathy：MAR

概要
- メラノーマ患者において自己抗体によってON型双極細胞が障害される病態をメラノーマ関連網膜症（MAR）と呼ぶ．transient receptor potential melastatin 1（TRPM1）が抗原の一つとして報告されている．
- 当初メラノーマの患者で多く報告されたことからMARと呼ばれたが，肺小細胞癌などの他の癌でも引き起こされることが知られている．発生頻度は非常に低く，報告は限られている．
- 症状は両眼性の夜盲で気づかれることが多く，光視症を訴えることも多い．
- 視野は異常を示すことが多いが，典型的な異常というものはない．視力は保たれることが多い．

典型例

眼底
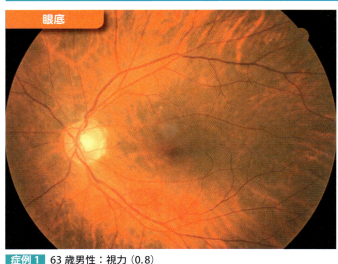

症例1　63歳男性：視力（0.8）
両眼の夜盲と視野異常の自覚．半年前より口腔内のメラノーマにて加療中．

眼底は明らかな異常なし

OCT
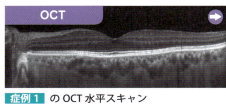

症例1 のOCT水平スキャン
特記すべき異常なし．

フラッシュERG
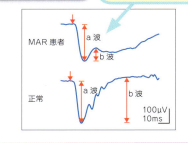

b波の振幅がa波よりも小さい陰性型の波形

診断の極意
- 眼底所見，OCTでは特徴的な所見がないため，ERGが唯一の診断方法である．
- 夜盲や光視症を訴える患者には積極的にERGを記録する．
- 暗順応下のフラッシュERGでb波の振幅がa波よりも小さい陰性型の波形を認めた場合は，さらに詳細なERGの解析を行い，ON型双極細胞の機能障害によるものか確認する．

治療
- 急な夜盲がみられERGにてMARが疑われる場合は，メラノーマがみつかってない場合は，全身検索による癌の同定が必要である．
- 有効な治療法はないが，自然経過で症状が軽快することも報告されている．

肛門の悪性黒色腫が原因でMARを発症した症例

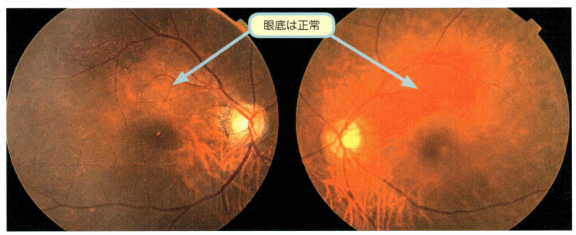

眼底は正常

症例2 82歳男性：視力は右（1.2），左（0.6）
両眼とも眼底は正常であった．

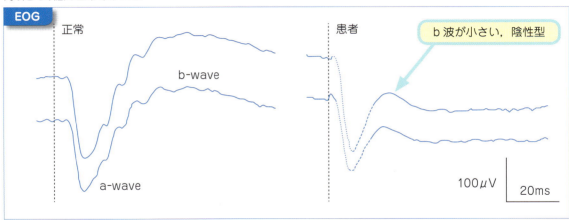

EOG
正常　患者
b-wave
a-wave
b波が小さい，陰性型
100μV　20ms

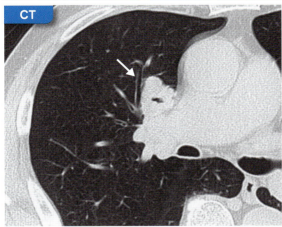

CT
全身CTで，肺門部のリンパ節転移（＋）

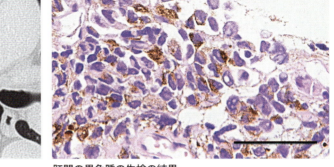

肛門の黒色腫の生検の結果

症例2：（Morita Y, et al：Jpn J Ophthalmol 58：166-171, 2014より許可を得て転載）

（上野真治）

XI 全身，症候群，外傷，薬剤，その他　7 腫瘍随伴網膜症

C　BDUMP

bilateral diffuse uveal melanocytic proliferation

概要
- 悪性腫瘍の産生する増殖因子により，ぶどう膜メラノサイトが増殖することによって引き起こされる腫瘍随伴症候群（visual paraneoplastic syndrome）．
- 眼底後極部に色素上皮レベルの赤～橙色（日本人は灰白色）の多発小円形病巣，FAFでは小円形病巣は過蛍光，軽度隆起した色素または無色素性ぶどう膜（脈絡膜・虹彩）腫瘤，漿液性網膜剥離，白内障の急激な進行，が5徴．

典型例

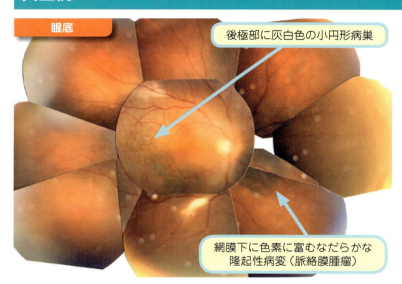

症例1　71歳男性：視力　両眼とも（1.0），その後両眼とも手動弁まで低下

後極部に灰白色の小円形病巣

網膜下に色素に富むなだらかな隆起性病変（脈絡膜腫瘤）

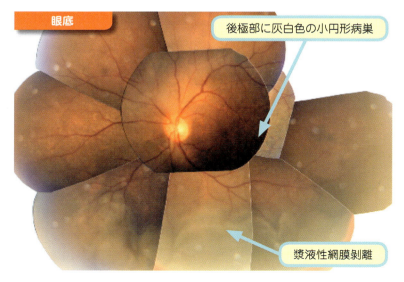

後極部に灰白色の小円形病巣

漿液性網膜剥離

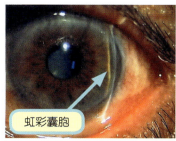

虹彩嚢胞

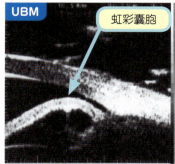

UBM

虹彩嚢胞

症例1 の前眼部写真とUBM

症例1 の FAF

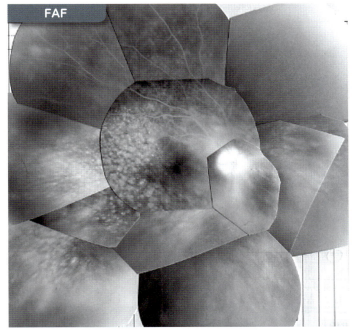

小円形病巣に一致した顆粒状過蛍光

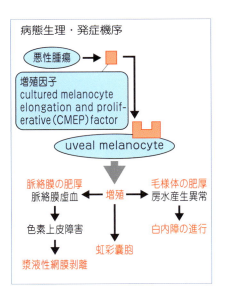

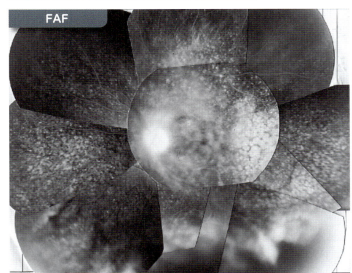

 診断の極意
- 高齢者に原因不明な両眼の視力低下，手術をしても改善しない白内障，虹彩・毛様体・脈絡膜隆起病変，灰白色小円形病変，漿液性網膜剝離を認めたら，本症例を疑う．
- FAF の顆粒状過蛍光が診断に有用な特徴的所見．
- 原発巣は，女性では卵巣癌・子宮癌がほとんどを占め，男性は肺癌・膵臓癌が多い．
- 視覚症状が全身症状に先行することが多い．

治療
- 根本的な治療法はない．
- 血液浄化療法が奏功した症例報告はあるが，効果は限定的と考えられる．
- 予後は不良で，視覚症状発症から平均13か月で死に至る．

（田口　朗・柏井　聡）

XI 全身，症候群，外傷，薬剤，その他

8 くも膜下出血（Terson症候群）
subarachnoid hemorrhage（Terson syndrome）

概要
- くも膜下出血発症後に眼内出血を生じることがある（総じて頭蓋内出血後の眼内出血をTerson症候群と呼ぶ）．
- 急性くも膜下出血の約20％の患者に発症し，3〜5％が硝子体出血を発症する．
- 乳頭周囲や黄斑部の種々の層（網膜前，網膜内，網膜下）に出血する．
- しばしば両眼に発症する．
- 視力予後は比較的良好であるが，網膜前膜，網膜剥離，増殖性硝子体網膜症を生じると不良となる．
- 硝子体出血発症例には，Bモードエコーによる経過観察を行い，硝子体手術を考慮する．

典型例

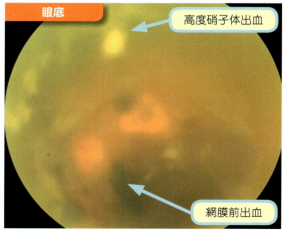

症例1　64歳女性：視力（0.06）
高度硝子体出血
網膜前出血

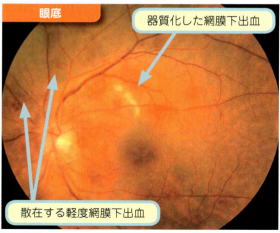

症例1の硝子体手術後：視力（0.6）
器質化した網膜下出血
散在する軽度網膜下出血

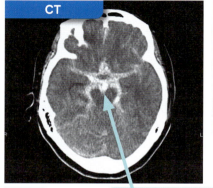

症例1の頭部CT
トルコ鞍上部に高吸収域

OCT
硝子体混濁のため不明瞭
網膜下出血

症例1のOCT水平スキャン

眼底が透見できない症例

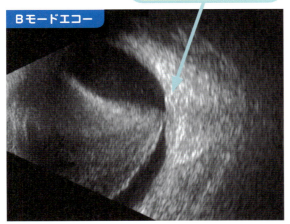

Bモードエコー

後部硝子体は一部未剝離 網膜前膜

症例2 36歳男性：視力 手動弁

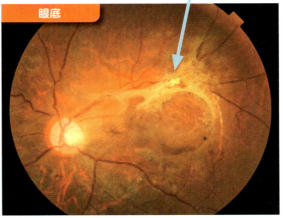

眼底

網膜前膜

症例2 の硝子体手術後

診断の極意
- くも膜下出血（頭蓋内出血）後の網膜，硝子体出血という特徴的なエピソード．
- 網膜出血は多くの症例で視機能に影響を及ぼさずに自然吸収される．
- 硝子体出血は自然吸収されることがある（数か月）．
- 全身状態不良のため眼内出血発症から時間を経ている可能性あり．
- 増殖性変化を生じ，網膜剝離，網膜下増殖，網膜前膜を生じている場合あり．
- 若い患者では増殖性硝子体網膜症を発症しやすい．
→年齢と発症からの期間に注意して，眼底が透見できない場合には網膜剝離や増殖性変化の可能性を念頭において，Bモードエコーによる経過観察を頻回に行う．

治療
- 硝子体出血は自然吸収されることがあるが，以下の場合には積極的に硝子体手術を選択．
  - 視機能の早期改善（特に両眼発症）が求められる場合
  - 若年者や高度の硝子体出血を伴う場合
  - Bモードエコーで網膜剝離を疑う場合
- 長期的には網膜前膜の発生に注意．

（松原　央）

XI 全身，症候群，外傷，薬剤，その他

9 高血圧症，動脈硬化症
hypertension, arteriosclerosis

概要
- 高血圧による細動脈の血管収縮・攣縮によるものを高血圧性変化．
- 血圧亢進の持続による動脈壁の肥厚を動脈硬化性変化．
- 高血圧は動脈硬化の主な原因であり，高血圧性変化と動脈硬化性変化は一緒に考える．
- わが国では古くから Keith-Wagner 分類と Scheie 分類が使用され，現在でも検診の判定で多く使用されているが，評価者間の判定結果の一致性にしばしば問題がある．
- 高血圧網膜症のほかに高血圧脈絡膜症，高血圧視神経症がある．

典型例

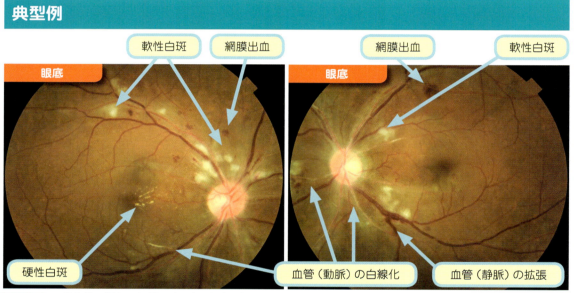

症例1 54歳女性：視力 右矯正(0.8)，左(0.4)
2週間ほど前からの脱力感を自覚し，体動が困難になったため内科に入院．入院時血圧は 270/120 mmHg．

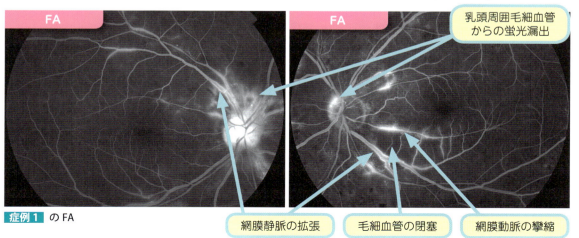

症例1 の FA

高血圧脈絡膜症

症例2 急激な著しい血圧上昇をきたした若年者
（飯田知弘先生のご厚意による）

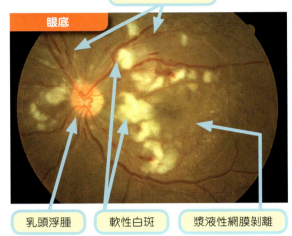

血管攣縮性変化 / 眼底 / 乳頭浮腫 / 軟性白斑 / 漿液性網膜剥離

Keith-Wagener分類

0群	正常
Ⅰ群	細動脈の軽度の狭細，硬化
Ⅱ群 a	中等度の動脈狭細化，交叉現象
Ⅱ群 b	上記に加えて動脈硬化性網膜症，網膜静脈閉塞症
Ⅲ群	網膜動脈の硬化に加え攣縮性狭細，軟性白斑，星状斑，滲出物，網膜浮腫や出血
Ⅳ群	Ⅲ群の所見に加え乳頭浮腫

Scheie分類

	細動脈変化（S）	高血圧性変化（H）
Ⅰ度	動脈壁反射亢進，交叉現象軽度	細動脈に軽度のびまん性狭細
Ⅱ度	反射亢進がより著明，交叉現象中等度	細動脈の口径不同
Ⅲ度	銅線動脈，交叉現象高度	出血か白斑が加わる
Ⅳ度	銀線動脈，ときに白線状	Ⅲ度の所見に加え乳頭浮腫

診断の極意
- 全身状態の把握のため問診が大事である．
- 高血圧の診断は，高血圧治療ガイドラインによると，診察時血圧 140/90 mmHg，家庭での血圧測定器で 135/85 mmHg であり，高血圧網膜症が疑われた場合は血圧測定を行うのが大事である．
- 高血圧の5%に二次性高血圧を生じるが若年者に多く，内科との連携が重要になる．
- 高血圧脈絡膜症では網膜深層の黄色斑（急性 Elschnig 斑）や漿液性網膜剥離を伴い，高血圧視神経症では視神経乳頭浮腫を伴う．
- 糖尿病網膜症との鑑別が必要になる（糖尿病網膜症では毛細血管瘤の形成が多くみられる）．

治療
- 内科への連携と内科での治療が必要であり，降圧治療が奏効すれば網膜症は改善していく．

（齋藤昌晃）

XI 全身，症候群，外傷，薬剤，その他

10 腎性網膜症
renal retinopathy

- 腎障害に伴い①高血圧性の変化と②代謝異常性の変化が生じる．
- 網膜血管の狭細化や網膜出血などに始まり，網膜浮腫・硬性白斑（代謝障害によるもので星芒状白斑と呼ばれる）の出現，進行すると胞状や漿液性の網膜剥離がみられることもある．
- その多くは腎機能の改善に伴い軽減するが，白斑沈着や網膜色素上皮の萎縮による不可逆的障害が残存することもある．

典型例

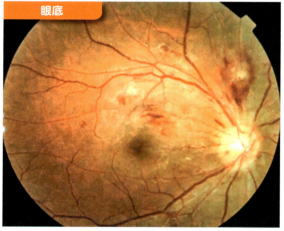

症例1 37歳男性：初診時視力 右 (1.2)（矯正），左 (1.0)（矯正） 血圧 170/111 mmHg

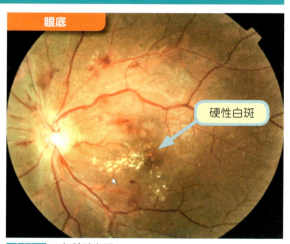

症例1 の初診時左眼

硬性白斑

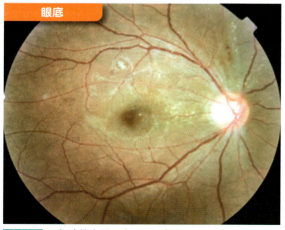

症例1 の加療後右眼 血圧 140/72 mmHg

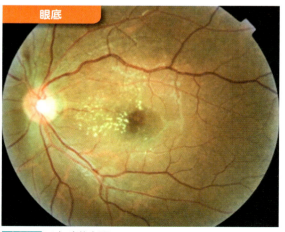

症例1 の加療後左眼

腎機能改善に伴い，網膜の変化は軽減したが，硬性白斑や血管の変化は残存

黄斑浮腫の精査中に腎障害を伴う高血圧を認めた症例

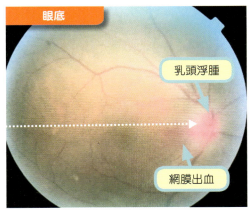

症例2 70歳男性：初診時視力 右 (0.1)（矯正） 血圧 232/112 mmHg

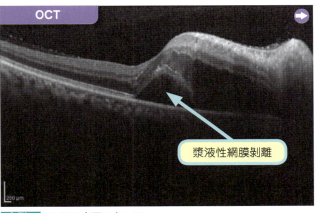

症例2 のOCT水平スキャン

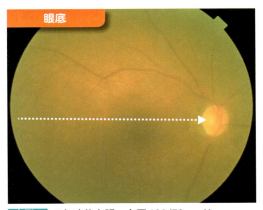

症例2 の加療後右眼　血圧 130/70 mmHg

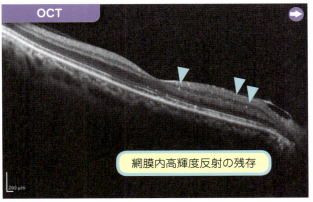

症例2 の加療後のOCT水平スキャン

診断の極意
- 両眼性に生じることが多い．
- 内科からの眼底検査依頼で判明することが多いが，視機能低下で眼科受診することで全身疾患が判明することもある．
- 初診患者で本疾患を疑った場合，外来で実施可能な血圧測定や採血により診断が容易に確定する．

治療
- 内科との連携による全身状態の改善を要する．
- 病状が落ち着くまではこまめな診察が必要である．

（杉本昌彦）

XI 全身，症候群，外傷，薬剤，その他

11 妊娠高血圧症候群
pregnancy-induced hypertension

概要
- 妊娠高血圧症候群は，妊娠後期にみられる高血圧，浮腫，蛋白尿を主とする症候群の総称．以前は妊娠中毒症と呼ばれていたが 2005 年に名称が変更された．
- 急性高血圧に加え，血液凝固能亢進により脈絡膜循環障害を生じると考えられている．
- 網膜深層に円形の黄白色斑（急性 Elschnig 斑）がみられ，脈絡膜循環障害による網膜色素上皮（RPE）壊死の所見である．

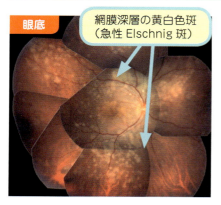

眼底
網膜深層の黄白色斑（急性 Elschnig 斑）

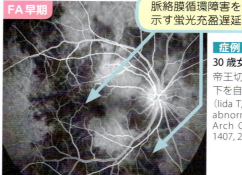

FA 早期
脈絡膜循環障害を示す蛍光充盈遅延

症例1 妊娠高血圧症候群の 30 歳女性
帝王切開 2 日後に両眼の視力低下を自覚．
（Iida T, et al：Choroidal vascular abnormalities in preeclampsia. Arch Ophthalmol 120：1406-1407, 2002）

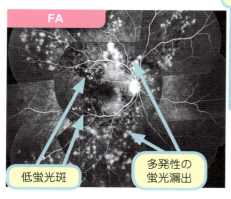

FA
低蛍光斑
多発性の蛍光漏出

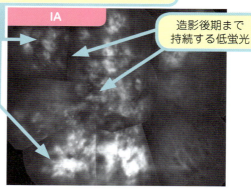

IA
蛍光漏出や組織染による過蛍光
造影後期まで持続する低蛍光

診断の極意
- 後極部に胞状・クローバー状の境界明瞭な漿液性網膜剥離を伴うことが多い．
- 急性 Elschnig 斑に一致して FA で RPE レベルからの蛍光漏出がみられる．
- FA および IA では広範な脈絡膜血管の充盈遅延がみられる．

治療
- 妊娠の終了によって自覚症状，眼底所見は速やかに改善する．

（飯田知弘）

XI 全身，症候群，外傷，薬剤，その他

12 亜急性心内膜炎

subacute endocarditis

概要
- 心臓の内膜に細菌が付着し発症する疾患を感染性心内膜炎といい，原因菌によって急性あるいは亜急性の経過をたどる．
- 細菌性心内膜炎は，弁膜などの心内膜に細菌が付着して疣贅ができたり，弁膜自体を破壊したり，また感染巣や塞栓源となり菌血症や血栓を生じて他臓器に小膿瘍や塞栓ができたりと多彩な所見を示す．

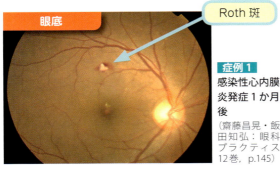

眼底 — Roth 斑
症例 1 感染性心内膜炎発症 1 か月後
（齋藤昌晃・飯田知弘：眼科プラクティス 12 巻，p.145）

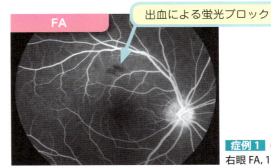

FA — 出血による蛍光ブロック
症例 1 の右眼 FA，1 分

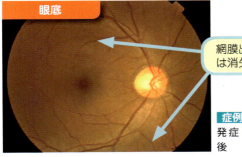

眼底 — 網膜出血は消失
症例 1 の発症 10 か月後

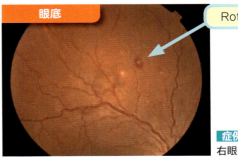

眼底 — Roth 斑
症例 2 右眼

診断の極意
- 血液培養による病原菌の検出，心エコーによる心内膜侵蝕所見が重要である．
- 眼科的には眼底検査で網膜出血や，軟性白斑，Roth 斑がみられることがある．Roth 斑は白血病や貧血，全身性エリテマトーデス（SLE）でもみられる所見であり，鑑別が必要である．

治療
- 原因菌や全身状態にもよるが，診断治療までの時間も予後に左右するため早急な内科での治療が必要になる．
- 眼科的には経過観察となる．起炎菌の同定の後，抗菌薬の全身投与を行う．全身状態の改善につれ眼底所見は消退し，視力予後は良好であることが多い．しかし黄斑部に血管閉塞を合併し，障害を残すと視力予後は不良になる．

（齋藤昌晃）

XI 全身，症候群，外傷，薬剤，その他

13 後天性免疫不全症候群
acquired immunodeficiency syndrome：AIDS

概要
- ヒト免疫不全ウイルス（human immunodeficiency virus；HIV）感染による第五類感染症．エイズ指標疾患の一つ以上を満たす時，後天性免疫不全症候群（acquired immunodeficiency syndrome；AIDS）と診断される．
- ウイルスが CD4 陽性 T リンパ球に感染し，細胞性免疫が低下することに由来する日和見感染症／腫瘍が主病変．
- 眼科的な代表疾患はサイトメガロウイルス（cytomegalovirus；CMV）網膜炎，まれであるが特徴的な疾患は進行性網膜外層壊死（progressive outer retinal necrosis；PORN），しかし最多病変は微小循環障害に由来する HIV 網膜症．

典型例

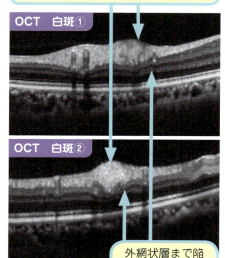

症例1 42歳男性：視力（1.2）

綿花様白斑

OCT 白斑①：病変は網膜神経線維層に限局し隆起

OCT 白斑②：外網状層まで陥凹するが網膜の層構造は維持

症例1 の OCT

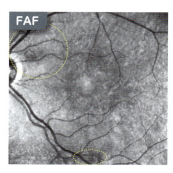

症例1 の FAF SW-AF（488nm）：白斑部はブロックにより低蛍光

症例1 の FAF IR-AF（815nm）：白斑部はフリル状に周辺が過蛍光

綿花様白斑（HIV網膜症）の多発例

症例2 56歳男性：視力（1.2）

綿花様白斑が後極部を中心に散在（両眼性）

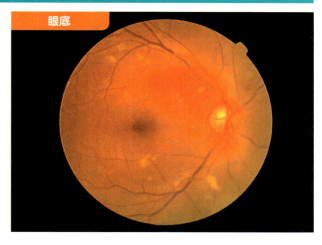
眼底

HIV網膜症と初期のCMV網膜炎との鑑別

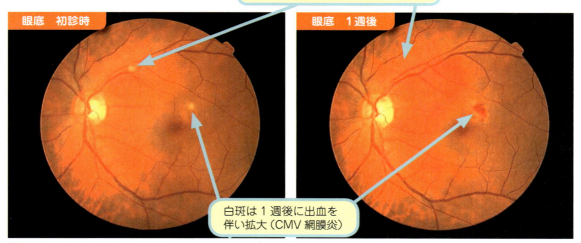

眼底　初診時 ／ 眼底　1週後

白斑は1週後に消失（HIV網膜症）

白斑は1週後に出血を伴い拡大（CMV網膜炎）

症例3 34歳男性：視力（1.2）
（八代成子：眼科49，2007より引用）

診断の極意

- HIV網膜症はCD4陽性Tリンパ球数が高値であっても発症．
- 糖尿病や膠原病を合併しない健康そうな男性の後極部に軟性白斑が多発していたらAIDSも鑑別すべき．
- 初期はCMV網膜炎との鑑別が困難なため，経過観察およびOCT所見が有用（HIV網膜症では外層は異常なく，CMV網膜炎では全層に及ぶ．（CMV網膜炎268頁参照）

治療
- なし．
- 抗HIV療法（多剤併用療法）によるウイルス量の減少により消失する．

（八代成子）

XI 全身，症候群，外傷，薬剤，その他

14 鈍的外傷による網脈絡膜障害

chorioretinopathy due to blunt injury

概要
- 外力による眼球の圧縮，伸展とそれに伴う硝子体牽引により生ずる．
- 硝子体出血，網膜振盪症，網膜裂孔，黄斑円孔，脈絡膜破裂，三角症候群などがみられる．
- 網膜振盪症は，視細胞外節損傷を伴う網膜の白濁で，他の合併症がなければ視力予後は良好である．
- むち打ち症の時に，硝子体の移動により黄斑障害が生ずることがある（むち打ち黄斑症）．

網膜振盪，網膜下出血

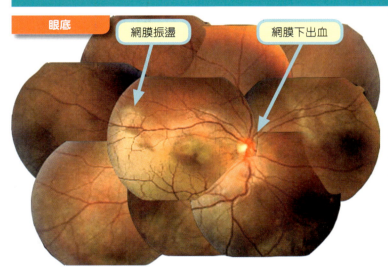

症例1　18歳男性：視力（0.1）

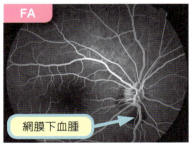
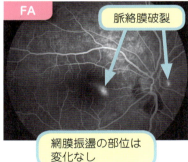

症例1 の FA

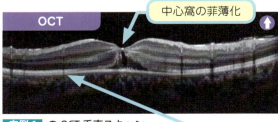

症例1 の OCT 垂直スキャン

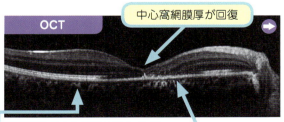

症例1 の1か月後：視力（0.1）

網膜震盪症のOptos広角眼底画像

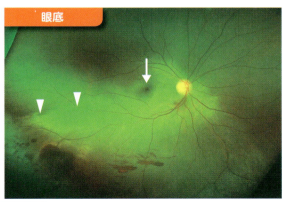

症例2 38歳男性
軟式ボールで受傷した．下方に網膜振盪症（白矢頭）と網膜出血，黄斑部にも出血（白矢印）がみられる．

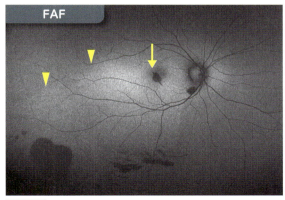

症例2 のFAF
網膜振盪症の部位は過蛍光（黄矢印），出血部位は低蛍光となっている．Bruch膜とRPEの断裂は線状の低蛍光（黄矢頭）となっている．

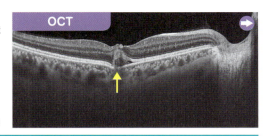

症例2 のOCT水平スキャン
黄斑部に網膜下出血とRPEの断裂（黄矢印）がみられBruch膜も断裂していると推測される．

症例2の写真：（井上 真先生のご厚意による）

外傷性黄斑円孔の自然閉鎖例

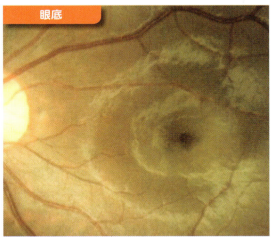

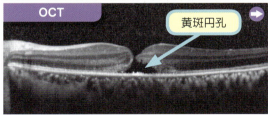

黄斑円孔

症例3 17歳男性：受傷時視力（0.4）

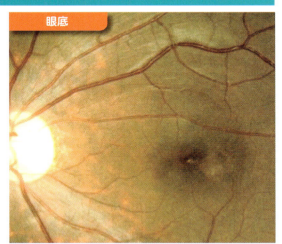

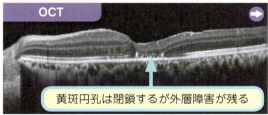

黄斑円孔は閉鎖するが外層障害が残る

症例3 の受傷後1か月：視力（0.7）

網膜振盪を併発した症例

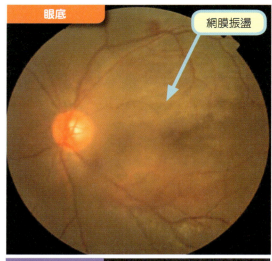
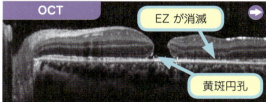

症例4　16歳男性：受傷時視力（0.1）

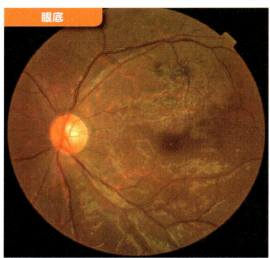
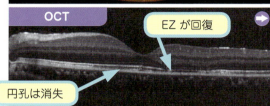

症例4　の1か月後：視力（0.4）

硝子体出血と外傷性裂孔がみられた症例

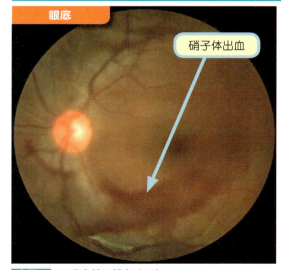

症例5　17歳女性：視力（1.0）

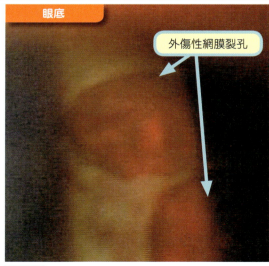

症例5　下鼻側赤道部の裂孔

後極の脈絡膜破裂（陳旧例）

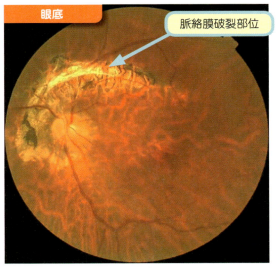
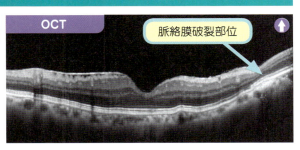

症例6　68歳男性：視力（0.2）

強膜破裂創への組織嵌頓

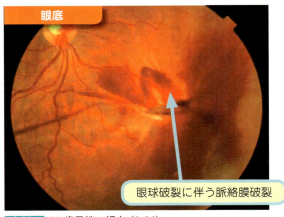
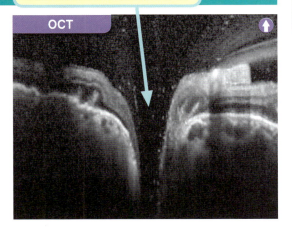

症例7　38歳男性：視力（0.06）

診断の極意
- 事件，事故のことが多く，最初の障害程度判定は大切．
- 障害が重複していることが多いので，詳細な観察を心がける．
- OCT上網膜振盪は，IZ, EZの変化で回復することが多い．
- 中心窩のRPE，脈絡膜損傷がある場合は視力予後不良．
- 脈絡膜破裂は，FAによる診断が有用．
- 黄斑円孔は，自然閉鎖例があり1か月程度経過をみる．

治療
- 黄斑円孔は1か月経過をみて閉鎖しなければ，硝子体手術を行う．
- 網膜振盪のみでは，視力予後は良好なことが多く，経過観察のみで良い．

（石龍鉄樹）

XI 全身，症候群，外傷，薬剤，その他

15 外傷による網膜剥離
traumatic retinal detachment

概要
- 鈍的外傷によって眼球が変形することで生じる網膜剥離である．
- 網膜振盪症（commotio retinae）は眼球を強く打撲した後に観察される．
- 網膜出血，硝子体出血，鋸状縁断裂，黄斑部に脈絡膜破裂や黄斑下出血，外傷性黄斑円孔をしばしば合併する．
- 網膜振盪症の乳白色病変の中の網膜出血の近傍で萎縮性網膜裂孔が生じることがある．
- 網膜裂孔が生じたときでも外傷によって創傷治癒起点が生じているため，そのまま瘢痕化して自然治癒することも多い．
- 硝子体が収縮してくると萎縮性網膜裂孔から網膜剥離を生じてくる．

固定皺襞を伴う鋸状縁断裂による症例

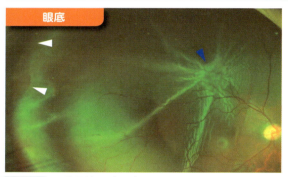

症例1 28歳男性　プロボクサー
2週間前から右眼の鼻側が見づらいのに気づく．視力は（0.5）．10時に鋸状縁断裂（白矢頭）があり後極には固定皺襞（青矢頭）もあった．職業も考えて硝子体手術は行わず裂孔周囲に冷凍凝固，#506輪状締結，網膜下液排液を行った．

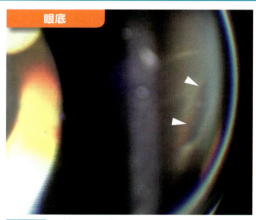

症例1 の前置レンズによる眼底像
鋸状縁断裂（白矢頭）がみられる．

症例1 の術12か月後のOptosカラー眼底
網膜は復位したが黄斑前膜が増悪して視力は0.8から0.2に低下した．術5か月後に硝子体手術を施行した．視力は（0.8）に回復した．鋸状縁裂孔（白矢頭）も閉鎖している．

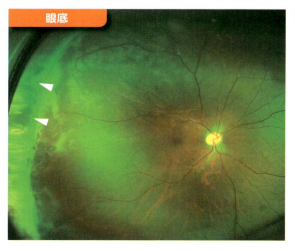

鋸状縁裂孔による症例

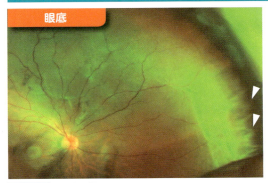

症例2 33歳男性
家庭内暴力の既往あり．6か月前から視野欠損を自覚．視力は(1.2)，1時に毛様体扁平部裂孔，2時の鋸状縁裂孔（白矢頭）があった．

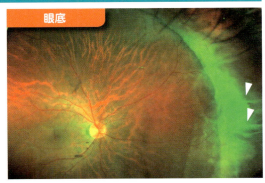

症例2 の術1か月後のOptosカラー眼底
裂孔周囲（白矢頭）に冷凍凝固を行い#506で輪状締結を行った．術1か月後には網膜は復位している．視力は(1.2)．

鋸状縁断裂による症例

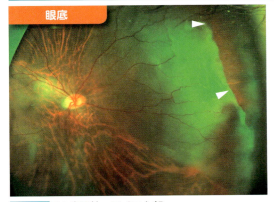

症例3 21歳男性　アメフト部
両眼の視野欠損があり受診．視力右(1.2×−10.0D)，左(1.2×−11.5D)で右眼の鼻側に鋸状縁断裂（白矢頭）による網膜剥離がみられる．

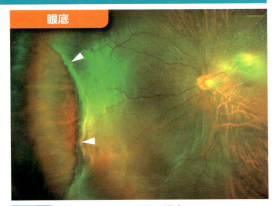

症例3 の左眼のOptosカラー眼底
左眼の鼻側にも鋸状縁断裂（白矢頭）による網膜剥離がみられる．両眼とも強膜バックリング手術を施行した．

診断の極意
- 外傷による網膜剥離であり周辺部の観察のために過度に周辺部網膜を圧迫しての検査は避けた方が良い．検査は慎重に行う．
- 隅角解離や水晶体偏位を伴う場合もあり，網膜裂孔の位置を類推できる．

治療
- 原則として強膜バックル手術を行うが，過凝固に注意する．これは治療部位が収縮してその周囲の網膜が裂けて新しい網膜裂孔となることがある．
- 冷凍凝固を行っていてもフットペダルを解除してから十分に解凍を行う前にクライオプローベを離すと周囲が裂孔になってしまうことがある．
- 外傷による網膜剥離では毛様体剥離から水晶体の動揺がある症例がある．隅角解離や水晶体偏位もあり前眼部も不安定で，後部硝子体が未剥離の若年者に生じることが多いのも硝子体手術を選択せず強膜バックリング手術を原則的に行う理由である．
- 後極の深部裂孔や硝子体出血を伴って眼底が透見できない場合は硝子体手術となる．

（井上　真）

XI 全身，症候群，外傷，薬剤，その他

16 日光網膜症
solar retinopathy

概要
- 太陽光による網膜傷害．機序は主に光化学反応である．
- 典型例は中心窩に一致した黄色斑を生じ，OCT で視細胞の障害がみられる．
- 通常，病巣は 1～2 週間で消退するが，網膜の変性萎縮を残すこともある．
- 観察直後は無症状または軽度の幻惑程度．徐々に中心暗点や視力低下を起こす．
- 日食観察による場合は日食網膜症 eclipse retinopathy という．

典型例

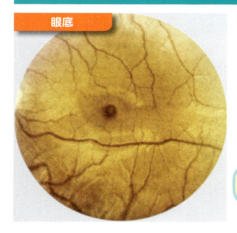

眼底　症例1

中心窩に一致した小さな黄色斑で周囲が赤味を帯びる

（V-P Gabel 博士から提供を受けた）

日食観察により軽度の視細胞障害を生じた症例

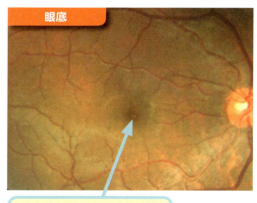

眼底

中心窩に黄白色の点状病巣

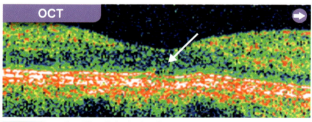

OCT

症例2 33歳男性：右視力（1.2）
太陽観察用フィルター越しに日食を撮影し，約5秒程度は裸眼で観察した．
（尾花　明ほか：2009年皆既日食による眼障害の発生状況．日眼会誌 115：589-594, 2011）

中心窩の視細胞層にごく軽微な乱れ（矢印）がみられる

日光を見つめた後に視力低下を自覚した症例

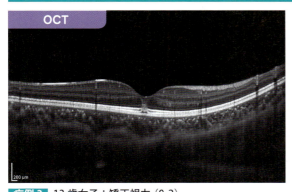

症例3 13歳女子：矯正視力（0.2）
中心窩の視細胞内節・外節の障害がある．障害された視細胞領域の外顆粒層にも高輝度変化がみられる．
（伊藤逸毅先生のご厚意による）

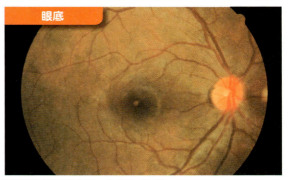

症例4 26歳女性：右視力（0.3）
平成9年3月9日に日食を観察した．中心窩に約150μm径の黄白色病巣がみられる．
（渡邉郁緒：日蝕性網膜症．眼科診療プラクティス32，丸尾敏夫ほか編．文光堂，東京，386，1997）

診断の極意

- 病歴聴取が重要．太陽を見た方法，時間，天候，どちらの眼でみたかなどを聞く．直視しなくても太陽下で長時間過ごしただけの発症例もある．
- 受けた光の強さと時間で傷害程度が決まる．
- 中間透光体透明性の高い例（子供など），高体温，光感受性薬剤常用者は生じやすい．
- OCTで視細胞の状態をみる．EZの乱れや，ひどい場合は視細胞内節・外節の欠損がみられる．
- 自発FAFでは周囲に軽度の過蛍光を伴う低蛍光を示す．
- 通常は急性障害例であるが，まれに慢性例がある．

治療

- 根本的治療法はない．
- 眼底に明らかな病巣がなく，不定愁訴だけの場合は短期間で軽快する．
- 視細胞障害が軽度の場合は，1週間程度で症状が軽快する．
- それ以上持続する場合でも，数か月で軽快することがある．
- 予防が重要．いかなる時でも日中の太陽を直視しないこと．日食観察には専用の日食グラスを使用すること．

（尾花　明）

XI 全身，症候群，外傷，薬剤，その他

17 レーザー光凝固による網膜障害

laser induced retinal injury

概要
- 網膜光凝固の合併症で，凝固エネルギーが強すぎたり，一度に広い眼底面積に凝固を行うことが原因で網膜剥離，脈絡膜剥離，毛様体剥離などが起こりうる．
- 高出力凝固ではレーザースポット周囲にハローが生じうる．
- 特に汎網膜光凝固をするとき，注意すべき合併症である．
- 汎網膜光凝固では後部硝子体剥離が誘発されることもある．

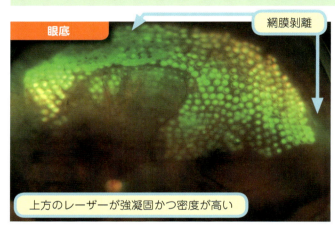

眼底　網膜剥離
上方のレーザーが強凝固かつ密度が高い

症例1　37歳女性：矯正視力（0.5）　増殖糖尿病網膜症
抗VEGF薬硝子体注射後，近医に汎網膜光凝固を依頼したところ強凝固で網膜剥離が生じた．

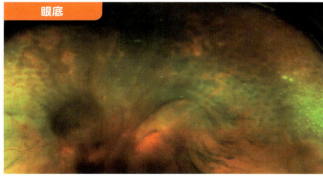

眼底

症例1 の矯正視力（1.2）
非ステロイド点眼薬を開始して1週間後，網膜剥離は減少．

診断の極意
- 一過性のことが多く，経過観察する．
- 網膜剥離だけでなく，脈絡膜剥離を生ずることもある．
- 超音波生体顕微鏡（UBM）で毛様体剥離を検出できることがある．
- レーザースポットが裂孔化することによる裂孔原性網膜剥離の可能性もあり，注意深く経過観察をする必要がある．

治療
- 消炎に努める→非ステロイド性抗炎症点眼薬を使用する．

（秋山英雄）

XI 全身，症候群，外傷，薬剤，その他

18 工業用レーザーによる網膜障害
industrial laser induced retinal injury

概要
- Nd：YAG レーザーやチタンサファイアレーザーにおける報告が多い．
- 実験室で，保護眼鏡をしておらず，光軸調整中に受傷するものがほとんどである．
- 硝子体出血，網膜出血，網膜浮腫を伴うものが一般的であるが，障害が網膜外層にとどまるものもある．このような場合，検眼鏡的に所見がはっきりしないが，OCTでは，黄斑部の網膜外層（IZ，EZ）に乱れを認める．
- 受傷後数日〜数週間してからの黄斑円孔・脈絡膜新生血管の発生が報告されている．

典型例

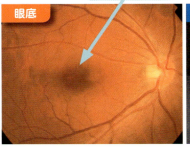
黄斑部 RPE の色素異常（眼底）

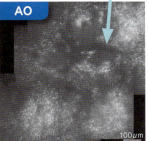
地図状の錐体モザイク障害（AO）

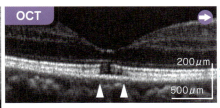
EZ の不連続／IZ の不連続（OCT）

症例1

網膜内層に障害が及んだ症例

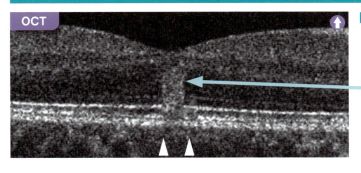
網膜内層に障害が及ぶ

症例2

診断の極意
- 受傷機転と画像所見が一致すれば診断できる．
- 補償光学眼底カメラ（adaptive optics；AO）を用いると，固視微動に一致した，地図状の錐体モザイク障害が観察される．
- 両眼性の症例は全体の 8％とされるが，無症状の側にも，OCT や AO で病変が見つかることがある．

（北口善之）

XI 全身, 症候群, 外傷, 薬剤, その他

19 レーザーポインター網膜症
laser pointer retinopathy

概要
- 携帯型レーザーポインターによって網膜光障害を呈する疾患.
- 小児では危険性を認識せずに偶発的に発生する場合があり, 大人では自傷行為の場合がある.

典型例

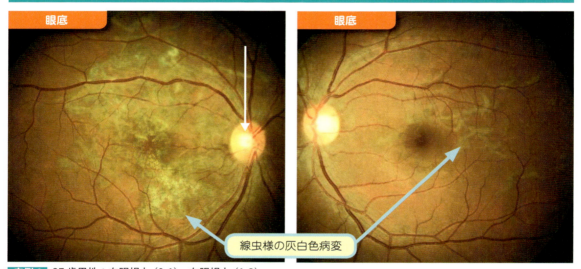

線虫様の灰白色病変

症例1 37歳男性:右眼視力(0.1) 左眼視力(1.2)

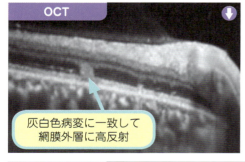

灰白色病変に一致して網膜外層に高反射

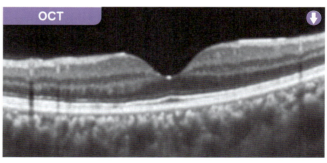

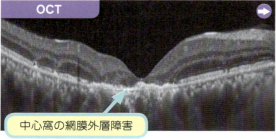

中心窩の網膜外層障害

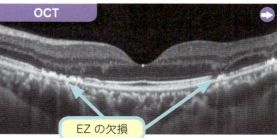

EZの欠損

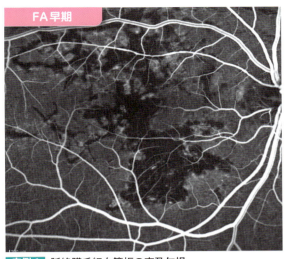
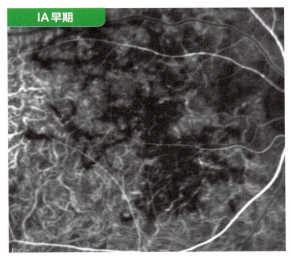

症例1 脈絡膜毛細血管板の充盈欠損

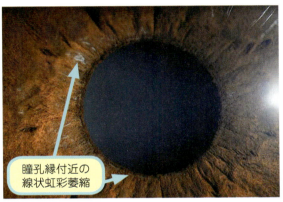
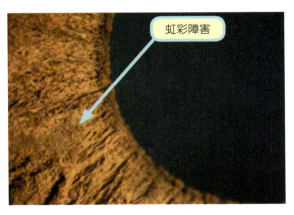

症例1 の虹彩写真

（Dolz-Marco R, Hasegawa T, et al：Retina 2016（epub ahead of print）より引用）

診断の極意	・レーザーポインターの照射部位のOCTはHenle線維層から網膜色素上皮にかけて高反射となる． ・網膜障害部位は，通常の眼科レーザーによる変化と同様に網膜色素上皮で熱を発生し，網膜外層・網膜色素上皮障害をきたす． ・虹彩の瞳孔縁にもレーザーによる組織障害がみられることがある．

治療	・自傷行為の場合には，精神科・心療内科との連携が必要である．

（長谷川泰司）

XI 全身，症候群，外傷，薬剤，その他　20 薬物性

A　ヒドロキシクロロキン網膜症

hydroxychloroquine retinopathy

概要
- 全身性エリテマトーデス（systemic lupus erythematosus；SLE），皮膚エリテマトーデス（cutaneous lupus erythematosus；CLE）に用いられる内服薬であるヒドロキシクロロキン硫酸塩（hydroxychloroquine sulfate；HCQ）の副作用．
- 初期には眼底所見はごく軽度で，進行すると bull's eye（標的黄斑症）と呼ばれる輪状萎縮を呈する．
- 発症率は 0.5～数％で，HCQ 蓄積量 1,000 g を超える 2～3 年以降が要注意．
- 内服中止後も進行がみられることがあるため早期発見が重要．

典型例

自動視野検査（中心 10°，左が耳側，右が鼻側）．2008 年までは臨床上重要な意義はなしと判断されたが，2009 年に鼻側の暗点が出現したため専門医に紹介された．

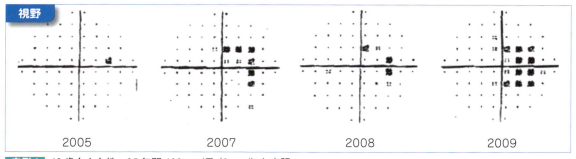

症例 1　48 歳白人女性　25 年間 400 mg/日（8 mg/kg）内服

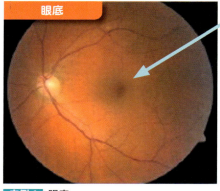

症例 1　眼底

標的黄斑症は認めない

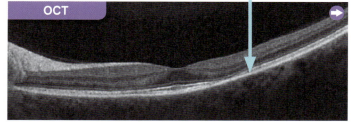

症例 1 の OCT 水平スキャン

傍中心窩に視細胞層の菲薄化と IS/OS 境界線（EZ）の消失

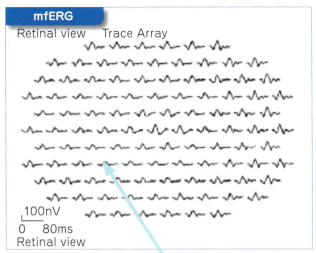

症例1 の多局所 ERG

傍中心窩の振幅低下

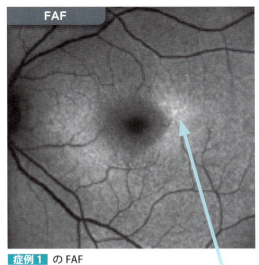

症例1 の FAF

輪状の過蛍光

症例1の写真：（Marmor MF, et al：American Academy of Ophthalmology. Revised recommendations on screening for chloroquine and hydroxychloroquine retinopathy. Ophthalmology 118：415-422, 2011）

典型的な bull's eye を呈した症例

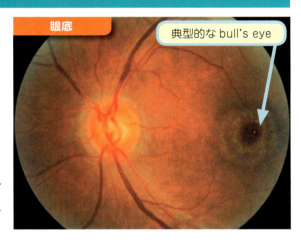

典型的な bull's eye

症例2　57歳男性
ヒドロキシクロロキン400mg/日 5年間およびクロロキン250mg/日 4年間併用した，自覚症状はない．
（横川直人：Ⅱ．免疫抑制薬・抗リウマチ薬．10．ヒドロキシクロロキン．日内会誌100：2960-2965, 2011）

診断の極意
- スクリーニングには，視力，細隙灯，眼圧，眼底，色覚，SD-OCT，視野検査の7つが必須で，特に SD-OCT と自動視野計による中心視野が高感度．
- SD-OCT でみられる，傍中心窩から黄斑辺縁領域の網膜外層の局所的な菲薄化と自動視野による中心10°付近の感度低下は重要な初期変化．
- FAF で傍中心窩の輪状ないし帯状低蛍光も重要．

治療
- 治療法はなく内服を中止すること．

（篠田　啓）

XI 全身，症候群，外傷，薬剤，その他　20 薬物性

B インターフェロン網膜症

interferon retinopathy

概要
- 医薬品としてのインターフェロンには3種類（α，β，γ）あり，B型・C型ウイルス肝炎や腎癌，慢性骨髄性白血病，多発性骨髄腫などの治療に用いられる．
- 連日または週3回注射で用いられるが，近年では体内での吸収分解を遅らせるPEGインターフェロンも登場し，週1回の皮下注射で従来と同じ効果が得られるようになった．
- インターフェロン治療の副作用として，インターフェロン網膜症が1990年に本邦で初めて報告された．

典型例

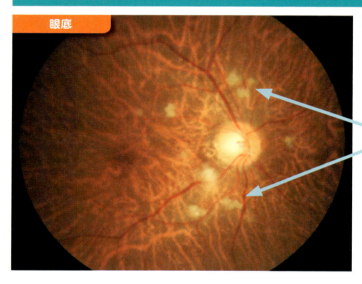

眼底

症例1 61歳男性：視力（1.2）
C型ウイルス性肝炎に対してインターフェロン療法開始．4週間後，網膜に軟性白斑を認める．

軟性白斑

診断の極意
- 特徴的所見は軟性白斑・網膜出血である．
- 投与開始後2週間から3か月以内，特に最初の1〜2か月に発症する．
- 眼底後極部，特に放射状視神経乳頭周囲毛細血管（RPC）領域に多く認められる．
- 病因としては，免疫複合体による毛細血管や網膜血管内皮機能障害など一過性の網膜循環障害が関与すると考えられている．
- 糖尿病患者では，インターフェロン開始前に眼底検査を行い，糖尿病網膜症の程度をあらかじめ評価しておくことが重要である．

治療
- 多くは無症候性で自然治癒するため，網膜症が発症してもすぐにインターフェロン療法を中止する必要はない．
- 糖尿病や高血圧などの基礎疾患を有すると重症化をきたし，網膜静脈閉塞症や前部虚血性視神経症，黄斑浮腫などを生じると視力低下をきたすこともある．

（長岡泰司）

XI 全身，症候群，外傷，薬剤，その他　20 薬物性

C　タモキシフェン網膜症

tamoxifen retinopathy

概要
- 主に乳癌治療・再発予防に使用されるクエン酸タモキシフェンの内服により発症する網膜症．発生頻度は不明ながら数〜1％未満とされる．
- タモキシフェン内服開始から数か月〜数年後に視力障害や歪視，複視の訴えで受診することが多い．
- タモキシフェンの細胞毒性が，濃度依存性に障害を及ぼすため主に黄斑症として発症し，嚢胞様黄斑浮腫，血管炎（静脈炎），黄斑周囲白色沈着物，色素上皮変性がみられるが，他にも網膜出血や網膜萎縮，視神経症などの報告もある．
- 典型例は FA 初期より，黄斑部などに円形・楕円形の次第に増強する蛍光漏出がみられる．
- OCT で黄斑浮腫，走査レーザー検眼鏡（SLO）で網膜浅層に沈着物の存在が証明される場合もある．

典型例

傍中心窩に白色病変と沈着物　RPE の変性

中心窩周辺の網膜血管拡張および血管からの蛍光漏出

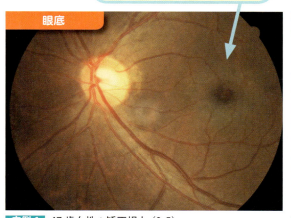

眼底

症例1　47 歳女性：矯正視力（0.5）

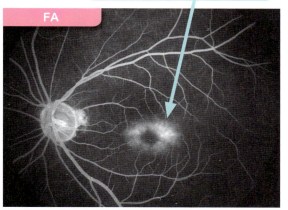

FA

症例1 の FA 後期

診断の極意
- まれな疾患で多彩な所見を示す場合もあるため，見逃されていたり加齢性黄斑変性症など他疾患と診断されている場合がある．乳癌の既往のある患者が視覚障害を訴える場合，必ず鑑別に本疾患を挙げ疑うことである．
- 過去，現在の既往歴，内服歴をもれなく聴取することが肝要である．

治療
- 根本的治療はない．不可逆性の変化を及ぼす疾患であると考えられるため薬剤の中止が原則．

（加治屋志郎）

XI 全身，症候群，外傷，薬剤，その他　20 薬物性

D　パクリタキセル網膜症

paclitaxel retinopathy

> **概要**
> - 正確な頻度は不明であるが，パクリタキセル投与例において稀に両眼性黄斑浮腫をきたすことが報告されている．
> - 投与開始から約2～4か月で発症し，両眼性に網膜外層浮腫をきたす．
> - 基本的にフルオレセイン造影で蛍光漏出は認めない．
> - 薬剤中止により改善する．

典型例

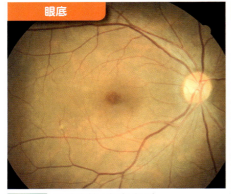
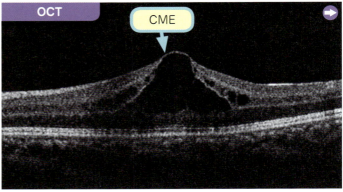

症例1　63歳女性：視力（1.2）
パクリタキセル開始から1年以上経過して両眼の歪みを自覚．

症例1 のOCT水平スキャン
CMEがみられるが，FAで蛍光漏出ははっきりしない．

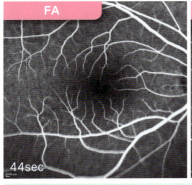
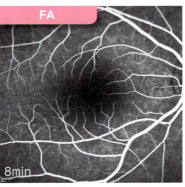

症例1 のFA
初期から後期にかけてはっきりした蛍光漏出はみられない．

> **診断の極意**
> - パクリタキセル（商品名：タキソール）はタキサン系の抗癌薬であり，乳癌・卵巣癌・胃癌・非小細胞癌・子宮体癌などに使用されている．
> - パクリタキセル以外のタキサン系抗癌薬である，ドセタキセル（商品名：タキソテール）やナブパクリタキセル（商品名：アブラキサン）でも同様の黄斑浮腫の報告がある．

> **治療**
> - パクリタキセル投与の中止後1～2か月で黄斑浮腫は改善し，視力も回復する．パクリタキセル投与中止に加えて炭酸脱水酵素阻害薬内服，テノン嚢下ステロイド投与や抗VEGF薬投与も併用して行われることもあるが効果は不明である．

（小川友紀・丸子一朗）

高VEGF血症をきたすPOEMS症候群におけるOCT所見

【POEMS症候群とは？】

POEMS症候群は，主要症候であるpolyneuropathy, organomegaly, endocrinopathy, monoclonal gammopathy and skin changesの頭文字をとって呼ばれ，我が国ではクロウ・深瀬症候群として知られている．本症候群は希少疾患であり，患者数は，全国で約340名と推測される．その病態としては，形質細胞の腫瘍性増殖に伴い，血管内皮増殖因子（VEGF）をはじめとするサイトカインを過剰産生する．このため血清中のVEGF濃度は異常な高値を示し，全身に様々な症状を起こすことが知られている．その機序としては，VEGFが有する強力な血管透過性亢進作用や血管新生作用により多彩な臓器病変をきたす．

【眼局所への影響】

古くから両眼の視神経乳頭浮腫が有名であるが，その他にも網膜浮腫，網膜出血，漿液性網膜剥離さらには脈絡膜新生血管などの様々な報告がある．

本疾患の診断基準の1つにもなっている視神経乳頭浮腫の原因としては，血清VEGF濃度上昇や脳脊髄圧上昇などが議論されているが現在のところ結論を得ていない．最近，我々は脳脊髄圧正常の症例に対して視神経乳頭周囲網膜厚を光干渉断層計（OCT）により計測し，血清VEGF濃度との相関関係を示した．このことは，血清VEGFの上昇が視神経乳頭周囲の血管の透過性を亢進することにより視神経乳頭の浮腫をきたすことを示唆した（Yokouchi, et al, BJO 2015）．

【脈絡膜におけるOCT所見】

最近では，OCTの進化により本疾患において脈絡膜の肥厚が報告され注目を集めている（Yokouchi, et al, Graefe's Arch Clin Exp Ophthalmol 2015）．さらにサリドマイド投与前後で，血清VEGF濃度低下に伴い，脈絡膜厚の減少がみられたことから血清VEGFと脈絡膜厚に相関があると報告した（Yokouchi, et al, BJO 2016 in press）．

脈絡膜の肥厚は，様々な要素が関与している．例えば原田病における脈絡膜の炎症，また中心性脈絡網膜症における脈絡膜血管の透過性亢進が肥厚の原因と考えられている．一方，本疾患では血清VEGF上昇によって脈絡膜血管の透過性亢進が生じていると考えられる．脈絡膜の肥厚の原因としてはVEGFが脈絡膜血管に作用し，血管透過性が亢進するためと考える．一方，網膜血管では透過性亢進は，ほとんどみられない．この理由としては，VEGFレセプターには，VEGFR1とVEGFR2があり，VEGFR1は細胞保護作用，VEGFR2は血管透過性亢進作用がある．VEGFR1は管腔内に，VEGFR2は管腔外に主に存在する（Hudson, et al, Dev Cell 2014）．

脈絡膜血管は有窓構造のため，血清中のVEGFは管腔外へ漏出し，管腔外に存在するVEGFR2に作用し血管透過性亢進を引き起こす．一方，網膜血管では血管内皮細胞がtight-junctionを形成しているために血清中のVEGFは管腔外へ漏出せず，管腔外のVEGFR2に作用できず，血管透過性亢進を起こさないと考える．

【高VEGF血症モデルとしてのPOEMS症候群】

POEMS症候群は高VEGF血症ヒトモデルとして，今後，網膜，脈絡膜，視神経乳頭など眼局所への血清VEGFの影響を探ることにより，POEMS症候群の病態解明だけでなく，他の眼疾患解明の手掛かりになりうると期待される．

（横内裕敬）

和文索引

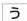

亜急性細菌性心内膜炎　326, 351
悪性リンパ腫　282
アーケード血管　64
朝顔症候群　301
アシクロビル　267
アセタゾラミド　135
アセチルスピラマイシン　263
アデノ随伴ウイルスベクター　153
アトピー性皮膚炎　187
アルギニン制限食　156
アレスチン　122
暗順応時間延長　118

閾値下レーザー　30
石原色覚検査表　127, 129
萎縮型加齢黄斑変性　2, 4, 20
萎縮性網膜裂孔　358
一過性黒内障　67
遺伝子異常　156
遺伝子診断　121, 133, 139, 147, 153
遺伝子治療　111, 117, 135, 155
遺伝性網膜ジストロフィ　104
遺伝性網膜変性疾患　121
イヌ回虫　264
インターフェロン網膜症　368

渦巻き状角膜混濁　331
うっ血乳頭　312
ウノプロストン　107

え

エタンブトール　318
円孔閉鎖　45

お

黄斑萎縮　126, 128
黄斑円孔　42, 354
黄斑円孔網膜剝離　208, 210
黄斑偽円孔　38, 50
黄斑ジストロフィ　114
黄斑浮腫　54
黄斑部毛細血管拡張症　90

黄斑部毛細血管拡張症 1 型　54
黄斑部毛細血管拡張症 2 型　56
黄斑部網膜分離　130
黄斑部網膜毛細血管拡張（症）
　47, 54, 56
太田母斑　164
オカルト黄斑ジストロフィ　140
オカルト黄斑症　142
小口病　122
オルニチンアミノトランスフェラーゼ　156

か

外陰部潰瘍　240
外顆粒層　20
外眼筋麻痺　334
外境界膜ライン　20
外傷性黄斑円孔　358
外傷性視神経症　319
外傷による網膜剝離　358
外層円孔　42
海綿状血管腫　170
カイロミクロン　329
火炎状出血　66, 326
化学療法　315
角膜後面沈着物　270
ガスタンポナーデ　89
家族性高脂血症　329
家族性滲出性硝子体網膜症　148, 160
過粘稠度症候群　328
下方コーヌス　214
下方ぶどう腫　214
鎌状赤血球貧血　24
鎌状網膜ヒダ　148
仮面症候群　282
顆粒状過蛍光　32
加齢黄斑変性　2
癌関連網膜症　338
眼球運動制限　334
眼球運動痛　250
眼球摘出　276, 279
眼球マッサージ　73
眼球メラノーシス　165
眼鏡装用　125
眼虚血症候群　98

眼原発悪性リンパ腫　282
ガンシクロビル　269
カンジダ　256
眼白子症　172
眼振症候群　111
関節眼症　150
完全型先天停在性夜盲　124
完全後部硝子体剝離　36, 42
杆体一色覚　126
杆体応答　127, 128
杆体障害　110
杆体反応　122
眼底血管増殖性腫瘍　296
眼トキソカラ症　264
眼トキソプラズマ症　261
眼内炎型眼トキソカラ症　264
眼杯閉鎖不全　52
感冒様症状　228, 232, 249
顔面形成不全　150

義眼装用　303
希突起膠細胞　158
機能欠損型遺伝子変異　135
逆行性視神経萎縮　316
球後視神経炎　304
求心性視野狭窄　152
急性 Elschnig 斑　347, 350
急性後部多発性斑状色素上皮症　228
急性帯状潜在性網膜外層症　220
急性特発性黄斑症　232
急性網膜壊死　266
急性網膜色素上皮炎　230
強膜炎　250
強膜内陥入　53
強膜バックル手術　187, 359
強膜メラノーシス　164
局所性浮腫　84
局所放射線療法　279
虚血型 BRVO　63
虚血型 CRVO　67
虚血性黄斑症　87
虚血性視神経症　307
鋸状縁断裂　358
巨大黄斑部網膜分離　130

筋強直性ジストロフィ　336
筋緊張性ジストロフィ　336
近視性牽引黄斑　208
近視性脈絡膜新生血管　202, 204, 207, 208
近視性網膜分離　209
近視性網脈絡膜萎縮　200
近視性乱視　214
筋生検　334
金箔様反射　122

隅角解離　359
隅角結節　244
クエン酸タモキシフェン　369
駆虫剤アルベンダゾール　265
くも膜下出血　344
グラム陰性桿菌　258
クリスタリン網膜症　154
クリスタリン様物質　56
クロウ・深瀬症候群　371

け

経強膜的冷凍凝固術　297
傾斜乳頭症候群　214
経瞳孔温熱療法　289
頸動脈エコー　99
血液網膜柵　198
結核　254
結核腫　254
結核性強膜炎　255
結核性ぶどう膜炎　254
血管腫　169
血管新生緑内障　69
血腫移動（術）　15, 89
結節性硬化症　168
血中オルニチン高値　156
血糖コントロール　75
牽引性網膜剝離　80, 148, 160
限界フリッカ値　306
限局性萎縮病変　200
原発性眼内リンパ腫　280
原発性視神経腫瘍　315
原発性マクログロブリン血症　328
顕微鏡的多発血管炎　324

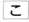

抗HIV療法　353
抗VEGF薬　19, 27, 77, 87, 91, 203, 205, 225, 293

抗VEGF薬硝子体内注射　9, 15, 25, 65, 69, 75, 168
抗VEGF療法　131, 213, 215, 295
抗アクアポリン（AQP）4抗体陽性視神経炎　304
口蓋裂　150
光覚弁　72
高輝度斑状病変　166
高輝度斑状脈絡膜病変　166
抗凝固薬　67
工業用レーザーによる網膜障害　363
後極部血管炎型サイトメガロウイルス網膜炎　268
後極部腫瘍型眼トキソカラ症　264
高血圧視神経症　346
高血圧症　346
高血圧脈絡膜症　346
抗好中球細胞質抗体　324
虹彩結節　166, 244
虹彩色素沈着　165
虹彩新生血管　98
虹彩付きコンタクトレンズ　173
虹彩毛様体炎　240, 250, 252
虹彩ルベオーシス　67
好酸球性多発血管炎性肉芽腫症　324
光視症　224, 338, 340
抗真菌薬　257
硬性白斑　74, 84
光線力学的療法　30
酵素抗体法　265
酵素補充療法　331
後天性免疫不全症候群　252, 352
後部虚血性視神経症　308
後部硝子体剝離　36, 38, 49
後部硝子体網膜症　190
抗リン脂質抗体症候群　66
骨小体様色素沈着　108
ごま塩状眼底　162, 332
コラーゲン遺伝子　150
コロイデレミア　152
コントラスト改善　127, 129

さ

サイトカイン　281, 281
サイトメガロウイルス　268
サイトメガロウイルス網膜炎　268, 352
再発性アフタ性潰瘍　240

サルコイドーシス　244
三角症候群　100, 354
酸性リパーゼ欠損症　330

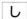

13番染色体長腕Rb遺伝子　274
ジアテルミー凝固　187
敷石状変性　188
色素失調症　178
色素集積　162
色素性傍静脈網脈絡膜萎縮症　112
色素脱失　162
色素脱失症　172
軸性近視　158
シクロホスファミド　325
視細胞の萎縮　20
歯状突起　193
視神経萎縮　313, 318
視神経炎　304
視神経管開放術　319
視神経膠腫　315
視神経コロボーマ　300, 303
視神経腫瘍　315
視神経鞘髄膜腫　315
視神経脊髄炎　306
視神経低形成　300
視神経乳頭小窩　52, 302
視神経乳頭先天異常　300
視神経乳頭の傾斜　214
視神経乳頭ろう様蒼白　104
視神経無形成　300
シダ状蛍光漏出　243
自発蛍光物質の蓄積　136
しみ状出血　74
視野狭窄　104
若年発症網膜ジストロフィ　110
遮光眼鏡装用　127, 129
遮光レンズ　173
車軸状変化　146
周辺虹彩切除　135
周辺部顆粒型サイトメガロウイルス網膜炎　268
周辺部腫瘍型眼トキソカラ症　264
周辺部変性　188
周辺部網膜分離　130, 146
周辺部類囊胞様変性　193
羞明　140
数珠状拡張　79
術後体位制限　45
手動弁　72

樹氷状血管炎型サイトメガロウイルス網膜炎　268
腫瘍随伴症候群　342
漿液性網膜剝離　15, 28, 35, 52, 84, 350
硝子体黄斑牽引症候群　48
硝子体混濁　191, 241, 246, 270
硝子体手術　41, 45, 49, 51, 53, 75, 81, 83, 87, 89, 91, 93, 147, 149, 151, 171, 179, 192, 195, 211, 217, 246, 359
硝子体内ガス注入　53, 89
硝子体ベール　151
常染色体優性遺伝　104, 108, 114, 132, 140, 143, 148, 150, 168
常染色体劣性遺伝　104, 108, 114, 118, 121, 122, 126, 130, 136, 154, 156, 172
常染色体劣性ベストロフィノパチー　135
上皮細胞の肥大　159
上皮性腫瘍　284
娘病巣　261
静脈周囲色素沈着　113
シリコーンタイヤ　192
真菌性眼内炎　256
神経線維腫症1型　166
神経皮膚血管症候群　170
進行性網膜外層壊死　352
滲出型加齢黄斑変性　2, 6, 10, 16
浸潤性視神経症　315
新生血管関連萎縮　201, 204
新生血管緑内障　98
腎性網膜症　348
人畜共通感染症　258
シンナー　318
真皮メラノサイトの増生　164

水晶体切除　198
水晶体偏位　359
錐体応答　127, 128
錐体杆体ジストロフィ　114
錐体ジストロフィ　114
錐体障害　110
水痘・帯状疱疹ウイルス　266
水平眼振　172
スタルガルト病　136
ステロイド　246, 251
ステロイド眼局所投与　243

ステロイド全身投与　221
ステロイドテノン囊下注射　87, 255
ステロイド内服治療　227, 249
ステロイドパルス療法　306
ステロイド薬全身投与　223, 225
ステロイド薬の内服　227
砂時計様萎縮　316
スポーク状水晶体混濁　331

せ

性感染症　253
青色のサングラス着用　131
成人型卵黄状黄斑ジストロフィ　134
青錐体一色覚　128
青錐体強調症候群　131
青錐体増幅症候群　130
星芒状白斑　258, 348
西洋斧様の顔貌　336
脊髄小脳変性症　104
絶対暗点　195
切迫CRVO　68
線維芽細胞　49
線維血管性増殖組織　80
線維性瘢痕病巣　16
線維柱帯切除術　99
全色盲　126
全視野刺激網膜電図　126, 128
全身化学療法　276, 283
全身型ANCA関連血管炎　324
全身性エリテマトーデス　322
全層黄斑円孔　42, 45
前増殖糖尿病網膜症　76
全層網膜萎縮　99
先天性トキソプラズマ症　160
先天性網膜動静脈吻合　171
先天性網膜変性疾患　146
先天停在性夜盲　118, 122, 124
先天風疹症候群　162
先天網膜ひだ　160
先天網膜分離症　146, 194
前部虚血性視神経症　307
前部硝子体網膜症　190

造血器腫瘍　282
走査レーザー検眼鏡　167
桑実様変化　130
層状黄斑円孔　50

増殖硝子体網膜症　190
増殖糖尿病網膜症　80
相対的求心性瞳孔異常　304

胎児アルコール症候群　300
大視症　38
胎生血管系遺残　160
高安病　94
多巣性脈絡膜炎　226
脱色素　159
多発血管炎性肉芽腫症　324
多発消失性白点症候群　222
多発性黄色斑　136
多発性後極部網膜色素上皮症　34
多発性骨髄腫　328
多発性ドルーゼン　19
多発性網膜過誤腫　168
タモキシフェン網膜症　369
短後毛様動脈分枝の閉塞　100
炭酸脱水酵素阻害薬　107
炭酸脱水酵素阻害薬の点眼　131
単純型黄斑出血　202, 206
単純糖尿病網膜症　74
単純ヘルペスウイルス　266
弾性線維性仮性黄色腫　24

ち

地図状暗点　113
地図状萎縮　20
地図状脈絡膜炎　236
中心暗点　132, 228
中心窩温存　117
中心窩下脈絡膜新生血管　130
中心性漿液性脈絡網膜症　28, 34, 47, 59
中心性輪紋状脈絡膜ジストロフィ　143
中毒性視神経症　318
昼盲　128
超音波Bモード　197, 291
超音波検査　279
長期停留ガス　192
蝶ネクタイ状萎縮　316
チロシナーゼ欠損　172
陳旧性中心性漿液性脈絡網膜症　47

ツベルクリン反応　255

て

定位放射線療法　315
低眼圧黄斑症　58
定型網膜色素変性　104, 108
低蛋白質食　156
転移性悪性リンパ腫　282
転移性脈絡膜腫瘍　282, 284
デング熱　234
典型原田病　249
典型加齢黄斑変性　6
点状出血　74
点状脈絡膜内層症　224
テント状周辺虹彩前癒着　244

と

糖原病Ⅱ型　330
糖脂質代謝異常症　330
動静脈交叉　65, 69
動静脈短絡　94
糖蛋白代謝異常症　330
糖尿病黄斑浮腫　84
糖尿病網膜症　74
動脈硬化症　346
動脈瘤破裂　88
同名半盲性萎縮　316
トキソカラDNAの検出　265
トキソプラズマ原虫　261
特発性黄斑円孔　42
特発性視神経炎　304
特発性脈絡膜新生血管　26
ドセタキセル　370
トマトケチャップ状眼底　170
トリアムシノロン　243
トリアムシノロンテノン嚢下注射　75
トリグリセライド　329
豚脂様角膜後面沈着物　244
鈍的外傷による網脈絡膜障害　354

な

内因性真菌性眼内炎　256
内境界膜下出血　88
内境界膜染色　211
内境界膜剝離　45, 87
内頸動脈狭窄　98
内頸動脈ステント留置術　99
内頸動脈内膜剝離術　99
梨子状眼底　24

ナブパクリタキセル　370
軟性ドルーゼン　2
軟性白斑　73
難聴　150
難病法　168

に

肉芽腫性炎症疾患　244
日光網膜症　47, 360
日食網膜症　360
乳癌の転移　284
乳頭上網膜新生血管　69
乳頭周囲ぶどう腫　301
乳頭周囲網脈絡膜萎縮　24
乳頭腫脹　313
乳頭小窩黄斑症候群　52
乳頭新生血管　98
乳頭ピット　52
乳頭浮腫　313
乳頭浮腫型原田病　249
乳頭部胎生血管系遺残　302
妊娠高血圧症候群　350
妊娠中毒症　350

ね

ネコ回虫　264
猫ひっかき病　258
ネットワーク血管　10

の

脳回転状網脈絡膜萎縮症　156
囊胞様黄斑浮腫　19, 84, 226, 246

は

肺癌の転移　284
梅毒　252
梅毒血清検査　253
梅毒性ぶどう膜炎　252
バイパス手術　95
白色腫瘤　276
白色瞳孔　91, 148
白点状眼底　118
白点症候群　225
白点状網膜炎　121
白皮症　172
パクリタキセル網膜症　370
バタフライ型パターンジストロフィ　337
白血病網膜症　326, 327
パネルD-15　129

原田病　247
バルガンシクロビル　269
半側網膜中心静脈閉塞症　65, 69
汎ぶどう膜炎　247
汎網膜光凝固（術）　77, 83, 99

ひ

光凝固　9, 15, 55, 89, 91, 179
非器質性（心因性）視力障害　140
非虚血型CRVO　66
非ステロイド性抗炎症点眼薬　362
ビタミンB_6投与　156
ビタミン剤の投与　107
ヒト免疫不全ウイルス　352
ヒドロキシクロロキン網膜症　366
ヒドロキシクロロキン硫酸塩　366
被曝　96
飛蚊症　37, 92, 228
びまん性萎縮病変　200
びまん性浮腫　84
標的黄斑症　117, 366
表皮基底細胞のメラニン沈着　164
日和見感染症　268, 352
非緑内障性視神経萎縮　313
貧血網膜症　326

ふ

フィブリン析出　34
風疹網膜症　162
副腎皮質ステロイド　95, 325
副腎皮質ステロイドパルス治療　249
不全型先天停在性夜盲　125
ぶどう膜炎　244
ぶどう膜メラノーシス　164
部分後部硝子体剝離　36
フラッシュERG　147, 340
フラッシュERG波形　131
振子眼振　126, 128
ブルフ膜内弾性線維　24
ブルフ膜の肥厚　20
プレドニゾロン　227
プロテイナーゼ3　324

へ

ペニシリン系抗生物質　253
変形性関節症　150
変視症　231
弁状裂孔　184

ほ

傍血管微小裂孔　218
傍血管分層円孔　218
傍血管網膜嚢胞　218
傍血管網膜変性　151
放射線治療　170
放射線網膜症　96
胞状網膜剝離　34
傍中心暗点　224
ポートワイン様の血管腫　170
ポリープ状脈絡膜血管症　6, 10, 16, 292
ポリメラーゼ連鎖反応　265

ま

慢性型中心性漿液性脈絡網膜症　32
慢性進行性外眼筋麻痺　334

み

ミエロペルオキシダーゼ　324
ミオトニンプロテインキナーゼ遺伝子　336
未熟児網膜症　160, 174
水尾・中村現象　122
ミトコンドリア遺伝　104
ミトコンドリア遺伝子変異　310
ミトコンドリア遺伝病　332
ミトコンドリア脳筋症　334
脈絡膜悪性黒色腫　277
脈絡膜萎縮　153
脈絡膜陥凹　59
脈絡膜血管腫（限局性）　288
脈絡膜血管透過性亢進　35
脈絡膜結節　166
脈絡膜骨腫　290
脈絡膜コロボーマ　52
脈絡膜色素沈着　165
脈絡膜循環障害　59
脈絡膜新生血管　6, 24, 26, 33, 59, 213, 224, 226
脈絡膜新生血管期　16
脈絡膜皺襞　58
脈絡膜粟粒結核　254
脈絡膜肉芽腫　246
脈絡膜剝離　196
脈絡膜破裂　354
脈絡膜肥厚　58
脈絡膜母斑　277, 287, 292

脈絡膜毛細血管板　20
脈絡膜隆起性病変　277
脈絡膜良性腫瘍　288
三宅病　140

む

無灌流域　63, 67
無血管野　178
ムコ多糖症　330
ムコ多糖代謝異常症　330
ムコリピドーシス　330
霧視　228, 231
無色素性網膜色素変性　108
むち打ち黄斑症　354

め

目玉焼き状の黄色病変　132
メトトレキサート　281
メラニン形成異常　172
メラノーマ関連網膜症　340
免疫回復ぶどう膜炎　268
免疫抑制薬　237, 251
綿花様白斑　76

も

毛細血管瘤　54, 56, 74, 84
網状変性　193
網膜下液　52
網膜下灌流　198
網膜過誤腫　168
網膜芽細胞腫　274
網膜下索状物　191
網膜下出血　354
網膜下新生血管　56
網膜下新生血管期　16
網膜下フィブリン　15
網膜血管芽腫　294, 297
網膜血管腫状増殖　4, 6, 16
網膜血管の白線化　93
網膜血管バリアの破綻　84
網膜格子状変性　188
網膜細動脈瘤　88
網膜細動脈瘤破裂　64
網膜色素上皮　2, 4, 6, 10, 20, 232
網膜色素上皮萎縮　16, 19, 33, 113
網膜色素上皮炎　252
網膜色素上皮腫　286
網膜色素上皮腺腫　286
網膜色素上皮剝離　2, 10

網膜色素上皮肥大　159, 293
網膜色素上皮ライン　20
網膜色素上皮隆起　30
網膜色素線条　24
網膜色素剝離　16
網膜色素変性　104
網膜脂血症　329
網膜硝子体リンパ腫　280
網膜静脈炎　254
網膜静脈周囲炎　246
網膜静脈分枝閉塞症　62
網膜振盪（症）　354, 358
網膜皺襞　58
網膜切除　195
網膜前出血　88
網膜前膜　38, 48, 49, 50
網膜中心静脈閉塞症　66
網膜中心動脈の拍動　95
網膜中心動脈閉塞症　72
網膜蔦状血管腫　171
網膜動脈分枝閉塞症　66
網膜内細小血管異常　76
網膜内循環時間　99
網膜内新生血管　19
網膜内新生血管期　16
網膜内層の萎縮　67
網膜内囊胞　16
網膜白濁　67
網膜剝離　10, 358
網膜光凝固（術）　35, 53, 65, 77, 79, 81, 93, 171, 177, 295
網膜ひだ　160
網膜復位術　149, 151
網膜ぶどう膜炎　240
網膜分離症変性　193
網膜分離様所見　53
網膜毛細血管腫　294
網膜毛細血管閉塞　94
網膜有髄神経線維　158
網膜裂孔　197, 354, 358
網脈絡膜萎縮病巣　246
毛様充血　250
毛様体冷凍凝固術　99
モザイク状の病変　145

や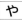

夜盲　104, 338, 340

ゆ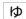

雪玉状硝子体混濁　244

ゆさぶられっ子症候群　180

よ

幼虫移行症　264

ら

ライソゾーム病　330
ライソゾーム膜蛋白異常症　330
ラッカークラック　202
卵黄状黄斑ジストロフィ　132

り

リカバリン　338
リピドーシス　330
リポフスチンの沈着　132
粒子線（陽子線，炭素線）治療　96

緑内障性視神経症　314
輪状暗点　152
輪状硬性白斑　54
輪状締結　198

る

類嚢胞様変性　193
ルベオージス　94

れ

冷凍凝固　169, 187
レーザー光凝固（術）　30, 69, 149, 169
レーザー光凝固による網膜障害　362
レーザーポインター網膜症　364
裂隙　51

裂孔原性網膜剥離　37, 148, 184, 196
レーベル遺伝性視神経症　310
レーベル先天盲　110
レーベル粟粒状血管腫　54

ろ

老人性周辺部網膜分離　188
老人性網膜分離症　193
ロドプシンキナーゼ　122
ロービジョンケア　117, 142, 145

わ

歪視症　38
腕-網膜循環時間　99

欧文索引

A

ABCA4-retinopathy　136
*ABCA4*遺伝子異常　136
aborted macular hole　46
acquired immunodeficiency syndrome（AIDS）　352
acute macular neuroretinopathy（AMN）　102, 234
acute posterior multifocal placoid pigment epitheliopathy（APMPPE）　228
acute retinal necrosis　266
acute retinal pigment epitheliitis（ARPE）　230
acute zonal occult outer retinopathy（AZOOR）　220
―― complex　46
adult-onset foveomacular vitelliform dystrophy（AFVD）　134
Age-Related Eye Disease Study（AREDS）　3
age-related macular degeneration（AMD）　2
――治療ガイドライン　19
aggressive posterior ROP（AP-ROP）　174
Aicardi症候群　300
AIM　232
albinism　172
ANCA associated vasculitis　324
anemic retinopathy　326
angioid streaks（AS）　24
anti-neutrophil cytoplasmin antibody（ANCA）　324
arteriosclerosis　346
atrophic tract　32
autosomal recessive bestrophinopathy（ARB）　133, 135

B

B細胞由来の異型リンパ球　280
Bモードエコー　344
Baldet-Biedl症候群　104
band atrophy　316
Bartonella henselae　258
――の血清抗体価　260
Batten病　104
Behçet病　240
Best病　132
*BEST1*遺伝子　133, 134, 135
Bietti crystalline dystrophy（BCD）　154
bilateral diffuse uveal melanocytic proliferation（BDUMP）　342
black center　261
Bloch-Sulzberger症候群　160, 178
blood-retinal barrier　198
blue cone monochromatism　128
Bothnia dystrophy　121
Bourneville-Pringle病　168
bow-tie atrophy　316
branch retinal artery occlusion（BRAO）　66
branch retinal vein occlusion（BRVO）　62
bullous retinal detachment　34
bull's eye　366
bull's eye maculopathy　117

C

C反応性蛋白　257
cancer-associated retinopathy（CAR）　338
CAP（Child Assault Prevention）委員会　181
carbonic anhydrase inhibitor　147
cat scratch disease　258
CD4陽性Tリンパ球　352
central areolar choroidal dystrophy（CACD）　143
central retinal artery occlusion（CRAO）　72
central retinal vein occlusion（CRVO）　66
central serous chorioretinopathy（CSC）　28, 34
cherry-red spot　72, 98, 330
*CHM*遺伝子　153
choked disc, papilledema　312
chorioretinopathy due to blunt injury　354
choroidal detachment　196
choroidal malignant melanoma　277
choroidal nevus　292
choroidal nodules　166
choroidal osteoma　290
choroideremia　152
chronic central serous chorioretinopathy（chronic CSC）　32
chronic progressive external ophthalmoplegia（CPEO）　334
Churg-Strauss症候群　324
circumscribed choroidal hemangioma　288
classic CSC　32
classic CNV　6
CME　19
CNV　6, 26
Coats病　54, 90
Cockayne症候群　104
*COL2A1*遺伝子　150
collaborative ocular melanoma study（COMS）分類　279
commotio retinae　358
cone dystrophy　114
congenital anomaly of optic nerve head　300
congenital hypertrophy of the retinal pigment epithelium（CHRPE）　159
congenital retinal fold　160
congenital stationary night blindness（CSNB）　124
*CRB1*遺伝子　112
critical flicker frequency（CFF）　306
crowded 視神経乳頭　309
CYP4V2　154
cytomegalovirus retinitis（CMVR）　268, 352

D

diabetic macular edema（DME）　84
diffuse type, PVR　190

dissociated optic nerve fiber layer（DONFL） 45
dome-shaped macula 212
double layer sign 10
double-ring sign 300
drusenoid PED 2
dry age-related macular degeneration 20

E

Eales病 92
Early Treatment for ROP（ET-ROP）Studyの基準 174
eclipse retinopathy 360
Edmund-Jensen型眼トキソプラズマ症 262
Ehlers-Danlos症候群 24
ellipsoid zone（EZ） 20, 46, 107, 222
enhanced S-cone syndrome 130
enzyme-linked immunosorbent assay（ELISA） 265
eosinophilic granulomatosis with polyangiitis（EGPA） 324
epiretinal membrane（ERM） 38

F

Fabry病 330
familial exudative vitreoretinopathy（FEVR） 148, 160
fibrovascular pigment epithelial detachment（PED） 6
filling-patchy-delay 247
flat neovascularization 177
focal choroidal excavation 59
focal type, PVR 190
fovea sparing内境界膜剝離 211
Fuchs斑 201
fundus albipunctatus 118
fungal endophthalmitis 256

G

Gass分類 42
geographic atrophy（GA） 20
geographic choroiditis 236
glaucomatous optic neuropathy 314
GM_1-ガングリオシドーシス 331
Goldmann-Favre症候群 131

granulomatosis with polyangiitis（GPA） 324
gyrate atrophy of choroid and retina 156

H

highly myopic macular hole retinal detachment 210
HLA-B51 240
hour-glass atrophy 316
human immunodeficiency virus（HIV） 352
human T-lymphotropic virus type 1/human T-cell leukemia virus type 1（HTLV-1） 270
——関連脊髄症（HAM） 270
——関連ぶどう膜炎 270
Hunter病 104
Hurler病 104
hydroxychloroquine retinopathy 366
hydroxychloroquine sulfate（HCQ） 366
hypertension 346
hyperviscosity syndrome 328
hypotony maculopathy 58

I

idiopathic choroidal neovascularization（ICNV） 26
idiopathic macular telangiectasia 54, 56
IgM抗体価 263
IKBKG/NEMO遺伝子変異 178
immune recovery uveitis（IRU） 268
incontinentia pigmenti 178
industrial laser induced retinal injury 363
interdigitation zone（IZ） 20, 222
interferon retinopathy 368
intrachoroidal cavitation 216
intraretinal microvascular abnormalities（IRMA） 76
intravenous hyperalimentation（IVH） 256
ischemic optic neuropathy 307

J

Jarish-Herxheimer反応 253

K

Kearns-Sayre症候群 104, 332, 334
Keith-Wagner分類 346

L

lacquer crack lesion 202
lamellar hole-associated epiretinal proliferation（LHEP） 50
lamellar macular hole 50
laser pointer retinopathy 364
late leakage of undetermined source 6
Laurence-Moon症候群 104
Leber congenital amaurosis（LCA） 110
Leber hereditary optic neuropathy（LHON） 310
leukemic retinopathy 327
lipemia retinalis 329
Lish nodules 166
L/M錐体機能 128
lysosomal storage disease 330

M

macular dystrophy 114
macular hole 42
macular microhole 45, 46
macular telangiectasia（MacTel） 47, 90
magnetic resonance angiography（MRA） 99
medullated nerve fiber 158
melanoma-associated retinopathy（MAR） 340
metastatic choroidal carcinoma 284
metastatic choroidal lymphoma/leukemia 282
microscopic polyangiitis（MPA） 324
minimally classic CNV 6
Miyake病 140
Müller細胞の異常 56
multifocal choroiditis（MFC） 226
multiple evanescent white dot syndrome（MEWDS） 222
myopic choroidal neovascularization 204

myopic retinochoroidal atrophy 200
myopic traction maculopathy 208
myotonic dystrophy 336

N

napkin ring 192
Nd：YAGレーザー 363
neurofibromatosis 166
neurofibromin蛋白 166
neuromyelitis optica（NMO） 306
nevus of Ota 164
Norrie病 160
NR2E3遺伝子 130

O

occult macular dystrophy 140
occult CNV 6
occult with no classic CNV 6
OCT angiography 102
ocular ischemic syndrome 98
ocular toxocariasis 264
ocular toxoplasmosis 261
Oguchi disease 122
operculum 42
optic atrophy 313
optic disc swelling 313
optic nerve tumor 315
optic neuritis 304
optociliary vein 68
orange pigment 277
ornithine aminotransferase（OAT） 156

P

pachychoroid neovasculopathy 31
pachychoroid pigment epithelopathy 31
paclitaxel retinopathy 370
Paget病 24
paracentral acute middle maculopathy（PAMM） 102, 235
paramacular PVD 36
paravascular lamellar hole 218
paravascular micro hole 218
paravascular retinal cyst 218
PDT 5, 15, 19, 35, 170
peau d'orange 24

perifoveal PVD 36
peripheral choroidal degeneration 188
persistent fetal vasculature（PFV） 160
pigmented paravenous retinochoroidal atrophy（PPRCA） 112
pigment epithelial detachment（PED） 2
pit macular syndrome 52
POEMS症候群 371
polymerase chain reaction（PCR）法 266
polypoidal choroidal vasculopathy（PCV） 6, 10, 16
posterior vitreous detachment（PVD） 36
predominantly classic CNV 6
pregnancy-induced hypertension 350
preproliferative diabetic retinopathy（PPDR） 76
primary intraocular lymphoma 280
progressive outer retinal necrosis（PORN） 352
proliferative diabetic retinopathy（PDR） 80
proliferative vitreoretinopathy（PVR） 190
PRPH2 134, 143
pseudodrusen 120
pseudo PPRCA 113
punctate inner choroidopathy（PIC） 224

R

radiation retinopathy 96
ragged red fibers 334
RDH5遺伝子異常 118
relative afferent papillary defect（RAPD） 221, 304, 319
renal retinopathy 348
reticular pseudodrusen 4
retinal angiomatous proliferation（RAP） 4, 6, 16
retinal arteriolar macroaneurysm 88
retinal capillary hemangioma 294

retinal pigment epithelial tumor 286
retinal pigment epithelium（RPE） 2, 6
retinitis pigmentosa 104
retinitis pigmentosa sine pigmento 108
retinitis punctata albescens 121
retinoblastoma 274
retinopathy of prematurity（ROP） 160, 174
retrograde optic atrophy due to visual pathway disorders 316
rhegmatogenous retinal detachment 184
RHO遺伝子異常 121
right angle venules 56
RLBP1遺伝子変異 121
rod monochromatism（achromatopsia） 126
Roth斑 326, 327, 351
RP1L1 140
RPE65遺伝子異常 111
RS1遺伝子 147
rubella retinopathy 162

S

S錐体機能 128
salt and pepper retinopathy 332
Sandhoff病 331
sarcoidosis 244
Scheie分類 346
scleritis 250
senile retinoschisis 193
septo-optic dysplasia 300
shaken baby syndrome（SBS） 180
simple diabetic retinopathy 74
snail track変性 188
soft drusen 2
solar retinopathy 360
SRD 15, 28
Stargardt病 136
Stickler症候群 150
Sturge-Weber症候群 170
subacute endocarditis 351
subarachnoid hemorrhage 344
submacular hemorrhage 206
subretinal band 191
syphilis 252

systemic lupus erythematosus（SLE） 322

T

T-スポット試験　254
tabacco dust sign　197
Takayasu病　94
tamoxifen retinopathy　369
tapetal-like reflex　122
Tay-Sachs病　331
Terson症候群　344
tilted disc syndrome　214
toxic optic neuropathy　318
transient receptor potential melastatin 1　340
traumatic optic neuropathy　319
traumatic retinal detachment　358
Treponema pallidum　252
triangular syndrome　100
TSC1　168
TSC2　168
tuberculosis　254
tuberous sclerosis　168
tumor-associated retinal pigment epitheliopathy　277

U

typical age-related macular degeneration　6

Uhthoff徴候　304
unilateral acute idiopathic maculoptahy（UAIM）　232
Usher症候群　104, 109

V

vasoproliferative tumor of ocular fundus　296
VEGF薬の硝子体内注射　5, 133, 134
visual paraneoplastic syndrome　342
vitelliform macular dystrophy（VMD）　132
vitreomacular traction syndrome（VMTS）　48
Vogt-Koyanagi-Harada（VKH）病　247
von Hippel-Lindau 病　169
von Recklinghausen病　166

W

Wagener肉芽腫　100, 324
white without pressure　188
window defect　59, 132
Wyburn-Mason症候群　171

X

X染色体優性遺伝形式　178
X染色体劣性遺伝　104, 108, 114, 172
X染色体劣性錐体ジストロフィ　123
X染色体劣性網膜分離症　123
X連鎖性遺伝　152
X連鎖劣性遺伝　128
X-linked retinoschisis（XlRS）　146

Y

Yannuzzi分類　16

検印省略

眼底疾患パーフェクトアトラス

定価（本体 12,000円＋税）

2017年3月25日　第1版　第1刷発行
2019年7月8日　同　　　第2刷発行

編　集　飯田　知弘・近藤　峰生・石龍　鉄樹
発行者　浅井　麻紀
発行所　株式会社 文光堂
　　　　〒113-0033　東京都文京区本郷7-2-7
　　　　TEL（03）3813-5478（営業）
　　　　　　（03）3813-5411（編集）

©飯田知弘・近藤峰生・石龍鉄樹, 2017　　　印刷・製本：真興社

乱丁，落丁の際はお取り替えいたします．

ISBN978-4-8306-5549-4　　　　　　　　　　　　　　　Printed in Japan

・本書の複製権，翻訳権・翻案権，上映権，譲渡権，公衆送信権（送信可能化権を含む），二次的著作物の利用に関する原著作者の権利は，株式会社文光堂が保有します．
・本書を無断で複製する行為（コピー，スキャン，デジタルデータ化など）は，私的使用のための複製など著作権法上の限られた例外を除き禁じられています．大学，病院，企業などにおいて，業務上使用する目的で上記の行為を行うことは，使用範囲が内部に限られるものであっても私的使用には該当せず，違法です．また私的使用に該当する場合であっても，代行業者等の第三者に依頼して上記の行為を行うことは違法となります．
・ JCOPY〈出版者著作権管理機構　委託出版物〉
本書を複製される場合は，そのつど事前に出版者著作権管理機構（電話 03-5244-5088, FAX 03-5244-5089, e-mail：info@jcopy.or.jp）の許諾を得てください．

略語表

AFVD	adult-onset foveomacular vitelliform dystrophy	成人型卵黄状黄斑ジストロフィ
AIDS	acquired immunodeficiency syndrome	後天性免疫不全症候群
AIM	acute idiopathic maculopathy	急性特発性黄斑症
AMD	age-related macular degeneration	加齢黄斑変性
AMN	acute macular neuroretinopathy	急性黄斑神経網膜症
ANCA	anti-neutrophil cytoplasmin antibody	抗好中球細胞質抗体
APMPPE	acute posterior multifocal placoid pigment epitheliopathy	急性後部多発性斑状色素上皮症
ARB	autosomal recessive bestrophinopathy	常染色体劣性ベストロフィノパチー
ARPE	acute retinal pigment epitheliitis	急性網膜色素上皮炎
AS	angioid streaks	網膜色素線条
AZOOR	acute zonal occult outer retinopathy	急性帯状潜在性網膜外層症
BCD	Bietti crystalline dystrophy	クリスタリン網膜症
BRAO	branch retinal artery occlusion	網膜動脈分枝閉塞症
BRVO	branch retinal vein occlusion	網膜静脈分枝閉塞症
CACD	central areolar choroidal dystrophy	中心性輪紋状脈絡膜ジストロフィ
CAR	cancer-associated retinopathy	癌関連網膜症
CFF	critical flicker frequency	限界フリッカ値
CHRPE	congenital hypertrophy of the retinal pigment epithelium	網膜色素上皮肥大
CLE	cutaneous lupus erythematosus	皮膚エリテマトーデス
CME	cystoid macular edema	嚢胞様黄斑浮腫
CMVR	cytomegalovirus retinitis	サイトメガロウイルス網膜炎
CNV	choroidal neovascularization	脈絡膜新生血管
CPEO	chronic progressive external ophthalmoplegia	慢性進行性外眼筋麻痺
CRAO	central retinal artery occlusion	網膜中心動脈閉塞症
CRVO	central retinal vein occlusion	網膜中心静脈閉塞症
CSC	central serous chorioretinopathy	中心性漿液性脈絡網膜症
CSNB	congenital stationary night blindness	先天停在性夜盲
CT	computed tomography	コンピューター断層撮影
DME	diabetic macular edema	糖尿病黄斑浮腫
EGPA	eosinophilic granulomatosis with polyangiitis	好酸球性多発血管炎性肉芽腫症
EOG	electrooculogram	眼電位図
ERG	electroretinogram	網膜電図
ERM	epiretinal membrane	網膜前膜
EZ	ellipsoid zone	エリプソイドゾーン
FA	fluorescein angiography	フルオレセイン蛍光眼底造影
FAF	fundus autofluorescence	眼底自発蛍光
FEVR	familial exudative vitreoretinopathy	家族性滲出性硝子体網膜症
GA	geographic atrophy	地図状萎縮
GPA	granulomatosis with polyangiitis	多発血管炎性肉芽腫症
HAM	HTLV-1-associated myelopathy	HTLV-1関連脊髄症
HAU	HTLV-1-associated uveitis	HTLV-1関連ぶどう膜炎
HIV	human immunodeficiency virus	ヒト免疫不全ウイルス
HSV	herpes simplex virus	単純ヘルペスウイルス
IA	indocyanine green angiography	インドシアニングリーン蛍光眼底造影
ICNV	idiopathic choroidal neovascularization	特発性脈絡膜新生血管
IR	infrared	赤外線画像

IRMA	intraretinal microvascular abnormalities	網膜内細小血管異常
IRU	immune recovery uveitis	免疫回復ぶどう膜炎
IVH	intravenous hyperalimentation	中心静脈栄養法
IZ	interdigitation zone	インターディジテーションゾーン
LCA	Leber congenital amaurosis	レーベル先天盲
LHON	Leber hereditary optic neuropathy	レーベル遺伝性視神経症
MA	retinal arteriolar macroaneurysm	網膜細動脈瘤
MacTel	macular telangiectasia	黄斑部毛細血管拡張症
MAR	melanoma-associated retinopathy	メラノーマ関連網膜症
MEWDS	multiple evanescent white dot syndrome	多発消失性白点症候群
MFC	multifocal choroiditis	多巣性脈絡膜炎
MPA	microscopic polyangiitis	顕微鏡的多発血管炎
MPPE	multifocal posterior pigment epitheliopathy	多発性後極部網膜色素上皮症
MRI	magnetic resonance imaging	磁気共鳴画像
NMO	neuromyelitis optica	視神経脊髄炎
OAT	ornithine aminotransferase	オルニチンアミノトランスフェラーゼ
OCT	optical coherence tomography	光干渉断層計
PCR	polymerase chain reaction	ポリメラーゼ連鎖反応
PCV	polypoidal choroidal vasculopathy	ポリープ状脈絡膜血管症
PDR	proliferative diabetic retinopathy	増殖糖尿病網膜症
PDT	photodynamic therapy	光線力学的療法
PED	pigment epithelial detachment	網膜色素上皮剥離
PFV	persistent fetal vasculature	第一次硝子体過形成遺残
PIC	punctate inner choroidopathy	点状脈絡膜内層症
PORN	progressive outer retinal necrosis	進行性網膜外層壊死
PPDR	preproliferative diabetic retinopathy	前増殖糖尿病網膜症
PPRCA	pigmented paravenous retinochoroidal atrophy	色素性傍静脈網脈絡膜萎縮症
PRP	panretinal photocoagulation	汎網膜光凝固術
PVD	posterior vitreous detachment	後部硝子体剥離
PVR	proliferative vitreoretinopathy	増殖硝子体網膜症
RAP	retinal angiomatous proliferation	網膜血管腫状増殖
RAPD	relative afferent papillary defect	相対的求心性瞳孔異常
ROP	retinopathy of prematurity	未熟児網膜症
RPC	radial peripapillary capillaries	放射状視神経乳頭周囲毛細血管
RPE	retinal pigment epithelium	網膜色素上皮
SBS	shaken baby syndrome	ゆさぶられっ子症候群
SC	serpiginous choroiditis	匐行性脈絡膜炎
SLE	systemic lupus erythematous	全身性エリテマトーデス
SRD	serous retinal detachment	漿液性網膜剥離
UBM	ultrasound biomicroscope	超音波生体顕微鏡
VHL	von Hippel-Lindau disease	フォンヒッペルリンドウ病
VKH	Vogt-Koyanagi-Harada disease	原田病
VMD	vitelliform macular dystrophy	卵黄状黄斑ジストロフィ
VMTS	vitreomacular traction syndrome	硝子体黄斑牽引症候群
VZV	varicella zoster virus	水痘・帯状疱疹ウイルス
XIRS	X-linked retinoschisis	先天網膜分離症